河出文庫

ヴァギナ　女性器の文化史

C・ブラックリッジ
藤田真利子 訳

河出書房新社

目次

ヴァギナ　女性器の文化史

彼女は二本の脚のあいだにものを言わせる

序論

本書にはヴァギナの姿が描かれている。型破りの姿、色鮮やかな姿、偏狭な視点から見た姿、革命的な視点から見た姿。本書は幅広い資料からヴァギナを描きだしていく。科学に、歴史に、神話と伝承に、文学と言語に、人類学に、芸術に、それぞれの分野に登場するヴァギナの姿がある。女性生殖器の飾り気のない全体像を提供しようというのがわたしの狙いである。言ってみれば、ヴァギナの広角映像というところか。この本を読んでヴァギナの見方がすっかり変わったと言ってもらえたら、それほど嬉しいことはない。

あなたは女性生殖器についてどんな感じを抱いているだろうか。ヴァギナはあなたにとって何を意味する？　多くの人にとって、ヴァギナは女性の性的快楽が存在する場所、人間を作りだす場所で、人間誕生の通り道である。男女両方にとって、それはまた性感帯でもある。だが、ヴァギナの姿はそこにはとどまらない。ある人々にとっては神聖な性を意味して、生命の源泉、豊穣の象徴として崇拝の対象となる。それとは対照的に、ほかの場所では男を去勢する恐ろしい歯の生えた姿で現われることもある。歯のあるヴァギナである。一方で、すべてとは言わないまでも多くの文化では、女性のこの身体部位は、人前ではなにがなんでも隠さなくてはならない場所と見られている。「ヴァギナ」という言葉はふつうの会話では避けられる。こんなふうに、ヴァギナの見方はさまざまだ。あなたはどの見方に賛成？

本書のための調査を始めるまえ、わたしもわたしなりのイメージを持っていた。その視野がかなり限られていたことを認めなくてはならない。わたしの脚のあいだにはヴァギナがある。それはセックスと、快楽と、血を流すことと、排尿することにかかわるものだった。それはまた、残念なことに、痛みにもかかわることがあった。そして、おそらくこれから先、出産にもかかわることになるだろう。これがわたしから見た女性生殖器についての事実である。しかし、ヴァギナについてどう感じているかについてはよくわからなかった。質問されたとしたら、きっとこう答えていたことと思う。「とっても気持ちのいい部分だわ」と。しかし、そんなふうにいいものだと感じていたのだとしたら、どうしてヴァギナという言葉を口にしたときに赤くなったりしたのだろうか。恥ずかしさやとまどいがまじってはいなかったか。

ヴァギナについて考えるときに問題だったのは、わたしの育った西洋の文化が混乱させるようなメッセージを送っていたことだった。ヴァギナを持つというのは、この世界に生命を生みだす能力の持ち主だという意味である。ところが、生まれてからずっと、わたしはヴァギナを持っていない人間とは違った扱いを受けてきた。つまり、ヴァギナなし人間と同じようによくは扱われなかったということだ。ヴァギナを持っている人間として、わたしは一生、ヴァギナを持っていなかった場合と比べて少ない金で働きつづけると期待されていた。それに、もし別の社会に生まれていたら、ヴァギナを持っていることの意味ははるかに限定的で、脅威となり、致命的となる可能性もあったはずだ。

ヴァギナは快感をもたらしてくれるかもしれない。それでも、ヴァギナを持っているというだけで個人としての前進が阻まれるように思える。そんな感情があるのに、女性生殖器に満足したり誇りを持ったりすることなどできそうもない。実は、わたしは自分が脚のあいだに持っているものに満足していなかったのだ。もっと正確に言えば、わたしは女性器について自分が知っていること、感じていることに満足していなかったのである。ほかになにか別の、もっとましな見方があればいいと思っていた。ヴァギナについて書きたいと思ったのはそのためだったのだと思う。だからわたしは探求の旅に出た――ヴァギナについてもっとバランスの取れた見方ができるようになるかどうか。わたしは自分の感じ方を変えることができただろうか？　答えはこの本にある。この旅は宝探しであり、旅自体が貴重な宝だった。

若い頃からずっと科学の世界に閉じこもってきた人間として、最初の重要な寄港地は、現代の科学や医学や解剖学の分野は女性とその生殖器をどのように見ているか、ということになる。まったく驚くようなことがわかった。そこにあるのは論争と混乱だけだった。まともな研究は近年ほとんどなされていなかったのである。議論が盛り上がっていたのは、女性にも前立腺があるかどうか、あるとしたらそれにはどんな機能があるのかに関してだった。クリトリスについては、クリトリスの真の構造と、性的快楽と生殖においてどんな役割を果たしているのかについて意見が分かれていた。ヴァギナの内部が敏感だということを明らかに示している研究もあれば、依然としてヴァギナの内部は鈍感だと確信をこめて（間違っているのにもかかわらず）述べている研究もある。そして、オーガズムの役割の問題ともなれば、さまざまなとっぴな理論が花盛りだったが、満足できる答えはどこにもなかった。

女性生殖器が――構造、機能、快感に関して――理解されていないことでわたしは狼狽した。女性生殖器はまぎれもなく地球上で最も重要な仕事――子孫を作りだし、支え、誕生させるという仕事――を担っているというのに、どうしてそれについての情報がここまであいまいで不正確で矛盾だらけなのか。研究の題名や申請書にヴァギナや外性器という言葉、はては生殖管や産道という言葉でさえ入っていると、助成金を手に入れるのがこれほど困難になるのはどうしてなのか。なんといっても今は二一世紀ではないのか。そのとき、この時代遅れと偏見の混乱のなかに、新しい物語の響きが聞こえてきた。非伝統的な物語、そしてまだ芽生えたばかりの物語である。メディア向けのとりすました顔の裏で、生殖生物学の分野で驚くようなことが起きていた。まさにヴァギナ革命が起ころうとしていたのだ。

この科学革命の主題は女性の選択にある。ヴァギナが受動的な器である――一方向に精子を通し、反対方向に子どもを通す単なる通過管として働いているだけ――という考え方が覆されようとしていた。何世紀ものあいだ、女性生殖器には生殖において支配的な役割がまったくないという考え方が優勢だった。女性生殖器の構造と機能をはっきりさせるために金も時間もほとんど費やされてこなかったのは、一部にはそういう理由もあった。だが、ヴァギナが受動的な器であるという考えは科学が犯した最も大きな間違いの一つであるかもしれない。

研究が進むにつれて、女性生殖器は生殖の結果に大きな影響を及ぼすことのできる、この上なく強力で複雑な選択力と支配力を持った器官だということが明らかになった。おぼつかない足取りながらも、いくつかの研究が示しはじめたのは、すべてではないにしても、多くの場合、男が父親になれるチャンスを持つかどうかは、判断力を持った生殖器によって女が決めているということである。もちろん、この新しい考え方は、生殖を模倣しようとするテクノロジーにとって重大な意味を持っている。ほとんどの生殖テクノロジーが女性生殖器が受動的な器であるという前提に基づいているからだ。

本書では、生殖における女性生殖器の重要性を念頭において、さまざまな生物種のヴァギナを眺めている。見るべきものは多い。ちょっと見渡しただけでも、種によってヴァギナの形態が驚くほど違っていることがわかる。これほど多様で美しい形態があるとは思っていなかったし、女性生殖器が非常に示唆に富む精巧さを持っていることに気づいたことで認識が改まりもした。どういうわけか、ほかの考え方を聞いたことがなかったせいだと思うが、ヴァギナというのはどれも似たようなもので、いわば、汎用性のある部品だと思っていた。これからご紹介するように、それは間違いだった。メスは驚くべき生殖器を使って精子を蓄え、精子を排出し、精子を破壊し、慎重に、正確に、遺伝的に最も適合する精子を選ぶ。こうして、ほかの動物の生殖器を探るときには、ペニスも同時に探っている。もちろん、ヴァギナのすばらしさを完全に理解するには、快楽のパートナーを理解することが必要だからだ。その逆も言える。ウサギ、ボノボ、鳥、ハチ、その他多くの動物種の性生活はすべて、ヴァギナとペニスがどれほど創意に富んだやり方で協力し合っているかを明らかにしている。

ほかの動物種の生殖器と性行動を隅から隅まで吟味したうえで、本書は「クリトリスはペニスの残存物なのか？」といった困難に見える疑問を再検討する。この問題は長年論争の泥沼にはまりこんでいた。ほかの種のスタイルを参考にすることで、本書はたくさんの答えを用意している。読者は、男性も女性と同じようにクリトリスを持っていることや、鼻と生殖器に密接な関連があることなどを発見するだろう。精子を選別し、精子を守ったり追い払ったりするヴァギナの生態系や、女性の前立腺や、なにかと話題になった女性の射精などの事実が明らかにされる。オーガズムや性的快感までもが革新的な説明を与えられる。

ヴァギナのもっと完全な姿を見つけだそうとしているうちに、科学研究の性質について再検討を迫られることになった。科学はふつう、主観的ではなく客観的なものだと考えられている。つまり科学は、科学に耳を傾ける人に対して、とらわれない立場で対象や概念について教えることができると言われている。誰か個人や、社会全体の感情や物の見方から影響を受けることはないと言っているわけだ。ところが、わたしが見たところでは、科学研究の主観性はいたるところで明らかだった。たとえば、つい最近まで、多くの種のメスは単婚性で、唯一のオスとつがうことを好むと言われていた。この理論は間違っていたことが証明されてきている——多婚性、それもメスが複数のオスとつがう種のほうが多数派なのである。実は、単婚性のメスという考え方は根拠のある科学理論ではなく、イデオロギーから生まれたものなのだ。この例で言えば、もとになっているイデオロギーとは、メスはオスのようには性的欲望と快楽を感じることができないという時代遅れの考え方である。わたしが得た教訓は、科学はほかの分野と同じように主観的になりかねないし、科学理論を理解するためには、それを生みだした文化を見なくてはならないということだった。

西洋の科学、医学、解剖学がとらえたヴァギナの歴史をたどってみて、一つの物の見方に凝り固まることの危険性、それに、科学理論にもたらされる影響力について、あらためて考えることになった。歴史的な視点によって、まず、ヴァギナの研究方法がある一方向に偏っていることが明らかになった。手短に言えば、古い勝手な教義によって、ペニスをものさしとしてヴァギナを測るべきだと決めつけられていたのだ。この頑強で巧妙な論理の結果、ルネサンスの解剖学者たちは、ヴァギナはペニスが進化せずに広がったもので、卵巣は睾丸であり、子宮は陰嚢、クリトリスはこれもまたペニスであると主張していた。

正反対のはっきりした証拠があるのに、そう主張していたのだ。なぜかといえば、当時の権力者が言えということに歩調をあわせなくてはならなかったからだ。こんなふうに、科学は主観的なのである。

しかし、歴史的な視点からヴァギナを眺めることで、いくつか驚くような事実も明らかになった。男性の解剖学者のなかにも、支配的な教義を無視して勇敢に自分の見解を明言する人たちがいた。彼らの女性生殖器の構造と機能に関する先駆的な言葉やイメージもここに述べられている。歴史を調べて一つショックだったのは、わたしが生まれた一九六八年よりも一六七二年のほうがクリトリスの構造についてよく理解されていたらしいことだった。一六七二年に出版されていた情報がなぜ三〇〇年たっても知られないままになっているのだろうか。この優れた業績をもとに研究が積み重ねられ、知識が広められなかったのはなぜか。その答えは、これから見ていくとおり、女性生殖器は生殖になんの役割も果たさないと間違って理解されてきたことと関わりがある。この件においては、西洋の宗教と当時の道徳観が大きな役割を果たしたのだ。

宗教——ある社会の信念体系——は常に論争の的だった。そして、異なった宗教が女性生殖器をどのように見てきたかを調べると、両極端の見方があることがわかった。片方の端は西洋世界で、ヴァギナを地獄の門、あらゆる厄介ごとともめごとの種、男の堕落のきっかけと見ている。ここでは、ヴァギナは恐れられ、からかわれ、呪われる対象である。そしかし、インドと中国にはそれと正反対の信念体系がある。そこでは、女性生殖器は世界の起源を象徴し、新しい生命の源であり、永遠の生命と長寿を得るための道とされている。ヴァギナは崇拝され、愛され、たたえられる対象となっている。神聖なヴァギナである。そして、言葉だけでは信じられないという人のためには、非常に雄弁な芸術作品――絵画、彫刻、版画――が、非常に異なった文化を持つおおぜいの人々が、何千年にもわたって女性生殖器をどのように見てきたかを教えてくれた。

ヴァギナの別の姿を求めて、言語、文学、神話、芸術、人類学にも調査の網を広げた。無数の側面が現われた。西洋以外の社会には女性生殖器を熱をこめて、感覚的に、心地よいものとして語る言葉がある。たまたま「カント（cunt）」という言葉の語源を見つけてわたしは嬉しくなった。文学と神話と人類学はわたしの心を広げてくれ、異なった社会の人々が女性生殖器に与えていた重要性をあらためて考えさせてくれた。ヴァギナを扱った生き生きとした芸術、神話、民話には声をあげて笑い、泣いた。そのなかには、ニューメキシコの貪欲な「ヴァギナ・ガールズ」の話もあるし、ハワイのお祈りや歌もある。クリトリスあやとり遊び、さまざまな形に描かれたクリトリスの生き生きとした描写、大胆なバウボの巫女や恥を知らないシーラ＝ナ＝ギグの女の子たちも含まれている。もっと先史時代までさかのぼると、ヴァギナが崇拝されていた光景が見える。ヴァギナは多産の象徴と魔除けの手段として畏敬されていた。ほかにも多くの見方があったようだ。わたしは脚のあいだに、何か価値のあるもの、主張すべきものを持っていることに気づいた。

本書がわたしのヴァギナ物語となる。それはいかにもヴァギナらしく、単純な物語ではない。それに、完結した物語でもない。時とともに姿を変えていくものと確信している。わたしの望みはただ、この語られなかった物語をできるだけ多くの視点から、できるだけ多くの声を通して語りたいということだけだ——それに、できるだけ多くの人に向かって。科学的観点からは、女性生殖器が快楽と生殖に果たす重要な役割を広く知らせたいと思っている。感情的な視点からは、本書に示されたさまざまな姿によって、種にとっての女性とヴァギナの価値が、男女を問わずできるだけ多くの人に明らかにされることを願っている。よく知られていない物事、重要視されていない物事は、簡単に捨て去られ破壊されてしまう。そのことは、女性生殖器への見方の歴史がはっきりと示している。わたしの願いは、女性生殖器の構造、機能、匂い、性的快感、生殖、オーガズム、芸術、言語、神話を明らかにすることによって、ヴァギナが——その魅惑的な、刺激的な、心を動かす、美しいすべての側面で——正当に評価され、よく知られるようになることである。

この本を書くときに一つ重大な決断を下した。それは女性生殖器の写真を載せることである。本全体を通しては白黒で、口絵にはカラー写真を載せた。わたしは鮮やかでハッとするような多様なヴァギナを紹介したかったのだ、それも編集の手を加えずに。それに、すぐに手に入るありふれたポルノ的な写真に対抗できるものがどうしても必要だと思ったのである。男にしろ女にしろ、自然のヴァギナがどんなふうに見えるかを知っていたほうがいい。しかし、アメリカと日本の版では中央の口絵がカラーではなく白黒の図版になっている。法的な理由ではなく、どちらかというと文化的な理由である。アメリカでは、写真を白黒にせずに出版しようという出版社がなかったのだ。大きな書店を通して売ろうとすれば、ヴァギナのカラー写真がついた本は扱ってもらえそうになかった。

わたしはそんな態度にショックを受け、悲しくなった。どうしてヴァギナのカラー写真がそれほど恐れられるのか。自然のままの輝かしい姿をたたえるより、修正されてゆがんだ姿を出版するほうが易しいというのはどうしたわけか。その二つの国には、わたしたちが生まれてきたその場所はどうにかして覆い隠すべきであるという感覚がいまだに存在しているらしい。こうした態度はいずれ変わってほしいと思い、また、きっとそうなるものと信じている。ヴァギナのカラー写真を見せることへの恐れは、女性生殖器の重要性とその力を示すものだとわたしは思う。

本書の最初と最後をある一つの行為が結びつけている。それは、当然のことだが、ヴァギナに関係があり、はるか昔から女性によって行なわれてきた行為だ。第一章で述べているように、ヴァギナに関して歴史上で最もよくある行為とは、女性がスカートを持ち上げてその生殖器を見せる行為である。この身振りは、勇敢で誇り高く力強い行為で、のちに見るように、圧倒的な影響力をふるってきた。これは挑戦的な身振りでもある。本書の最初の草稿を書き終えたあと、新しいスカートを買おうと思って地元のチャリティ・ショップに出かけた。店は込み合っていた。試着室を出たとき、上半身裸の男性と顔をつきあわせた。「あんなのなんでもないわ」とカウンターの女性が言った。「先週あったことなんて、きっと想像もつかないと思うわ」。わたしはすぐに想像がついた。ある年をとった女性の話だった。おそらくは難民で、店の品物を盗んだという疑いをかけられた。隅に追いつめられて、その女性は自分の居場所と誇りを取り戻すことのできる唯一の行為をした。彼女はスカートをまくりあげて、裸のヴァギナを見せたのである。彼女はヴァギナの力を忘れてはいなかったらしい。そして、自分のしていることを恥じていなかった。

もしたくさんの支えがなかったら、ヴァギナの覆いを取るというわたし自身の仕事をやり遂げることはできなかっただろう。家族、友人、仲間、ウェイデンフェルト&ニコルスンの同僚、それに、顔を合わせることもなかった人々からの支えがあった。いろいろな分野で出会い、わたしに耳を傾けてくれ、話をしてくれ、助言し、質問し、広い心で時間と知識を分け与えてくれたおおぜいの人たちすべてに感謝したい。ヴァギナについて発見したことに驚いただけでなく、人々が親切なことにも嬉しい驚きを感じた。そして、意外な、変わった場所で助けてもらった。バフィ、スパイク、ジョス、ほんとうにありがとう。家族の肉体的、財政的、精神的な支えにも感謝する。祖母、ヘレンとジェラード、アンドリュー、ポール、ジェイム、シャーロット、ドミニク、ベネディクトとメイジー、そして最後に、必要なときにわたしを迎えに来てくれ、無条件で愛してくれた父と母に感謝する。そして、いつでもそばにいてくれたジャネットにも——人間関係についてたくさんのことを教えてくれた。そしてスティーブ、戻ってきて、新しいものを見せてくれた。あなたを愛し、いつまでも忘れない。

1　世界の起源――ヴァギナの民族文化史

カタルーニャのことわざがある。「女陰《ほと》を見せれば海が鎮まる」。カタルーニャのこの信仰は、漁師の妻が夫を海に送りだすときに、縁起をかついで、海に向かって性器を見せるという習慣のもとになっている。この信仰の裏にあるのは、当然のことだが、女性が海におしっこをすると嵐を起こすことができるという信仰だ。さらに、伝承によれば、ヴァギナを見てなだめられるのは海だけではない。女性の性器をぱっと見せることには、ほかの自然現象を鎮める力もある。たとえば、インド南部のマドラス（現チェンナイ）地方の女性たちは、性器を見せて危険な嵐を鎮めたことで知られている。紀元一世紀の歴史家プリニウスは、『博物誌』のなかで、裸の女性が立ち向かったら、雹《ひょう》や竜巻や稲妻が衰え、消えうせたことを書いている。

伝承や歴史によれば、女性がヴァギナを見せる行為は、自然の脅威を鎮める力を持つにとどまらない。多くの民族にとって、女性生殖器は強力な魔除けの力を秘めたものでもあった。つまり、女性がヴァギナを見せれば、悪いことが起きるのを防ぐことができると思われていたのである。悪魔を追い払い、悪霊をしりぞけ、鬼を脅し、敵を恐れさせ、神々を威嚇する――こうした英雄的で危険な行為のすべてが、女性生殖器の力を示すものとみなされている。その結果、さまざまな文化で女性がヴァギナを見せる勇敢な行為の物語が伝えられている。プリニウスと、古代の歴史家・哲学者であるプルタルコス（四六～一二〇年）を見てみよう。二人とも、偉大な英雄や神々が女性生殖器を見せられて逃げだす様子を書いている。ほかにも、一六世紀の北アフリカ旅行記には、ライオンもこれを見せられると尻尾を巻いて逃げだすという現地の通説が紹介されている。葬儀に泣き女を雇うのは、ヴァギナの力によって魔物を追い払うという明らかな目的があった。おもしろいことに、ロシアの伝承では、クマが出てきたときには、若い女性がスカートをまくりあげれば追い払うことができるとされている。女性が何かに襲われたら、スカートをまくりあげるのが最高の撃退策らしい。男性なら、姉妹のそばにいるのがいちばんいい方法となる。

このようなヴァギナ観には驚かされるし、心をかき乱されるかもしれない。ヴァギナは自然現象を鎮めたり悪魔を追い払ったりできるんだって？　今日では、非常に異例な見方なのは確かだ。二一世紀の西洋世界では、女性が性器を見せることは、力や影響力というよりは、セックスやポルノグラフィーや女性の協調的な姿勢と強く結びついている。悲しいことに、女性がヴァギナを見せるのは不快な行為と見られていて、肯定的に考えられることはめったになく、ましてや歓迎すべきだとか、自分たちを守ってくれる行為などとはみなされない。女性自身にとっても、人前でヴァギナを見せることは尊敬と敬意ではなく、恥や困惑の感情を引き起こすものとなっている。今日のヴァギナをめぐる否定的な連想に加えて、多くの文化では、女性生殖器が人目にさらされることがないように大きな努力が払われているという事実がある。現在では、裸のヴァギナにかかわる最も力のある概念は、おそらく出産だろう――ヴァギナが押し広げられ、奇跡のように赤ん坊をこの世に送りだす瞬間である。ヴァギナにとってはこの分娩の姿が、唯一「受け入れられる」公的な顔だと言ってもいいだろう（図1‐1参照）。この姿なら、それほど恥も困惑も感じることなく見ることができる。

それでも、何世紀ものあいだ、世界中の女性たちが力を振るうためにスカートをまくりあげてきたことは、紛れもない事実だ。イタリアのアブルッツォ地方でスカートをまくりあげた女性の話から、やはり同じ行為が悪を退散させると考えられているインドの話まで、女性が断固としてヴァギナを見せる物語は、歴史や伝承や文学のなかに数かぎりなくある。ジャン・ド・ラ・フォンテーヌ、『寓話』へのシャルル・エザンによる一八世紀の版画挿絵は、女性のヴァギナが悪魔を退散させる場面を美しく描きだしている（図1‐2参照）。この印象的な絵のなかでは、若い女性が恐れずに自信を持って立ち、悪魔と対決している。左手は軽く壁につき、右手でスカートを高く持ち上げ、悪魔にヴァギナを見せつけている。それを見た悪魔は恐れて後ずさりしている。このようにして若い女性は悪魔を打ち負かし、悪魔に襲われた村を守ったと、物語には書かれている。数世紀前には、フランスの作家ラブレーがパプフィギエールの老女に同じやり方で悪魔を追い払わせているし、そのヴァギナと悪魔の生き生きとした対決場面は一七世紀のマグカップにも描かれている。それを見ながら飲むものはさぞおいしいことだろう。

ヴァギナを見せると敵を退け悪魔を追い払うことができるという信念は、昔から広く普及していたようだ。その証拠に、特定の効果を達成しようとしてヴァギナを見せる女性の話があるのは、一つの時代や一つの社会に限られてはいない。それどころか、古代から現在まで数千年におよび、いくつもの大陸に広がっている。プルタルコスは「女性の勇気」と題したエッセイのなかで、おおぜいの女性たちがいっしょにガウンをまくりあげて戦争の結果を変えたという話を書いている。ペルシャとメディアが戦ったとき、ペルシャの男たちはメディア軍の猛攻に意気阻喪して、尻尾を巻いて逃げ帰ろうとした。ところが途中にペルシャの女たちが立ちはだかり、男たちを臆病者となじった。女たちはスカートを持ち上げて裸の生殖器を見せた。男たちはそれを見て自分を恥じ、もう一度敵に向かっていき、最後には敵を打ち負かしたのである。

一九〇〇年ほど時代を進めると、西洋の新聞が似たような出来事を報じている。一九七七年九月二三日付の『アイリッシュ・タイムズ』には、ウォルター・マホン＝スミスという人物が次のような記事を寄稿している。

我が家の近くの町で、農業に携わる二つの家族が何世代にもわたって争いつづけていた。第一次世界大戦前のある日、片方の一族の男たちがピッチフォークと重いリンボクのステ

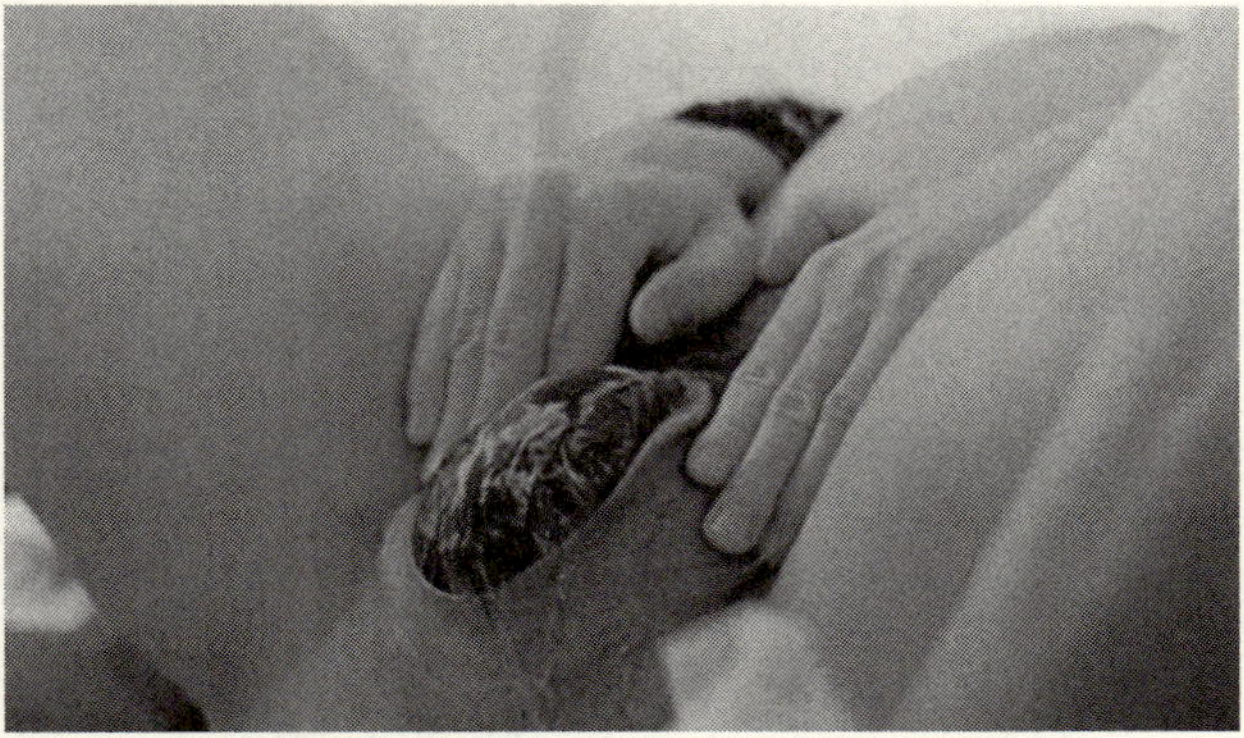

▼1-1　子どもを産むヴァギナ。

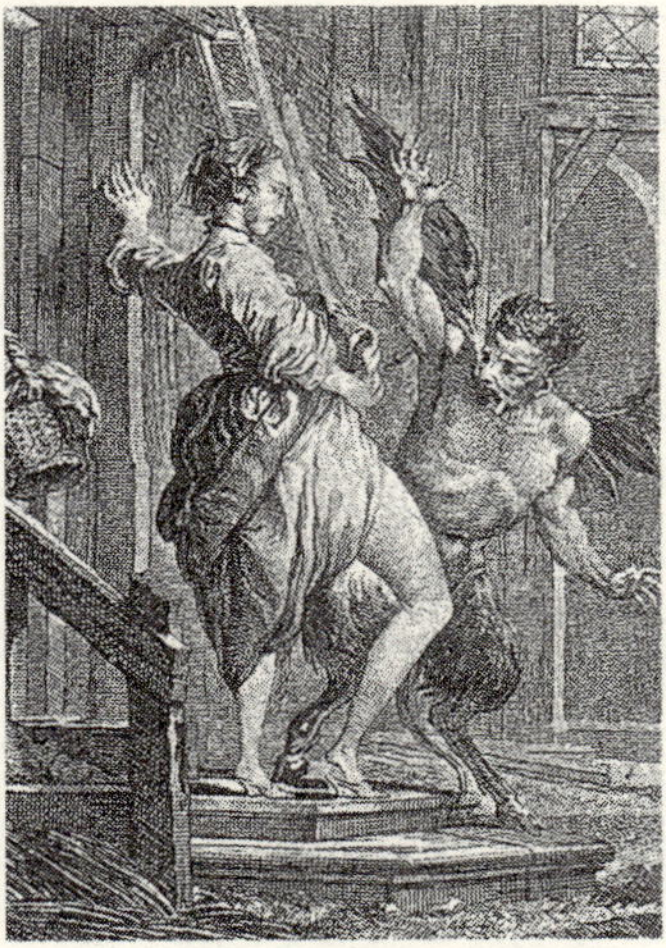

▼1-2　ヴァギナを見せられ退散する悪魔。

ッキで武装して敵の家を襲った。その家の女が戸口に出て、（たまたま通りかかった父とわたしも含めて）みんなの前でスカートと下着を頭の上まで持ち上げ、裸の性器を見せた。襲ってきた敵は恐れて逃げだした。

マルケサス諸島の住民について収集された人類学的データを見ると、西洋世界の外にも女性生殖器に対する似たような畏敬の念が存在することがわかる。ただし、ちょっとした違いはある。ポリネシアの文化では、女性生殖器には超自然的な影響力があると考えられている。ポリネシア人たちは、その力は神々を怯えさせ、人にとりつく悪霊を追い払うことができるほど強力だと言う。だから、このあたりで行なわれる悪魔祓いでは、裸の女性が悪霊に憑かれた人間の胸にまたがるのである。女性が女性にしかない性器のおかげで神秘的な力を持っているという信念は、ほかの部分にまで拡大されている。たとえば、マルケサス人は、女性は物や人を生殖器の名前で呼ぶことで、呪いをかけることができると考えている。わたしはまだ試してみていないが。

つまり、ヴァギナが非常に影響力を持つ器官だと考えている人や社会は多く、それを見せつけられる側ともなると、恐怖心を抱くことになる。しかし、女性の生殖器を見せびらかす動作にはもう一つの側面がある。この動作が利用される場面を見ると、ヴァギナのもたらす効力は害を防ぐだけではないことがわかる。害を防ぐのと同じくらい、養い育てる効果を持っているのである。歴史的に見ると、生産力を増進する力もあるようだ。たとえば、植物を繁らせたり土地を肥沃にしたりする。二〇世紀になっても、ヴァギナの能力への信念は西洋の農村で見られる習慣に表われていた。農村の女性が、育っている亜麻に裸のヴァギナを見せて、「これと同じ高さまで育ちなさい」と言うのだ。そして、奇妙に感じるかもしれないが、白雪姫の童話は、土地を肥沃にするための古いイタリアの儀式に起源があるとも言われている。鉄鉱石が少なくなった鉱山には、美しい貴族の少女が送りこまれる。地母神にヴァギナを見せて女性のエッセンスとエネルギーを注ぎこむためである。その理論によると、ビアンカネヴェはイタリアのベルーノ北部にあるコルデヴォーレ河のドロミテ地方からやってきた。そこはマグネシウムが多く含まれる鉄鉱石の鉱山で有名な地方である。

ヴァギナを見せることによる生産力増進効果には、もっと複雑なものもある。古代エジプトでは、女性が畑にヴァギナを見せるのは二つのまじないをするためだった。そもそもは畑から悪霊を追い払うために始められたのだが、その結果もまた求められていた。悪霊がいなくなれば、作物の収穫も増えることになる。したがって、ヴァギナのディスプレイは、厄除けであると同時に、生産力増進のためでもある。プリニウスが記録したある慣習の核心にはこの二つの目的があると考えられている。それは、畑から害虫を駆除するために、女性が夜明け前に性器を見せながら畑を歩き回る慣習である。マルケサスの収穫祭の儀式は、おそらく豊かな収穫を感謝し、翌年も同じような豊作を願う気持ちが核になっている。その儀式とはコイカ・トエ・ハカ（クリトリス・ダンス）といい、巻きスカートをつけた若い女性がスカートを持ち上げてヴァギナとクリトリスと性器のまわりを飾る入れ墨を見せながら踊る。

ギリシャ人はアナ・スロマイと名づけた

さて、さまざまな時代、さまざまな場所のさまざまな文化に見られるこの誇り高く力強い女性の行為は、いったいどこから来たものだろうか。二一世紀人の目には途方もない変わったものとして映る、魔を祓い生産力を高めるこの行為の源はどこにあるのだろう。最初の最も明確な記述は、世界最古の文明の一つ、古代エジプト文明に存在する。当時の歴史家が記録しているのを見れば、女性が意図的にヴァギナを見せるのは、古代エジプトの信仰と儀式のなかではありふれた行為だったことがわかる。当時の歴史家の一人、ギリシャの有名な探険家でもあったヘロドトスは、紀元前五世紀にエジプトを広く旅した。古代エジプトの世界は、このギリシャ人の目から見ると、奇妙で逆転した世界だった。そこでは、「女たちが市場に行き、取引をして商売に携わり、夫は家にいて織物をする」。彼の目にジェンダー役割の逆転と映ったもののなかには、女性生殖器を見せるという、エジプト人の信仰も含まれていた。その動作が非常にありふれていたからなのか、彼にとって非常にショッキングだったせいなのか、ギリシャ人にエジプトの慣習を説明しなくてはと思ったからなのか、ヘロドトスはその行為に名前をつけた。アナ・スロマイ、ギリシャ語で

「衣服を持ち上げる」という意味を持つ。「アナシルマ」、「アナシルモス」という言葉も使われた。

ヘロドトスが目撃して記録したエジプトの行事とは、古代エジプト最大で、いちばん人気のあったブバスティスの祭りだった。祀られている女神はネコの頭を持つバストあるいはバステトという名の神で、古代エジプトの神々のなかでも広く信仰されている神だった。快楽と踊りと音楽と喜びをつかさどるこのバスト神の神殿はナイル河沿いのブバスティス（「バストの家」、現在のザガジグ）にあった。毎年この地に何十万人もの信徒が船で集まり、奔放な祭りでネコ頭の女神を祝う様子をヘロドトスは『歴史』（紀元前四四五年頃）に書いている。

今、男も女も平底舟にぎっしりとつめこまれて、ブバスティスの祭りに行こうと河にのりだす。カスタネットを持って大きな音を立てている女がいる。笛を吹いている女もいる。男も女も歌い、手拍子をとっている。途中、町のそばを通ると、舟を岸近くに寄せ……何人かの女は踊り、ほかの女は舟に立ち上がって性器を見せる……また、川岸に沿って立っている町の女性たちに、大声で悪口を言ったり、からかいの言葉を叫んだりする。これを、川沿いの町すべてでやる。ブバスティスに到着すると、いけにえを屠って祝宴を始め、一年のほかの期間を合わせたよりも多量のワインが飲まれるという。ブバスティスの住人の話では、七〇万人（子どもも入れて）が集まるということだ。

奇妙なことに、ネコは女性器や女性的なものすべてに固く結びつけられている。ヴァギナを表わす言葉として「プッス」がイギリスに初めて登場したのは一六六二年だった。その言葉が現在の「プッシー」となった。イタリアでは、雌ネコを指す言葉、シャットとガッタがどちらもヴァギナを意味している。また、ネコは多くの文化でセックスや女性のセクシュアリティ、また時には売春と結びついている。女性はネコ科の動物で、男性はけしてそうではない。さまざまな文化で、ネコは魔女の相棒として神秘的な力を持つと認められ、敬意を払われたり、日本のように、ネコが幸運をもたらすというので親しまれたりしている。何世紀が経過しても、古代エジプトの快楽の神バストとヴァギナを見せる行為が結びついていたのと同じように、ネコとヴァギナはいまだに結びついている。

アナ・スロマイの行為を見て驚いた外国人はヘロドトスだけではなかった。シチリア生まれのギリシャ人ディオドロス・シクロスもこれを見て唖然とした一人だ。四〇巻にのぼる世界の歴史を書いたこの有名な歴史家は、紀元前六〇年にエジプトに旅した。ヘロドトスがブバスティスの祭りでスカートを持ち上げる行為を見て記録した四〇〇年ばかりあとのことだ。ディオドロスの記録はエジプト最古の首都、メンフィスからの報告である。メンフィスは月の女神メンネフェールにちなんで名づけられた。その地で聖なる女性生殖器のご開帳が見られるのはセラペイオン神殿、聖なる動物として崇拝され世話される雄ウシ、アピスが住む神殿である。エジプト人は、大きな角を持つアピスを創造の神である最高神プタハの化身と考えていた。その雄ウシが死ぬと、別の雄ウシが次のアピスになった。アナ・スロマイの儀式的な行為が見られるのが、この聖なる雄ウシの交代のときだったのである。ディオドロスによれば、「新しいアピスが祀られてから四〇日のあいだ、女性は雄ウシと対面するために神殿に入ることが許される。女たちは来て、雄ウシの前に立ち、長衣《ガウン》をまくりあげる」。

この場合の儀式の目的は、アピスの生殖力を高めることだったろうと思われる。古代エジプト人の最も重要な関心事——土地であれ、人であれ、生産性を高めること——にぴったり合っているからだ。現在では、エジプトの宗教儀式や信念体系の多くが生殖力への崇拝をもとにしているとわかってきたので、多くの儀式は生殖力を高めるための手段と解釈されるようになった。古代エジプト人のものにしろ二〇世紀の西洋人のものにしろ、アナ・スロマイの行為は土地や人々の生殖力を高めたいという願いから出たものではないだろうか。

スカートをまくりあげる神話

さまざまな文化の神話には、女性がスカートをまくって生殖器を見せる行為の起源と意味を知る手がかりがある。世界と人間の起源を語り社会の権威とみなされる神話は、必ずしも文字どおりの真実ではないかもしれないし、歴史的・科学的な真実であるとはかぎらない。しかし、生の基本問題について語っているのは確かだ。だからこそ、ある社会の人々を理解するには、その神話を理解することが重要だと言われているのだ。神話は過去と現在のあらゆる社会に存在し、その社会の信念を表現し、行動を形作り、制度と習慣と価値観を正当化している。違った社会に類似した神話が存在することはよくある。似た神話の存在は、片方がもう片方の文化から影響を受けたせいだとばかりは言えない。影響がなかったのに一致している場合は、基本的な生命観に共通のパターンがあることを示している。

ヴァギナの持つ力、また、ヴァギナを見せる動作の持つ力について語っている神話はさまざまな社会に存在する。こうしたヴァギナ観、女性観を多くの社会が記憶にとどめたいと思っていたことを示しているのではないだろうか。詳しく見ると、この伝説には二つのタイプがあることがわかる。一つは魔を防ぐ効果に焦点を合わせたもの、もう一つは生殖力を高める効果が中心になっているものである。最初のタイプは、ギリシャとアイルランドの神話である。どちらの国にも物語の伝統がある。こうした物語には、魔除けの力を焦点にしていくつもの変化形があるが、すべて、襲ってくる敵を恥じ入らせ、打ち負かすヴァギナの力について語り、ペルシャの女性が男性を恥じ入らせたプルタルコスの記録した話を再現している。

ベレロポーンの神話は、ヴァギナが海に影響を与えるという広くいきわたった信念を思いださせる。ベレロポーンはギリシャ神話の勇士で、翼のある馬ペガサスをてなずけたことで有名だ。ペガサスを手に入れたあと、ベレロポーンは向かうところ敵なしだった。彼は、ほかの人たちが失敗したことをやり遂げた。キマイラを退治したのだ。キマイラは、頭がライオン、胴体がヤギで、ヘビの尾を持つ火を吐くメスの怪物である。次に、黒海の岸に住むといわれる獰猛な女人族アマゾンを征服する。しかしこの偉大な戦士も、リュキアのクサントスに戻ったときに、リュキア王に打ち負かされる。クサントスに近づいたとき、ベレロポーンは平野に洪水を起こしてくれと海神ポセイドンに頼む。ポセイドンはその祈りを聞き届け、町に向かって次々と大波を送りだした。ベレロポーンがペガサスに乗って町の上空に行くと男たちが洪水を止めてくれと頼んだが、ベレロポーンは聞き入れなかった。そのとき、クサントスの女たちがあふれる水のなかを前に出て、敵に立ち向かった。スカートを持ち上げ、性器をあらわにした。その結果はどうなったか？　ヴァギナの前で波はしりぞき、ペガサスはおびえ、ベレロポーンは恥じ入って退却したのである。

アイルランドの太陽神クーフリンについての非常に古い伝説は、集団で行なわれたアナ・スロマイの力を語っている。少年クーフリンが自分の国の民、アルスターの男たちと戦おうとしたときに、それが起きた。おおぜいの男がクーフリンが災厄を起こそうとしているのを止めようとしたが、誰も止められずにいた。そのとき女性たちが行動を決意した。スカンラフに率いられた一五〇人の女たちが彼の行く手に立ちはだかった。一一八六年から一一九二年頃に書かれた古い伝説では次のように記されている。

そして女たちは裸の身体をあらわにし
彼につきつけた。
少年は戦車から
目をそむけ
顔を伏せた。
女たちの裸と
大胆さを見なくてもすむように。

アフリカでのディスプレイとダンス

こうした神話やそれが呼び起こす感情と同じものが二〇世紀になっても慣習として残っている社会はたくさんあり、とくにアフリカに多い。カメルーン西部に住むコム人の社会には、アンルーという伝統的な慣習がある。この社会は母系社会の伝統に従っているようだ。つまり、社会成員の位置は、どのヴァギナから出てきたかに左右される。アンルーの本質はヴァギナのディスプレイとダンスによる懲戒である。アンルー（この言葉は語根であるluから派生していて、その意味は「追い払う」である）を確実に引き起こす罪には、年老いた女性や妊娠した女性や親をいじめること、近親姦、喧嘩の最中に相手の生殖器をつかむこと、「おまえのヴァギナは腐っている」のような言葉で親を罵ること、などが挙げられる。女性が集団で行なうことが重要である。あるコムの男性がアンルーを次のように描写している。

恐ろしい格好に体を折り曲げ、甲高い声で叫びながら、一人の女性が口火を切る。金切り声を止めると、四本の指で唇を叩く。その声を聞きつけた女性は全員、やっていたことをやめて、同じ声をあげながら最初の声が聞こえた場所に駆けつける。集団はすばやく膨れ上がり、どんな罪が犯されたのかを人々に知らせる即興の歌詞に合わせて、荒々しいダンスが始まる。即興の文句は、感情をかきたて、行動を呼び起こす。罪人の経歴が明らかにされる。罪人の死んだ祖先も、アンルーに加わるようにと呼びかけられる。それから一団はジャングルに入っていき、指定された時刻に戻ってくる。たいていは夜明け前。ツルと男の衣服の切れ端を身につけ、フェイスペイントをして、本格的に儀式を始める。全員がナスのような果実を身につけている。その植物に中毒すると「干からびる」とされている。女性たちは罪人の家に、うたい、踊りながら入っていく……。この荒れ狂う集団の人々はもう人間のようには見えず、その行動も正気のようではない。歌声が高まるにつれて、身体の卑猥な部分があらわにされる……。

アンルーの締めくくりでは、悔い改めた罪人が、女性たちに川に連れて行かれ、儀式によって清められる。罪を犯したことを認めない人間は、認めるまで社会から追放される。コムのアンルーの儀式は、女たちが自分の性器を恥じたり、それに投げつけられる侮辱を恥じたりする代わりに、立場を入れ替えて、恥じ入らせるためにそれを利用している点で意義深い。「干からび」させる効果のある果実を利用することも、この慣習の生殖力にかかわる側面を暗示している。さらに、このアンルーはコム人の土地をまもるために利用されてきた。驚くべきことに、一九五八年に七〇〇〇人の女が立ち上がって、土地の耕作のしかたを政府が改悪しようとするのに抗議した。女性たちが勝った。

人類学の調査でわかるのは、アフリカ女性たちはヴァギナの集団ディスプレイによってジェンダーと生殖器への誇りを再確認し、他者を恥じ入らせているということである。二〇世紀後半まで、カメルーン西部のバクウェリの女性は生殖器を侮辱した男性に対して集団的な直接行動をとっていた。伝統的な儀式では、村の女ぜんぶが罪を犯した男をとりかこみ、その場での取り消しと物質的な補償を要求する。それがすぐになされないと、女たちはダンスを始め、性的なほのめかしの含まれた歌をうたい、性的な仕草をして、ヴァギナを見せる。ある歌では、「ティティ・イコリは侮辱するためのものじゃない、美しい、美しい」とうたう。バクウェリ語では「ティティ・イコリ」という表現はいろいろに解釈される。「美しい」という意味にもなれば、「値のつけられないほどの価値のあるもの」という意味にもなる。しかし、「侮辱を表わす」こともできるのである。さらに、女性生殖器と女性の秘密、それをあらわにすることとの結びつきもある。「イコリ」だけだと「干という意味で、「ティティ」は「性器」の幼児語である。

女性の生殖器について侮辱的な発言をするとヴァギナの集団ディスプレイで罰せられるという習慣は、アフリカのほかの地域にもある。カメルーンに近いバロング部族の人たちは、この慣習があるのは、男が妻の生殖器を侮辱するなら、「それはすべての女を侮辱することになり、すべての女が怒る」からだと考えている。さらに、一つのヴァギナを侮辱しただけでも、生まれたばかりの女の赤ちゃんも含めて村じゅうの女に悪い影響が及びかねないという。その影響が何かというのは明らかにされていないが、おそらく、健康な子どもを産む能力にかかわっていると思われる。だから、性器を罵った男が村の女たちに補償するのを拒否すると、「女たちは服をみんな脱ぎ捨てる。男を恥じ入らせ、歌をうたう」。最近では、女性が直接罰する代わりに法の手続きによって罰が与えられることになった。実際、一九五六年以降の判例を見ると、「女性の下半身を侮辱するのは違法である」という原則が述べられている。もし、西洋世界で「カント」という言葉を侮辱的に使うのが違法だとしたらどうなるかを想像してみてほしい。この考えは、女性が自分の性器とそれが表わすものすべてに誇りを持っているという考えと同じように、異端の説に思えることだろう。だが、どちらも現に存在しているのである。ある人々にとっては、女性生殖器の名誉を守ることは重要なのだ。

侮辱へのお返しにヴァギナをディスプレイするのは、アフリカの多くの社会では二〇世紀になっても比較的よく見られた行為である。おそらくは、「自分がどこから出てきたかを思いだして、敬意を払いなさい」と言うための手っ取り早い方法なのではないだろうか。調査によると、アザンデの女性は「侵入者がいると性器を覆っている草をむしりとり、裸で追いかけ、卑猥な言葉で罵りみだらな仕草をする」。一方、キクユの女性は「呪われる物や人に向かって私的な部分を」見せるし、ポコトの女性は悪党の「まわりでうたい、踊り、裸の陰部を男の顔に押しつけて」公然と辱めることで知られている。一八世紀の末には、南部アフリカを旅したヨーロッパ人が、コイサンの女性が彼らに向かって生殖器を出して見せたことを書き記している。その男たちが知らなかったのは、その行為は覗き屋を侮辱して恥じ入らせるコイサンのやり方だったということだ。

この行為はアフリカ以外の場所にも見られる。パプア・ニューギニアでは、イラヒタ・アラペシュの女性は、人前でヴァギナを見せつけることで男をあざけり、恥じ入らせることができる。同系の言葉を話すマウンテン・アラペシュの男性にとって最も恥ずかしい出来事は、女性の陰部を口に押しつけられることだ。この恥の意識は彼らの神話からきている。その神話では、強姦者が女性によってたかって踏みつけられ、ペニスにサゴ椰子の葉を突き刺され、腰布で殴られる。そして、強姦された女性はその男の口に性器を押し当て、男に恥をかかせるのだ。また、ロマの男にとって、最も大きな恥は、女のスカートを頭にかぶせられることだという。女性にこれをされると、その男は清浄ではなくなり、社会的に抹殺される。

触媒作用を持つヴァギナ

神話の話に戻ろう。スカートをまくりあげるという主題を含む神話の二番目のタイプはいくらか物事を明るく見せる。なぜかというと、こうした物語は恥を引き起こすのではなく、笑いと生命を引きだすことをねらったものだからだ。ここではエジプトと日本、そしてまたもやギリシャの文明を見ていこう。エジプトの神話では、ディスプレイする女性はハトホル、喜びと愛とセックスと出産と子育ての神、そして太陽神ラーの娘である。ハトホルのヴァギナ・ディスプレイの物語には、ハトホルのパートナーであるホルス、それに、王の座をめぐるホルスと叔父セトとの長い戦いが登場する。激しく言いあっているうちに、二人は支配者であるラーを罵った。ラーは怒って宮廷を出て行き、これ以上何もしないと言ったので、すべてが中断してしまった。ハトホルが出てきたのはこのときだった。父親をどうやってなだめたか？　ハトホルはラーにヴァギナを見せ、ラーは笑いだした。ラーは機嫌を直して宮廷に戻り、政治の車輪をまた動きださせた。紀元前一一六〇年のパピルスには次のように書かれている。「ハトホルは……世界の支配者である父親の前に出た。そして彼の前で自分の裸を見せたので、彼は思わず笑ってしまった」

親の気持ちをなだめるためのこのやり方はたしかに目新しいが、生殖器を見せる行為には、沈んだ雰囲気と停滞した状況を吹き飛ばす触媒効果があるようだ。触媒作用を語るこのタイプの神話はほかにも二つある。その二つの有名な神話では、ある女性がヴァギナをあらわにして悲しみに沈んでいる女神を驚かす。ここでも笑いが鍵であり、同じくダンスも鍵である。しかし、ギリシャと日本の神話では、ハトホルの神話ではほのめかされていたにすぎないこと――彼女の行為が「システム」を再び動きださせたという点――が強調されている。二つの物語が強調しているのは、女性の隠された核心部分を公然と明らかにすることは、個人レベルでも世界的な規模でも、変化のプロセスを動きださせる力があるという人生の真実である。つまり、この行為がある個人に笑いを生みだすのは確かだが、一方では、男の暴力的な行為で暗黒と不毛がもたらされたあとで、地球がまだ豊かな実りある世界でありつづけることを保証してもいる。結果として、どちらの神話も、人間と植物の誕生と死と再生、移ろいつづける季節へのメタファーとなっている。重要なのは、どちらの物語でもむきだしにされたヴァギナが、マイナスの破壊的なエネルギーを追い払う手段として表わされ、女性が進んでヴァギナを見せる行為が魔を祓い生殖力を強化する力を持つという広く信じられている信念を確証していることである。

そこで、神話の内容を見てみよう。最初は、日本神話の太陽神、生命と光をもたらす天照大神《あまてらすおおみかみ》に関する物語である。この女神は、日本の神々のなかで最も重要な女神で、日本の天皇は、現在の天皇も含めて、すべて天照大神の子孫であるとされる。七一二年に書き留められ、日本ではいまだによく知られた神話によれば、天照大神は弟の素戔嗚尊《すさのおのみこと》の行動がだんだんに乱暴になってくることに怒り、心を痛めていた。スサノオというのは嵐の神である。スサノオがアマテラスの天上の庭園高天原《たかまがはら》をめちゃくちゃにして宮殿に排泄し、機織場で女官のヴァギナをつむで刺したので、アマテラスは非常に怒り、弟の行為を深く嘆き、世界から姿を消すことにして洞窟に閉じこもってしまった。

すると、天と地は暗闇になった。いつまでも夜が続き、あらゆる種類の災厄が起こり、大地は枯れはじめた。光も暖かさも食物もない世界に困り果てた八百万《やおよろず》の神様が集まって、アマテラスをなだめる方法を話し合った。それでも、知恵の神様でさえ、女神を洞窟から出す方法を思いつかなかった。そこに天宇受売命《あめのうずめのみこと》が現われた。アメノウズメは逆さにした桶の上で踊りはじめ、スカートを持ち上げ、集まった神々に聖なる性器を見せた（日本語では「天の門」（古事記では陰＝ほと））。見ていた神々は笑い、喝采し、その音で天と地が揺れはじめた。この騒ぎは何かと知りたくなったアマテラスは恐る恐る隠れ家から出てきた。おかげで世界は光と豊かさを取り戻したのである。アメノウズメのあらわにされたヴァギナの力は、もう一つの物語でも明らかになっている。猿田彦という男根を象徴する神の前では、どんな悪魔でも恐怖ですくみあがる。しかし、アメノウズメのヴァギナの前で力を失い、「しおれた花のように」なってしまったのは猿田彦のほうだった。

これに対応するギリシャの神話は、大地の母、豊穣の女神で季節と穀物の生長をつかさどるデーメーテールに関する有名な物語である。デーメーテールは娘のペルセポネーを失くして深い悲しみに沈んでいた。娘は冥界の王ハーデースによって冥界に連れ去られてしまったのだ。デーメーテールは悲しみのあまり天上を離れ、娘を求めて地上を探しまわった。デーメーテールが食べることも飲むことも拒否していたために、大地はエネルギーの源を失い、やせて不毛になりはじめた。そのうちデーメーテールはアテネの北西二五キロほどのところにあるエレウシスにたどりついた。そこで、老女に姿を変えて看護の仕事を始めた。しかし、まだ悲しみに沈んでいたので食事を拒みつづけていて、そのために穀物はしなび、飢饉が起きた。そのとき、エレウシスにいたデーメーテールのところにバウボという老女が訪ねてきた。バウボは女神が悲しんでいるのを見て、なぐさめようとした。いくら言葉を尽くしても役に立たないので、バウボはガウンをまくりあげ、デーメーテールに裸のヴァギナを見せた。女神は笑い、ハッと苦悩から抜けだし、いくらかの食べ物を口に入れた。この行為によって、地上の生命は正常に戻りはじめた。こうして、バウボの行為は、世界のバランスと調和と生殖力を回復させたのである。

アナ・スロマイから「ご開帳」へ

こうした神話は、現代のヴァギナ観が唯一のあり方ではないことをドラマチックに教えてくれる。歴史のある時点では、女性の生殖器は、世界とすべての生命を破滅の瀬戸際から引き戻す触媒となるほどの力を持つとみなされていた。実に力強いイメージと概念である。それぞれの社会におけるこうした神話の重要性を見れば、歴史を通してそれが再現され、それぞれの文化の儀式や慣習の一部となっているのも不思議はない。たとえば、ヘロドトスの『歴史』第二巻には、ハトホルのディスプレイを含む重要な儀式のことが書かれているし、これから見ていくように、デーメーテールとバウボの物語も、アマテラスとアメノウズメの物語も、どちらも古代の儀式と結びついている。神々の行為の再現は、その行為の重要性を思いださせるために行なわれる。儀式はまた、神のものだったもともとの力をよみがえらせようとして行なわれる場合もある。

アナ・スロマイに結びついた儀式やシンボルが、昔の社会だけではなく現代社会にも痕跡を残していると聞けば、おそらく意外に思う人もいるだろう。日本では、「神を楽しませるもの」という意味の神楽は古い神道の儀式で、アマテラスを主神とした神社では、アマテラスとアメノウズメの神話と、暗闇のなかでもう一度光を取り戻したことを記念して毎年行なわれる。

アマテラス神話と聖なる儀式の名残は、また別の伝統のなかに残っている――トクダシというモダーン・アートである。トクダシ（ヴァギナを出す）は東京や京都、またほかの場所の赤いネオンの巷で毎晩演じられている。「ご開帳」とも呼ばれるトクダシ・ショーは、ヴァギナが光をもたらしたという側面をひねった形で強調している――観客は演者から、ご開帳のまえにペンライトを渡されるのだ。

トクダシの行為に魅せられて作品に取り入れている作家は多い。イアン・ブルマのノンフィクション『マスクの陰に（*Behind the Mask*）』には次のような描写がある。

女の子たちはステージの端まで駆け寄ってきて、しゃがみこみ、できるだけ身をそらして、最前列の赤らんだ顔から数インチのところでゆっくりと脚を開いた。観客は……このうっとりする眺めを、その魔法の器官が謎のすべてを堂々とあらわにするのを、もっとよく見ようと身を乗りだす。女性たちは……ゆっくりと、カニのように一人ひとりの客の前を移動し、もっと近くで見るように優しく勧める。男たちの探索を助けるため、拡大鏡とペンライトが渡され、それは手から手へと受け渡される。すべての注意が女性の身体の一点に集中される。この女たちは男の欲望の屈辱的な対象ではなく、完全にその場を支配しているように見えた。母なる女神のように。

　アマテラス神話が国民意識に与えている影響は、現代映画のなかにも見られる。映画『お天気お姉さん』——お天気お姉さんの桂子がテレビでスカートをまくりあげた行為が、どのように変化をもたらしたかという物語（映画では「パンティを見せた」）——は一九九〇年代の日本映画で高く評価され、興行的にも成功した。

　古代ギリシャでは、アナ・スロマイは数多くある祭祀の一部だった——すべてが豊穣の女神デーメーテールと娘のペルセポネーとバウボにかかわる祭りである。こうした祭礼のなかには、有名なエレウシスの密儀やテスモポリア祭があり、ほかにも四月に行なわれるフローラ祭などの神秘的な祭礼がある。テスモポリア祭は秋の種まきの時期である一〇月に行なわれる女性だけの三日間の小さな祭りだったが、エレウシス祭は一週間以上も続き、男女数千人が集った。こうした祭りのことを語った文書は、神話にあるデーメーテールとバウボの出会いを再現する儀式的なヴァギナのディスプレイの様子を描写し、祭りの中心テーマが再生と豊穣であることを指摘している。さらに、ヘロドトスによれば、テスモポリアで行なわれる儀式は、エジプトで見た密儀によく似ていたという。

デーメーテールを祀る豊穣の祭りの描写からは、スカートをまくって踊る情景が浮かび上がる。卑猥な言葉が飛び交い、夢中になってヴァギナを見せる。まさに豊穣と猥雑さの坩堝《るつぼ》である。ショッキングな性的ジョークが口にされる――その働きには、ヴァギナのディスプレイと同じく、魔除けと生殖力の増強という二つの面があると学者は示唆している。雌ブタは女性の多産さのシンボルである。供物にされるのはメスのブタが一般的で、それも妊娠しているブタのことが多い。デーメーテールやペルセポネーやバウボに縁のある神殿跡から発掘された出土品や記録から、小さなテラコッタのブタ（紀元前五三〇〇〜前四五〇〇年）や、ブタの骨が象徴として使われていたことがわかった。

シラクサのテスモポリア祭やエレウシス祭の参加者は、蜂蜜と胡麻で作った女陰の形をしたお菓子、ミロイも捧げものにした。このような女陰形の菓子――楕円形の真ん中に裂け目が入り、砂糖と紐で飾られている――は、イタリアとフランスの一部の地方でカトリックの祭りのときに作られている。オーヴェルニュ地方でミシュあるいはミシェットと呼ばれる祝別されたパンは、現在では女性の別の面をたたえるために焼かれている。トウモロコシと豊穣の女神デーメーテールをたたえるためではなく、聖母マリアの御潔《おきよめ》の祝いのために食べられるのである。

古代ギリシャの儀式にはほかにもヴァギナを表現したものがある。エレウシスの密儀に含まれている第三の要素は、デイクニメナ（ご開帳）として知られている。これは聖遺物、ヒエラを公開することで、儀式の最も聖なる部分と考えられている。聖なる物として文献には、石榴《ざくろ》、イチジクの枝、ヘビ、女陰をかたどったもの（Kteis《クテイス》）などが挙げられている。悲しいことに、聖遺物の一部は描写が漠然としているため、どんなものだったか正確にはわかっていない。ギリシャのキリスト教神学者、アレキサンドリアのクレメンス（一五〇～二一五年）は、ヒエラには地母神テティスの「口にできないシンボル」が含まれているとしか語っていない。それほど口にできないものとはなんだろう?

初期のキリスト教徒が、女神にささげるこうした儀式について書いたものから手がかりが得られる。同時に、キリスト教会が女性生殖器と女性（そして他の宗教）をどのように見ていたかを明らかにする手がかりも得られる。キリスト教徒の記録者たちは一般に、女性生殖器のディスプレイや、女性による性的な言葉やジョークや品物の使用を、卑猥でとんでもないこととして書いていた。ほとんどの人はショックを受けたらしく、儀式を誇りではなく恥として語っている。初期キリスト教弁証家のアルビノウスは、アナ・スロマイの儀式を次のように語っている。

彼女は、その部分のおかげで「産むもの」と呼ばれる、命を生みだすあの部分をつかむ……。それから、悲しみを和らげるために習慣的に行なわれるほかのことをして、それを終わらせ、身体をあらわにして、恥に覆われたすべての器官をむきだしにする。女神は恥骨を凝視し、その並外れた慰めを喜ぶ。

のちの一一世紀の歴史家プセロスは、そこに独自の解釈を加えている。現代の女性がバウボと同じに自分のすべてを見せると、卑猥であり恥ずべきこととみなされるようになったのは、プセロスやその他の人の下した審判が理由になっている。プセロスはこの聖なる儀式を次のように描写したのである。「彼女はガウンを持ち上げ、大腿部と外陰部をあらわにした。このようにしたため彼女は罵られ、恥に覆われた。儀式はこんな恥ずべきやり方で幕を閉じた」

アナ・スロマイ美術

生殖器をディスプレイする女性の力への信念は時代を超えて伝えられた。その方法は実にさまざまで――神話、伝統的・儀式的なダンス、口承、歴史文書など――、その多様さを見れば、アナ・スロマイがいろいろな文化の古代美術品から発見されるのも驚くにはあたらない。古代の彫刻、小像、護符、印章や宝石への刻印などにアナ・スロマイが表わされている。最も古いのは紀元前一四〇〇年頃のもので、シリアの円筒形の印章に刻まれている。表わされた女性たちは、脚を開いたりドレスを持ち上げたりしてヴァギナを見せている——神聖な意味を持つと解釈されてきた仕草である。また、ドイツ、ザールラント州のラインハイムで発見された金のブレスレットは、片方の端に性器を見せたフクロウの女神の像がついていて、紀元前四〇〇年頃のものである。こうした工芸品の多くはエジプト製で、プトレマイオス朝（紀元前三〇五〜前三〇年）あるいは二、三世紀頃にできたものだ。

こうした古代の像を見て最も驚かされるのは、女性たちの誇りと喜びの表情である。恥の要素はまったくなく、ただ堂々と威厳をもってディスプレイしている。ある小さなテラコッタのしゃがんでいる女性の像は、右手を陰部にのばし、まっすぐ前を見つめたまま自分のヴァギナに触っている（図1-3-a)参照)。その効果は目が覚めるようだ。この像は、コペンハーゲン国立美術館に所蔵されている。大英博物館にもしゃがんでいる像が一つあるし、たけの長いドレスを着て凝った頭飾りをつけ、堂々と立った姿の像（アレキサンドリアのテラコッタ像、二、三世紀）も二つある。その立像は正面をまっすぐに見て、しゃれたドレスを優雅に持ち上げ、みんなに裸のヴァギナを見せている。

こうした像のモデルが誰かはよくわからない。女王なのだろうか、女神？　権力のあった女性？　バウボかその召使だと言う人もいる。こうした像の多くがエジプトのものであることから、ハトホルか、ハトホルと密接な関係のある女神イシスだと言う人もいる。イシスは「自然の女性原理」であり、農業を発明したとされていて、のちにはギリシャ人とローマ人からも崇拝されていた。こうした像を、デーメーテールやハトホルやイシスなどの豊穣と創造の女神に結びつける特徴はたしかに多い。プトレマイオス朝に作られたある小像は、スカートを上のほうまでたくし上げているだけではなく、大きく広げた脚のあいだに両手を置き、完璧にかたどられた陰部をディスプレイしている。彼女は、収穫に使う籠を伏せた上にまたがっている。さらに、彫刻の細部から、その女性が大きな敬意を払われていた女性だということがわかる――長いネックレスをつけ、髪は丹念に結い上げられ、頭に冠のようなものをかぶっている。いずれにせよ権力のある女性なのは見ればわかる。大英博物館のしゃがんでいる像も大きな頭飾りをつけ、左手に壺を高く持ち上げている（図1‐3‐b)参照）。

ヴァギナ・ディスプレイの美術にはブタが登場することもある。ある作品では、ヴァギナを見せている女性は大きな、おそらくは妊娠した雌ブタの背中に堂々と乗っている（図1‐3‐c)参照）。一九世紀はじめに南イタリアで発見されたテラコッタのバウボ（もしバウボだとしたらだが）は、脚を開いてすわり、右手は、まるでよく見せるためであるかのように右脚を軽く持ち上げている。左手にははしごのように見えるものを持っているが、何なのかはっきりとはわからない。ブタの存在はこの女性をバウボとデーメーテールに結びつけるだろうか？　まえにも述べたように、ブタは女性の生殖力のシンボルで、似たようなブタのテラコッタや、供物にされたブタの骨がデーメーテールとバウボに関わりのある神殿跡から見つかっている。ブタはこの謎の女性の身元をうかがわせる手がかりとなっているのかもしれない。

バウボとブタと女性生殖器にはまた別の結びつきもある。たとえば、言葉を見てみよう。バウボには穴という意味もあり（ギリシャ語では koilia《コイリア》、これは女性器をも指す）、ギリシャ語のブタ、khoiros《コイロス》もやはり女性器、とりわけヴァギナを指すありふれた言葉である。さらにラテン語の porcus《ポルクス》（ラテン語の雌ブタ porca《ポルカ》からきている）は、女性、とくに看護師の女性が少女の陰部を指したり、少女自身が自分のものを指して使ったりする言葉である。神様のブタを意味するポルコ・ディーオがイタリア語で最も汚い罵り言葉の一つになっているのは、この結びつきに由来するのかもしれない――「神様のブタ」というのは、「神様のおまんこ」なのかもしれない。おもしろいことに、バウボとブタの結びつきは延々と歴史に跡を残している。一九世紀のドイツの作家ゲーテは、この組み合わせを『ファウスト』に登場させ、「敬うべきバウボが、雌ブタに乗ってやってくる」と書いた。一方、地球の反対側では、ベネズエラの愛の女神、マリア・リオンサはバクに乗り、人間の骨盤を振りかざして、メデューサのように、人間を石に変えると言われている。

バウボの美女

ヴァギナのディスプレイを表わす美術品のなかでも最も驚くべき出土品は、バウボとデーメーテールの神話と、こうした像を直接結びつけるような証拠ともなっている。一八九六年、トルコのプリエネでドイツの考古学チームがデーメーテールを祀っていたとされる

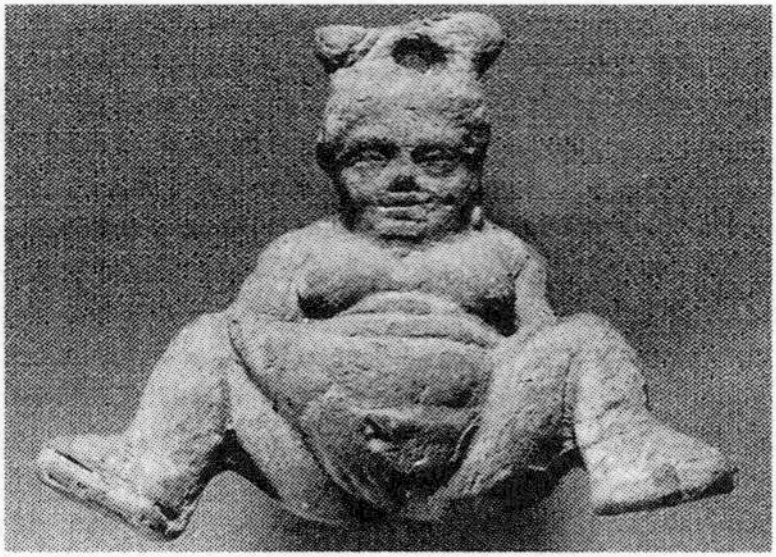

a)

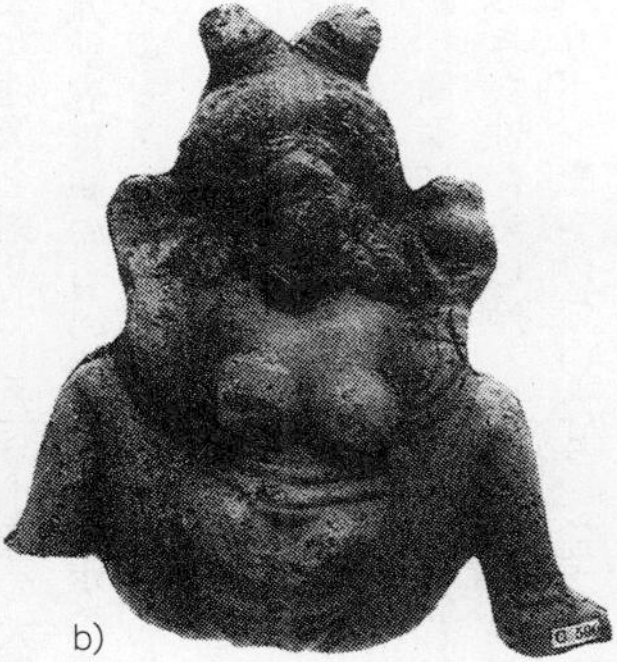

b)

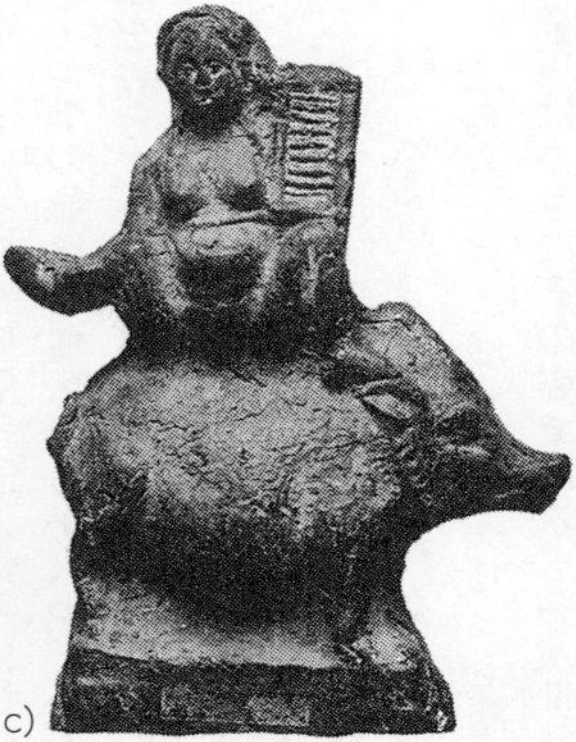

c)

▼1-3　テラコッタのしゃがんでいる女性の像：a) この女性はまっすぐ前を見つめて自分のヴァギナに触っている。b) 大英博物館にある、ヴァギナを見せる肉感的な女性は、頭飾りをかぶり、手に壺を持っている。c) 南イタリアで発見されたこの像の女性は、雌ブタに乗ってヴァギナを見せている。

大神殿の遺跡から七体の小さな女性像を掘りだした。小像の大きさは七・五センチから二〇・三センチまで、すべて紀元前五世紀のもので、「バウボの美女」と名づけられた。それには二つの理由がある。一つは見つかった神殿から、もう一つはその女性たちが見せているものから、その名がついた。この立像は、驚くような姿をしていた。ギリシャ美術ではほかに見られない。

　見ている人の注意は女性たちの生殖器に集中する。芸術家がやったのは、腹と生殖器を一つにして顔を作ることだった。簡潔に言えば、この女性たちはヴァギナ・ウーマンなのだ。とはいっても、この驚くべき女性たちは飾り気がないわけではない。手の込んだ頭飾りをつけている女性もいるし、リボンをつけていたり、途方もない髪形――小さな松明形、ヘレニズム時代の典型的な髪形――の女性もいる。一人は手に松明を持ち、一人は竪琴を、数人は果物籠を持っている――一つの籠には葡萄の房が入っているのが見える。全体として、七つの像は豊かさと豊穣を表わしている（図1-4参照）。この像は、擬人化されたヴァギナなのである。バウボの美女は生殖力の象徴なのだ。

　アナ・スロマイの美術品は、エジプト文化で生まれ、現在のトルコやギリシャから見つかっている。しかし、日本もまたスカートをまくりあげる美術品を持っている。仏教の女神、観音は、ときにスカート（裙裳）をまくった姿で描かれることがある（中国では、この菩薩はヨニのなかのヨニとも呼ばれる。ヨニはサンスクリット語でヴァギナのこと）。群馬県館林にある観性寺の山王権現はまさにその姿である。一八世紀に製作されたこの小像

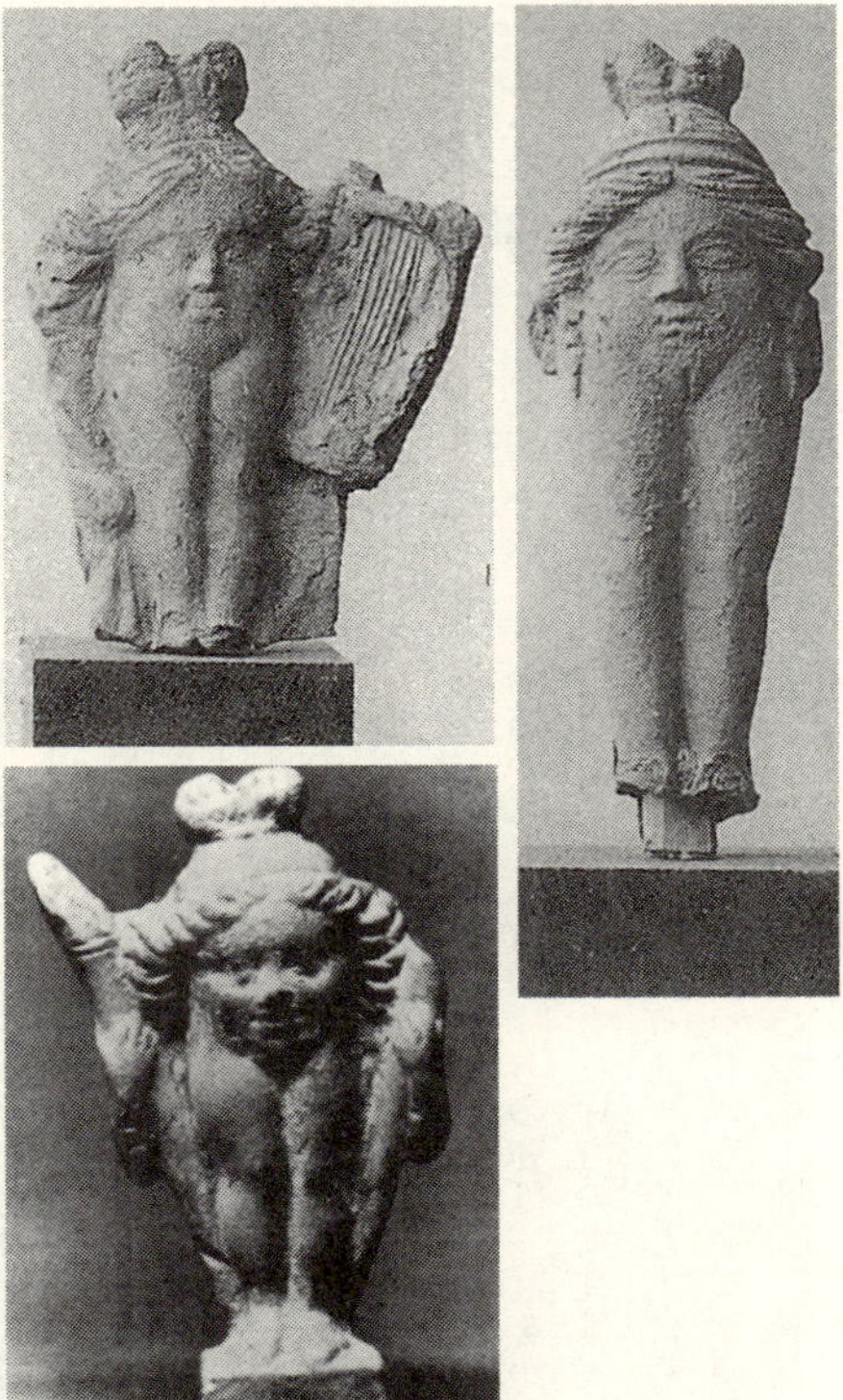

▼1-4　バウボの美女：ヴァギナが擬人化されて飾られている（紀元前5世紀）。

はいまでも崇拝され、参詣人は祝福を受けるためにその聖なるヨニに触れ、紅をすりこむ（婦人病にご利益があると言われていたが、現在ではご開帳はされていない）。ヨニをディスプレイするもう一つの女神は弁財天で、美術、音楽、詩、性愛の女神で、信者が多い。鎌倉の近くにある江の島の弁財天の木像は一二〇〇年頃のものである。弁財天もまた、セックス・ワーカーの守護神となっている。

ここまで述べてきた彫刻や像は、主に植物や人間の豊穣や多産を願うことに関わりがある。そうした像が発見された場所や像の特徴からそのように考えられる。しかし、アナ・スロマイ美術の一部は、魔除けの色合いが濃い。スカートをまくりあげてヴァギナを見せることで、悪魔や邪悪な霊を追い払うのである。とくに、二つのテラコッタは、アナ・スロマイの魔除けの能力を強調している。それらはヘレニズムの美術品で一世紀か二世紀頃の作。どちらも性器をあらわにしている女性といっしょに、凶眼（一睨みしただけで害を与えることのできる能力を示す）が描かれている。片方の姿は、冠をかぶり、ヴァギナをあらわにした女性が卵形の凶眼にまたがっている。もう片方の女性は、しゃがんで濃い色で塗られた陰部を見せ、緑色のドレスは腿の上のほうまでたくし上げられている。胸にはネックレスが下がり、凶眼のついた見事な冠をかぶっている。手に赤いシトラを持っている。シトラとはイシス神の儀式と関わりのある楽器である。卵形の中心に穴があるヴァギナと瞳がある凶眼の組み合わせは印象的で忘れがたい効果をあげ、学者のなかには、意味がねじれているとはいえ、この二つの形には関連があるのではないかと示唆する人もいる。だが、それはまた別の話だ。

この二つの彫刻と、コモとミラノで発見されたドレスをたくし上げる女性の彫刻には一〇〇〇年ほどの開きがある。以前はミラノ市の入り口にあった中世のトーザ門の上に掲げられていた（現在は美術館にある）女性の彫刻は一二世紀に作られたものである。この印象的な彫刻は長いドレスを着て立っている女性を表わしている（図1-5参照）。女性が右手に持った短剣は、恥毛の生えた性器の上にあてがわれている。女性は堂々と前をにらみ、左手でドレスをちょうどヴィーナスの丘（恥骨）のすぐ上まで持ち上げている。頭上のアーチには「ポルタ」、門、と彫りこまれている。この女性はもともと、町への重要な入り口の上に掲げられていたことから、邪悪な勢力から町を守る役目を持っていたと考えられている。そうでもなければ、あれほど堂々と、美しく、猛々しく、あの場所に立っているはずがないではないか。そして、この女性は自分では気づかないうちに、中世彫刻の最も不可解な謎への扉を開いている。シーラ＝ナ＝ギグにはどんな意味があるのか、という謎だ。

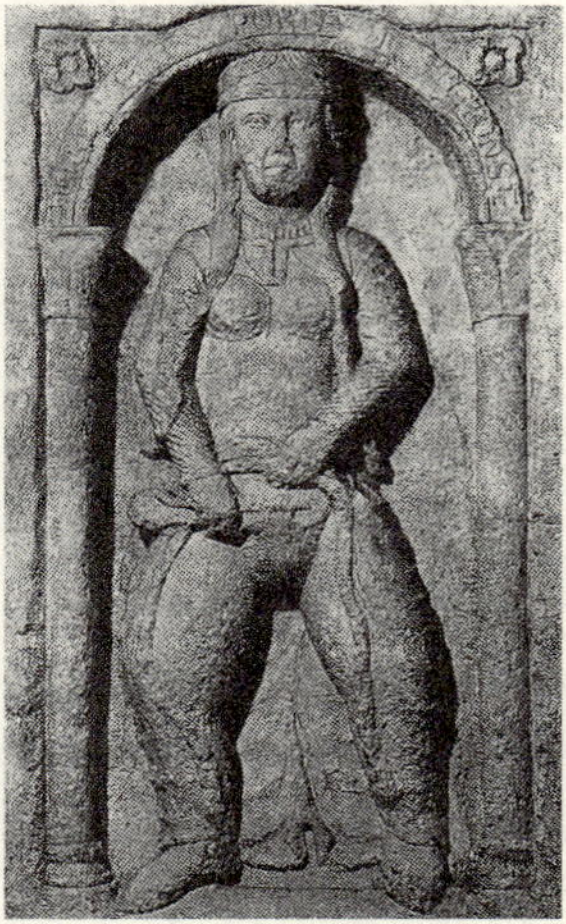
▼1-5　中世のトーザ門の上に掲げられた女性の彫刻。堂々とした姿で町を守っている。

シーラ＝ナ＝ギグ

中世のヨーロッパは、ヴァギナのディスプレイ彫刻の宝庫である。石に彫られた女性たちは、ある者は堂々と立って性器を見せ、ある者はしゃがんでいる。また、脚を開いて投げだしたり、くの字形に折り曲げて開いたりしている者もいる。多くはうしろから回した片手か両手を脚のあいだから出し、指をヴァギナに入れたり、よく見えるように陰唇を開いたりしている。あらわになって、極端に拡大され、陰唇の縁が浮彫にされた陰部を指差していることもあるし、指で触っていることもある。恥毛が彫りこまれているものもある。ある彫刻は高さが三〇センチそこそこなのに、大きな割れ目は全身の高さの五分の一にもなる。また別の彫刻には大きな乳房があり、極端に大きな性器は、脚のあいだの空間からはみでそうになっている。この枕のような外陰部——こうした彫刻のなかでも最大のもの——にははっきりとわかるクリトリスがあり、ヴァギナの開口部が備わっている（図1-6参照）。

立っている姿、しゃがんでいる姿、脚を開いている姿のほかに、アクロバット的な姿もある。女性たちが足を耳まで持ち上げているのだ。おそらく、アーモンド形や円形に口を開けたヴァギナをよく見せるためだろう。アクロバットにひねりを加えたのが、尾が二つある人魚だ。脚のかわりに、尾びれを耳にあて、性器を見せている。毛がないように見える女性もいるが、凝った髪形の女性もいるし、ベールをかぶったり、頭飾りをつけたりし

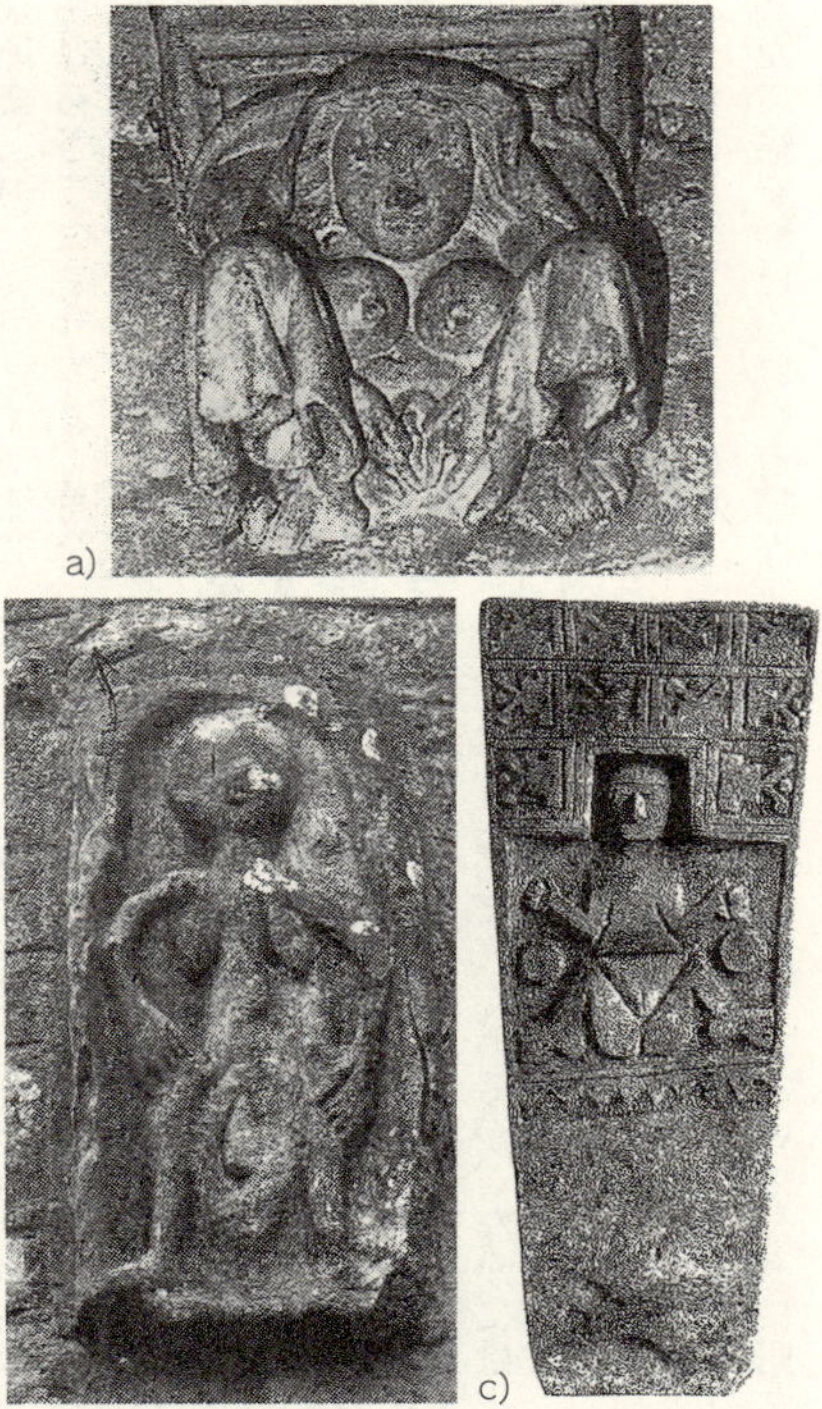

▼1-6　シーラ＝ナ＝ギグの女性たち：a) フランスのポワティエ市にあるサント＝ラドゴンド教会の胸を出したシーラ。陰唇を手で広げている。b) イギリスのウィルトシア州にあるオークシー教会のシーラ。最大の生殖器を持つ。c) 地球の反対側、エクアドルにある石碑に刻まれた、しゃがんでヴァギナを見せている女性。

ている女性もいる。もちろん、典型的なアナ・スロマイ行為——スカートをまくりあげて裸の性器を見せる——も見られる。それでも共通点はある。裸の性器が強調されていることだ。

こうした恥知らずとも思われかねない女性露出症者たちがシーラ＝ナ＝ギグである。この上ないあからさまなやり方で、丹念に彫刻された生殖器を見せびらかし、この女性たちはヨーロッパ中——イギリス、アイルランド、ウェールズ、西フランス、北スペイン、スコットランド——の中世の建物から町を見下ろしている。おもしろいのは、彼女たちがいるのは特定の種類の建物に限られているということである。崇拝と権力の場所、つまり、シーラ＝ナ＝ギグが作られた時代（一〇八〇～一二五〇年）には、キリスト教の教会と城だった。教会や大聖堂を装飾しているほとんどの女性像は、石の持ちだし——外壁から梁の先端のように突きだしている石のブロック——に刻まれているが、なかには平らな石の板に刻まれていたり、教会入り口のアーチの上に立っていたりするのもある。

教会にこれほど多くのヴァギナを表わした像が残っているのは驚きである。一七世紀のイングランドでは、隠したり、破壊したり、埋めたり、焼いたりするように命じられたものが多かった。傷をつけられ、有害な下半身は打ち砕かれ、あるいは丹念に彫られたヴァギナの裂け目が無造作にセメントで埋められたりした。イギリスで最も有名なシーラ＝ナ＝ギグの一つはヘレフォードシャーのキルペック村にあるセント・メアリー＆セント・デイヴィッド教会にある。このシーラは運良く二一世紀まで生き延びた。一九世紀に、キルペックの教区司祭が、明らかにこの村が気に入らなかったらしく、彼の繊細な感受性を傷つけるそうした彫刻を削り取ってしまうように命令した。だが、この有名なシーラは、なんとか破壊行為を免れたのである。

シーラ＝ナ＝ギグ（Sheela-na-Gig, Sheelagh-na-Gig, Sheelagh-na-Gig）という名前の由来は明らかではない。「城の女」という意味だとも言われる。アイルランド語では Síle na gCíoch と書かれ、最初の Síle は、ディニーンのアイリッシュ・イングリッシュ・ディクショナリーによれば、崇拝の対象となる石に刻まれた女性の姿のことで、生殖力を与えるためのものだという。もう一つ、名前の後半にかかわる説明があり、Síle in-a giob、「うずくまっているシーラ」という言葉からきているという。つまり、しゃがんでいるシーラである。「ギグ」はアイルランド語のジグ、つまりダンスからきているという研究もある。jig という言葉自体はフランス語の gigue からきていて、キリスト教以前の時代にあった興奮状態のダンスを指している。一七八五年の『俗語辞典（*Classical Dictionary of the Vulgar Tongue*）』には、goats gigg するというのは「背中が二つある獣を作る。つまり交配」を意味すると記述されている。さらに、語源学者は、一七世紀と一八世紀には、「ギグ」という単語は浮かれ騒ぎを意味していたが、その言葉は（よくあるように）変化して、一九世紀と二〇世紀には直腸を意味するようになり、「up your giggie（クソくらえ）」のように使われることになったと指摘している。おなじ文句の現代版は、「up your arse」である。

しかし、二〇世紀半ば頃にはギグが女性の生殖器を表わす言葉となった（シーラ＝ナ＝

ギグという言葉が使われはじめたのもこの頃)。この説明をとりいれれば、シーラ＝ナ＝ギグは「ヴァギナ・ウーマン」あるいはSíleを考慮すれば、「女性の多産を祈るヴァギナ」というような意味になる。ほかの、「城の魔女」とか、「みだらなジュリア」とか、「売春婦」というような別名も、こうした感覚を受け継いでいるようだ。ほかには、たとえば、「キャサリーン・オーウェン」や「シェイラ・オドウヤー」のような別名もあり、地元の伝説と特定の女性にちなんでいるものと思われる。また別の理論では、その言葉にはもっと古い起源があるという。現在のイラク南部に栄えたシュメール文明で、歴史家が、エレクにあった寺院の女性たちがnugigと呼ばれていたことを記録している。純粋な、汚れのない、という意味である。

シーラ＝ナ＝ギグが彫られた理由も明らかではないが、崇拝と権力にかかわる重要な場所だけに存在することがその重要性を示している。そもそもなんの意味もないのだとしたら、中世の村が金を使って教会にそんな像を彫りこませるわけがないし、金持ちの領主が自分の城に意味のない意匠を凝らすはずもない。シーラ＝ナ＝ギグのヴァギナはなにか重要なメッセージを伝えているにちがいない。だが、どんなメッセージなのか。答えはさまざまだ。その地理的な分布と、その地方のケルト的な信仰の強さから見て、この女性をケルト宗教の偉大な女神を表わしたものだと主張する歴史家がいる。また別の学者は、これは単に肉体の罪、イヴとすべての女性の罪を描いて教区民を怖がらせようとしただけだと考えている。一部の教会にはヴァギナを見せた雌ブタの像もあることから、学者のなかには、バウボとデーメーテールの神話との関係を示唆する人もいる。

スペインのアラゴン、ウンカスティーリョにある彫刻では、雌ブタが人間の性器を持っているように見える。ほかの、ユビア、ラ・コルナ、セルバトス、サンタンデールなどのブタは、単に性器を見せているだけだ。一方、アルエ、ヴィエンヌ、ヴィエル＝トゥルサン、ランドの教会を飾っているブタの性器は極端に大きい。しかし、シーラ＝ナ＝ギグに加えられたブタの絵柄が、生殖力増進の行為であるバウボのアナ・スロマイと、多産のシンボルであるブタの結びつきを反映しているのかどうかはまだ明らかになっていない。女性の像にときたま付け加えられている図柄は、謎を深めるだけのように思える。腕に抱えている円盤のようなものはパンのかたまりで、Ｔという文字は地球《テラ》を示していると解釈されてきた。短剣や鎌や円形の物体を握り締めていることや、ＥＬＵＩと彫られた文字などは、なにかそれ以上の意味がありそうだ。

魔を祓い、生殖力を与える

シーラ＝ナ＝ギグの意味に関してほかに二つの説があり、民族的な習わしと、像が置かれている場所がその説を裏づけるとされている。前世紀まで（一部の人には今日でも）、シーラは多産のシンボルとみなされていた――シーラを撫でたり触ったりすれば、触った女性の生殖力が強められる。こうした石の彫刻は、何世紀にもわたって撫でられてきたために陰部が磨り減っているものが多い。目で見るだけでも十分らしい。オックスフォードの聖ミカエル教会のシーラには、結婚する花嫁は式に向かう途中に必ずこれを見なくてはならないという伝承がある。しかし、彫刻を見たり触ったりするときに頭にある目的は生殖力の強化だけではないようだ。シーラは魔除けの働きもしているらしい。つまり、教会という聖域から、悪魔や悪霊を追い払っているのである。城にあるシーラの場合は、居住者を邪悪な意志から守ることになる。アイルランド、キルデア州にあるキャリック城のシーラは、地元の人たちによれば、城の「凶眼」であるという——望ましくない客や、悪運を退けるために設けられているのだ。

シーラの大半が置かれている場所からも、これが保護的な力を持つことがうかがわれる。教会ではふつう、かなめ石か隅石——入り口のアーチの最上部にある中央の石——に彫られている。魔除けには最適の場所である。これは、邪悪なものが町や住居に侵入しないように、入り口となるドアや門の上に守護像を置くという世界的な慣習にも適合している。リムリック郡のキャヒラリー城にあるシーラのように、城のシーラの多くは道路を守る壁に刻まれている。このシーラはとりわけ恐ろしい姿をしていて、中世の都市の防壁の一部として橋と町への侵入路を見下ろしている。

祝福の必要な場所にヴァギナを出した女性の像を配置するという考えは、世界中のあちこちで見られる。たとえば、まえにも述べたミラノの重要な門に置かれた一二世紀の女性の像もそうである。しかしこれはヨーロッパだけの伝統ではない。エクアドルのセロ・ハボンシーリョには、シーラ＝ナ＝ギグと同じようにしゃがみこんでヴァギナを見せた女性の石碑があり、重要な街道の四辻を守っている（図1-6-c）参照）。同じ図柄はインドネシアにもあり、これはドアに刻みこまれ、魔除けの役を果たしている。ヴァギナが守護してくれるという考えは、広範囲に広まっているようだ。そして、シーラ＝ナ＝ギグが示しているように、スカートをまくりあげるというのはその物語の一部にすぎない。スカートなどぜんぜんなくて、陰部が直接目に飛びこんでくる場合もある。歴史上の多くの文化において、その眺めは魔を祓い生殖力を与えるほどの力を持っていたようである。

ヴィーナス像の陰部

ここまで見てきたように、さまざまな文化のヴァギナにかかわる神話、芸術、儀式、偶像は、ヴァギナには守護し、生殖力を高める力があるという信念があったことを物語っている。しかし、こうした古い神話や伝承はこの信念の全体像を語ってはいない。スカートをまくりあげる神話が最初に語られるまえはどうだったのだろう。初期の文明が、この信念を人生の重要事とみなして、物語にして子孫に伝えようと考えたのはなぜなのだろう。こう考えてくると、ヴァギナの力への信仰の源と意味を考えるために次にとるべきステップがわかる。

次のステップは美の女神ヴィーナスである。西洋世界では、ヴィーナスは最も有名なローマ神話の神の一人である（ギリシャ神話ではアフロディーテ）。そして、一九世紀後半に石器時代の女性の裸像がたくさん出土したとき、ヴィーナスという名がつけられたのは、名が通っていることのほかに、ヴィーナスには愛と美の女神という性格があったからだ。いくつかは掌にのせて持ち歩けるほどの大きさである。もっと大きくて、岩の表面に彫りこまれているものもある。すべてが明らかに女性であり、豊かな胸と尻と腹を誇示し、ヴァギナの三角と割れ目で女性を強調している。ある小像の陰部などは非常にたくみに彫られていて、小陰唇が興奮したときのようにふくれている。ほかの像では垂直の溝がヴァギナの開口部を表わし、いくつかはもっとあからさまで、陰唇が開いているかのように、楕円形かアーモンド形の口が開いている。

これまで、東はシベリアのステップから西はフランスの洞窟、南はイタリアの長靴のあたりまでの非常に広い範囲から、二〇〇体以上の「ヴィーナス像」が発見されている。こうした先史時代の女性像は、時間的にも信じられないほど長い期間にわたって作られてきた。後期旧石器時代（紀元前三万〜前一万年）として知られる時代から、およそ二万年にわたっている。最も古いのは、「ガルゲンベルクの踊るヴィーナス（ダンサー）」である。一緑色の蛇紋石から彫りだされ、たくみに彫られたヴァギナの開口部を持つこの小像は、一九八八年にオーストリアのクレムス地方で発見され、紀元前三万一一九〇〇年から前二万九二〇〇〇年くらいのものである。しかし、いちばん多いのは紀元前二万七〇〇〇年から前二万年までのものだ。おもしろいのは、女性像が数百体も見つかっているのに、男性の像は一握りほどしかなく、女性像と男性像のあいだには時間的に大きな隔たりがあることだ。代表的な男性像は、紀元前五〇〇〇年前後に作られている。ほぼ二万二〇〇〇年のあいだ、男性は上部旧石器時代の芸術で重要視されていなかったのである。

女性を重視して男性を無視していたこの態度は研究者たちの困惑の種で、激しい論争がかわされてきた。こうした像の多くがヴァギナを中心としていたために、議論のほとんどは生殖器に集中した。おそらく最も有名なヴィーナス像は、オーストリアで一九〇八年に発見されたヴィレンドルフのヴィーナスだろう。制作年代は紀元前二万六〇〇〇年から前二万年にさかのぼる（後期旧石器時代のグラヴェット文化期）。石灰岩で作られたこの像は高さがたったの一一センチだが、細部は非常に豊かである。ある考古学者によれば、ヨーロッパの後期旧石器時代のなかで最も丹念にたくみに彫られた迫真的な陰部を持っているという（図1-7-a)参照）。たしかに、この像の陰唇とヴァギナの裂け目は明確に描写され、クリトリスの存在もわかる。

しかし、ヴィーナス像の最高誇張性器大賞は南フランス、ドルドーニュ地方のモンパジエで発見された褐鉄鉱の像にささげたい。紀元前二万三〇〇〇年から前二万一〇〇〇年のこの女性像は中心に縦線の入った見事な楕円形の性器を見せている。この女性は妊娠中だと言う人もいる。分娩前のように性器がふくれ、豊かな胸と丸い腹、大きなお尻がそれを示しているという。妊娠しているかどうかはともかく、この像の外陰部は印象的で象徴的、伝統的とさえ言える。実際、女性の外陰部をこのように描く方法は、信じられないほど広まっていて、形もほとんど変化していない。この二重楕円のスタイルは先史時代の美術に繰り返し登場し、あとで見るように、二万年後の陶器や円筒印章にさえ用いられている。

また別の石器時代のヴィーナスは、明確にヴァギナに注意を引こうとしている。ドルドーニュの洞窟内の硬い石灰岩に刻みこまれたこのヴィーナスは、高さが四六センチでほとんどのものより大きい。紀元前二万四〇〇〇年頃の作で、ローセルのヴィーナスと名づけられた。この曲線美の女性は、見る人の視線を左手でヴァギナに導いている（図1-7-b)参照)。右手には角のように見えるものを持っている。それは三日月を表わしているのかもしれないし、卵管の形を表わしているのかもしれない。この正体のわからない物体に刻まれた一三本の溝の意味も解読が待たれている。その線が月の周期を表わしているという説がある。年に一三回満月があるからだ。また、月の周期を反映する女性の月経周期を指しているという説もある。三番目の説は、排卵を知らせているというものだ。通常、月経周期の一三日目に排卵があるので、生殖力が最高潮に達する時期である。しかし、地球や女性の生殖力の周期を示しているかどうかは別にして、ローセルのヴィーナスはしっかりと生殖器を強調した多産の強力なシンボルだったようだ。同じ場所からほかに二つの女性の浮彫が見つかっていたことから、その場所が生殖力を祈る神殿だったと考える学者は多い。

最初に発見されたヴィーナス像、ヴィブレーのヴィーナスでは、後期旧石器時代の彫刻家がヴァギナと女性の生殖力を目立たせるために使った方法がさらにもう二つ示されてい

a)

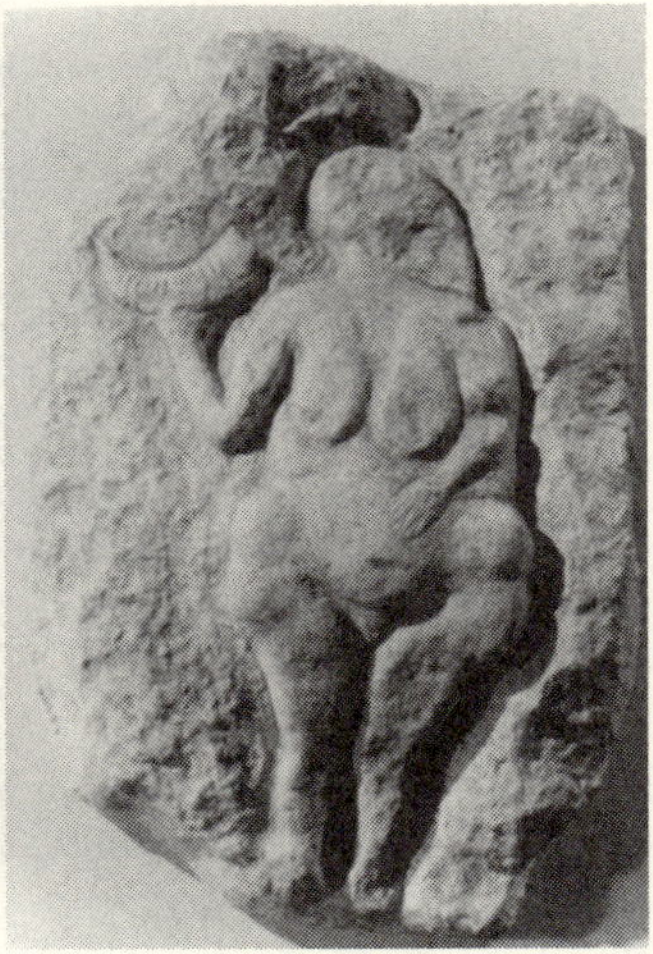
b)

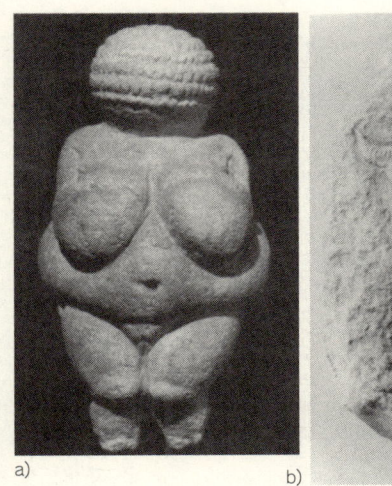

▼1-7　ヴィーナスの像：a) ヴィレンドルフのヴィーナス。丹念に彫られた外陰部がある。b) ローセルのヴィーナスは豊穣の角を持ち、見る人の視線をヴァギナに導いている。

る。まず、この象牙でできた女性像は、顔も腕も足もない。女性のセックスの中心が強調されている。そこからこのヴィーナスは恥知らずのヴィーナスという別名がつけられた。ローセルやヴィレンドルフのヴィーナスのように、これも発見されたときは赤土で彩色されていた。ヴィブレーのヴィーナスの場合、赤土は生殖器の周辺だけを装飾していたのである。旧石器時代の赤土の使用は、多くの場合、女性の月経周期を示していることが多い。とくにそれがはっきりしているのは、ロシアの南ウラル地方のイグナテヴァ洞窟で一九八〇年に発見された女性像である——両脚のあいだに二八個の赤い点がついていたのだ。赤土は先史時代の洞窟で石や岩の小さな割れ目や裂け目を染めているのがたくさん発見されている。そうした自然の石は、陰部を思わせるような形をしていて、赤土をすりこむことによって月経の血が流れているように見え、さらに強力にヴァギナのイメージを呼び起こしている。女性と、生命を生みだし血を流す性器の魅惑が、石の赤く染められた裂け目から生き生きと伝わってくる。

たくさんの女陰

旧石器時代の芸術家たちが女性の生殖器に感じている魅惑は、ヴィーナス像以外の方法でも表現されている。この時代に岩に彫りこまれた女性性器がたくさん発見されているのだ。時には彩色もほどこされた彫刻は、フランス、スペイン、ロシアをはじめ、旧石器時代のさまざまな遺跡で、洞窟の壁、骨、石、住居から発見されている。こうした彫刻のほとんどは、ヴィーナス像より古く、後期旧石器時代のオーリニャック期(紀元前三万~前二万七〇〇〇年頃)のものである。地理的な範囲も時代範囲も広いので、女陰の形やスタイルはさまざまに異なっている。一部は、顔や脚がついていたり、脚を開いた正面から描かれていたりして、真に迫っていて驚くほどである。

フランス、ラ・フェラシーの洞窟から出た三万年前の女性器の彫刻は、楕円の形がはっきりしている(図1-8-a)参照)。一方、スペインのティト・ブスティーリョとカステ

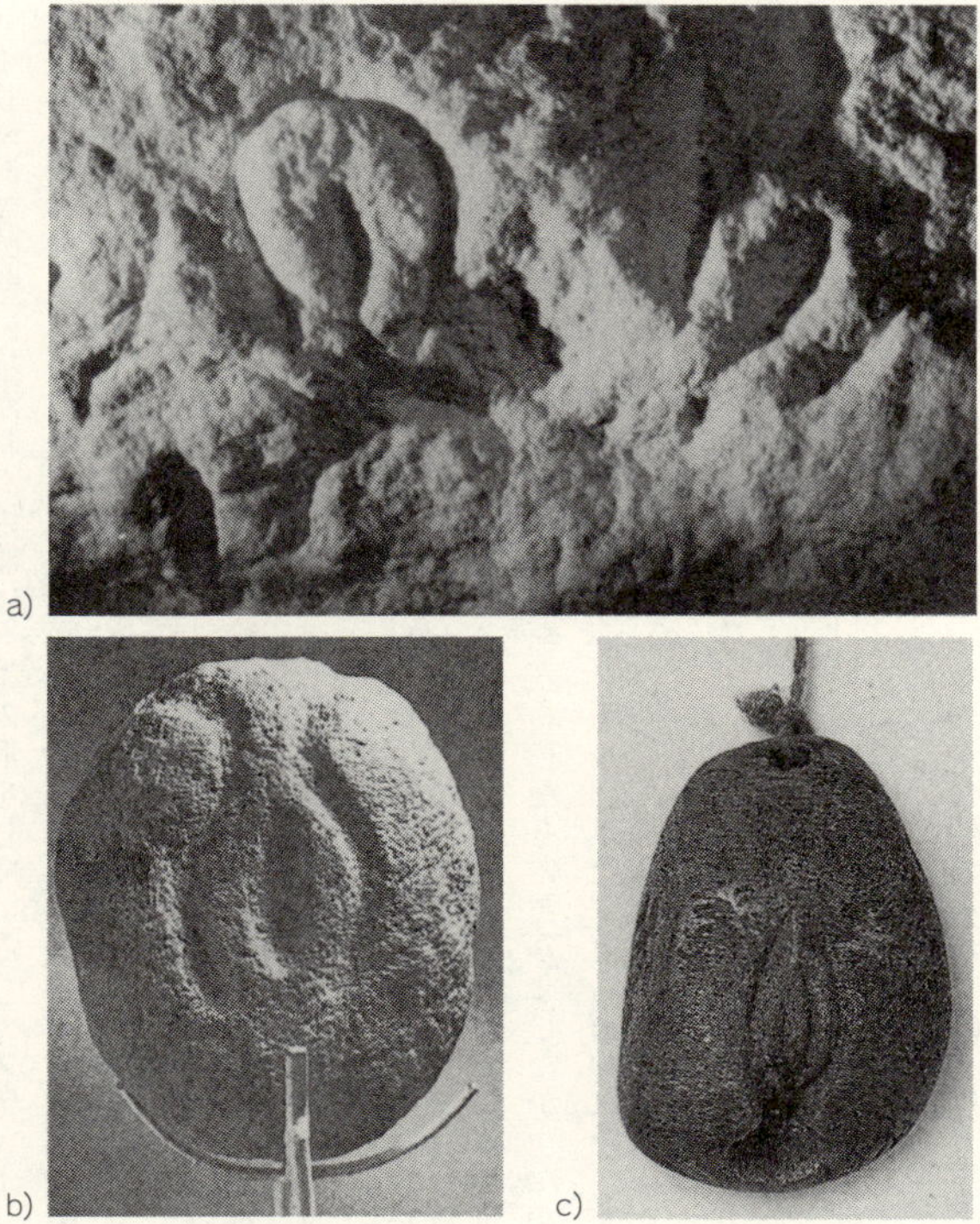

▼1-8　ヴァギナのデザインは変わらない。：a) フランス、ドルドーニュ地方のラ・フェラシー洞窟には３万年前の女性器の彫刻がある。b) ウクライナのレピンスキでは三角形の神殿にある女性器形の祭壇から、こうした砂岩の彫刻が54個発見された（紀元前6000年）。c) ザイール東部、キブに住むバシの人々に伝わるヴァギナを彫った骨のお守り。触られて磨り減っている。

イーリョ洞窟の壁に描かれた性器は、鐘の形をしている。カスティーリョの絵は、植物の絵と組み合わせられている。女性の恥骨のある三角地帯を、中心線のある三角形に描いたものもある。フランス南東部、アルデシュのショーヴェにある洞窟は、いちばん新しく見つかった旧石器時代の洞窟で、いちばん奥に下向きの黒い三角形をした性器の絵が描かれていた。これまで発見された性器の絵のなかでは最も古く、紀元前三万一〇〇〇年くらいのものと考えられている。驚くべきことに、二万三〇〇〇年くらい時を早送りしても、さらには現在も、芸術家たちはみな同じようなヴァギナを表現している（図1‐8参照）。

旧石器時代の芸術家たちがいくつかの異なった方法で性器を描いたために、考古学者たちは女性器探しをしているると言われるはめになった。学者たちはV形、U形、楕円形、三角形を見るたびに、すべて女性性器を表わしたものとみなしたがったからだ。塔や尖ったもの、直線などを見れば、男性器のシンボルとみなすとも言われた。女性器狩りというからかいはあったものの、旧石器時代の美術のなかには、見まがいようもなく女性性器を表わしたとわかるものが非常に多い。儀式に使用された痕跡やスタイルからわかるものもあれば、議論の余地がないほど実物に似ているためにわかるものもある。

ベデイラックの女陰は後者である。粘土の地面に彫刻されていて、非常に写実的で、正しい場所に鍾乳石のクリトリスが付け加えられている。また、本物のヴァギナであることの証拠となるような描き方もある。いくつかの絵のなかでは、ヴァギナが単独ではなく、他の女性的な形と組み合わせて描かれている。フランス、ラ・マグドレーヌ洞窟の入り口の両側は、このスタイルによって装飾されている。岩の表面に、自然の形を半分生かして彫られた女性の像は、約一メートルの長さがある。仰向けに横になった女性が片手の上に頭をのせている。しかし、視線を引き寄せるのは、深く彫り込まれた性の三角形だ。明確に描かれた女陰である。

旧石器時代の芸術のなかで、最も美しくまた印象的な例の一つが、フランスのヴィエンヌにあるアングル＝シュール＝ラングランの洞窟に彫られている。ここで、約一万七〇〇〇年から一万四〇〇〇年前に、旧石器時代の芸術家が岩の表面にある自然の曲線を細工して不朽の芸術を生みだした――三つの女陰である。しかし、性器から一歩下がって眺めると、ほかにも目に入るものがある。深く彫りこまれたヴァギナのまわりに、岩の表面に浅い線で描かれた三人の女性の姿が浮かび上がる。女神かもしれないこの三人の美女は、いくつかの理由でとりわけ興味深い。三人が組になっていること、線の調子が二種類あること、並外れて大きいことがその理由だ。胸から脚までの第一の像は一二〇センチある。女性形態のエッセンスが三倍にされた装飾壁は、創造の背後にある感情をよく伝えているように思える（http://www.archaeometry.org/id02.htm）。デザインは単純だが、強い印象を与え、焦点は女性の性器に結ばれている。

ここでは、ヴァギナは、聖なる、崇拝される不可侵の偶像となっている。すべての人間の命が生まれでる源泉。あらゆる新しい生命の源。世界の起源である。先史時代のこうしたヴァギナのイメージは、人類最初の象徴の使用であると言われている。これはまた、最も古いヴァギナ観でもある。ヴァギナは豊穣と、創造の力、未来への希望、病や死があっても常に新しい命が生まれてくる――女性から――という信念のシンボルとして描かれている。そこで、あらわにされたヴァギナの力への昔の信仰は、こうした古いイメージに基づいていると考えられるのである。

　ところで、神話が伝えようとしている基本的なメッセージとはどんなものだろう。先史時代のイメージが伝えようとしているものとよく似ているのではないかとわたしは思う。まずはじめに、「女性の性器はあらゆる新しい命の源である。それは世界の起源を象徴するものだ。わたしたちはみなそこから生まれてきた。それは人類共通の源泉なのだ」というメッセージがある。さらに、「自分が出てきた場所を忘れてはならない。それは重要なものだ。女性のヴァギナを罵ったり汚したり傷つけたりすることは、生命そのものに歯向かうことだ。いい結果にはならない――大地とその恵みを破壊するだけだ」と付け加えている。両方を合わせたものが、スカートをまくり、ヴァギナを見せる神話が伝えようとしているメッセージである。教訓と言ってもいいかもしれない。のちに見るように、偶然にも、この重要なテーマは科学的なレベルでも存在する。

ヴァギナ崇拝

先史時代の女性生殖器の表現が、豊穣のシンボルとしてのヴァギナへの信仰を反映していると聞いて、納得のいかない気持ちになる人は多いかもしれない。しかし、この理論を支持する人はしだいに増えている。学界の傾向は、こうした芸術を作りだした旧石器時代の人たちが何よりも重要視していたのは生殖力だったと考える方向に向かっているからだ。現在では、古代エジプトと同じようにほかの多くの古代社会でも、生殖力が信仰の焦点だったことが認められている。そして、多くの学者が、先史時代の人々もそうした多産さ――土地であれ人間であれ――をいちばん重要だと考えていたはずだと主張している。実際、そうではなかったという説得力のある論拠を見つけることは難しい。生殖力は、もっと正確にいえば生殖力を、強めたり、なくしたり、偏らせたりと、コントロールしようとすることは、あらゆる人間社会において重要な関心事だったし、それは今でも同じである。だから、何よりも生殖力が貴重とされていた世界では、すべての新しい命が生まれてくる源――ヴァギナ――が生命の継続を確保するために重要だとみなされ、生殖力を願う儀式で大きな役割を果たすと期待されるのは当然のことだっただろう。

先史時代の芸術のなかで男性とペニスがかなり遅くまで目立った形で登場しないのは、当時は男性と子孫の誕生を結びつける明確な証拠がなかったからだ。男性は妊娠も出産もしないが、生殖には欠かせない要素だという知識が普及している今日でさえ、この知識は自然に得られるものではない。人類はこの知識を持って生まれてきたわけではないから、女性が一人の力で新しい生命を生みだしていると信じられていた時代があったのも当然だ。その世界観のなかでは、女性の生殖器は特別な意味を持つ。ヴァギナと女性が崇拝されるのは自然なことである。そういうわけで、先史時代のヴァギナの像は豊穣のシンボルだろうと受け入れられるようになった。

人がどうして妊娠するかについての昔の理論を見ると、セックスが生殖に果たす役割についての知識が時とともに変化してきたことがよくわかる。ギリシャの詩人ホメロス（紀元前八〇〇年頃）は、雌ウマが風によって運ばれた種によって妊娠したと書いて、オスがまだ妊娠の主役となっていないことを明らかにしている。のちの西洋の理論では、空気には微小な「アニマクラエ」なるものがたくさんあって、それが空気か水を通って女性のなかに入りこむために妊娠するのだとされた。実際、風や雨などの自然の要素によって女性が妊娠するという説は一般的で、今日でも宗教的伝統のなかに名残がある。処女マリアの懐胎についてのキリスト教会の見解は、エーテルのような聖霊が訪れたためだということになっている。一方、トロブリアンド諸島の伝説では、英雄ツダヴァの母親ボルツクワ（Bolutukwa）は、処女のヴァギナに水滴が落ちて妊娠したとされている。彼女の名前はこれを反映していて、ボ（Bo）は女性、リツクワ（litukwa）は水滴という意味である。

女性が一人の力で世界に生命を生みだしていると考えられていたことを示す神話は各地にある。生命創造の神話で最も古いのはシュメール文明のものである。シュメールの神々の名前が並んだ粘土板に「海」を表わす象形文字で書かれた女神ナンムは「天と地を産んだ母」とされている。そして、この偉大な母神によって粘土から人間が作りだされたという神話が残されている。別の場所でも、初期のエジプト神話は、「はじめに、最も古いイシスがいた。すべては女神イシスから生まれでた」とされている。ペラスギ人の創造神話では、すべてのものの母エウリュノメが混沌から裸で生まれでて、その踊りから創造が始まったとされる。黒い翼を持つ夜の女神オルピクスは、風に誘惑されて銀色の卵を産み、その卵からエロスが孵った。東アフリカでは、天から落ちてきて最初の子どもを産んだのは、エカオという名の処女だった。

コロンビアの先住民族カガバ人は、女性をすべての源であると信じていて、その信仰は次の歌に表わされている。

歌の母、すべての種の母が、最初にわたしたちを産んだ。彼女はすべての人種、すべての部族の母だ。彼女は雷の母、川の母、木とあらゆるものの母。歌と踊りの母。兄である石の母。穀物とあらゆるものの母。弟であるフランス人と外国人の母。道具のダンスと、すべての寺院の母で、我らが持つたった一人の母だ。彼女は動物たちの母、たった一人の母、そして天の川の母だ。

しかし、先史時代には生殖における男性の役割が明確ではなかったことを認めるとしても、また、ヴァギナが豊穣のシンボルとされていたという意見が増えてきてはいても、このヴァギナ美術の正確な意味については、確実な答えを出せそうにはない。ヴァギナの彫刻は時間的にも地理的にも広い範囲に広がっているので、その意味はさまざまに異なっている可能性がある。三万年もたったあとでは、推測することしかできない。そして、推測というものは、事実に基づくと同時にわたしたち自身の文化によって色づけられてもいるのだ。

たとえば、二〇世紀半ばの男性的思考によって唱えられた、ヴァギナ美術やヴィーナス像は先史時代のポルノグラフィーだったという説は、その時代の産物である（あらわにされたヴァギナを力強いと見るよりポルノ的とみなす文化から生まれた）と同時に、旧石器時代の女性は、男性が狩りに行っているあいだ家にとどまっていたという間違った考えの結果でもある。現在では狩猟採集社会は非常に平等な構造を持っていたことがわかっている。そして、石器時代の生活では、女性の立場はもっと強かっただろうと考えられるようになってきている。その結果、先史時代のヴァギナ美術をポルノグラフィーと見る見方はほぼ姿を消した。ポルノグラフィー以外の目的があったのではないかと思いつくことのできる柔軟な学者がいたことが、この理論の否定に力を貸した。

石に刻まれた女性器

女性の性器が豊穣のシンボルだったという見解が時の試練に耐えるかどうかはまだわからない。どんな見解も同じことだが、これも、事実と空想から生まれたもので、ほかの説と同じくらいに主観的である。しかし、ポルノグラフィー説と比べると、ヴァギナが描かれたのは生殖力を強めるためだという説は、石器時代の男女の役割や石器時代人が重視していたことについての理解が進むにつれて、より確実な足場を築いている。この論点を裏づける証拠はほかにもある。女陰を生殖力と結びつける石の彫刻は先史時代に限られていない。ほかの、もっと新しい社会も、性器のそうした力を信仰していたようだ。

ボリビアでは、コルディエラ・オリエンタル山脈のある峠が南アメリカ先住民のチマネ人の聖地となっている。この人里離れた土地には、石に刻まれた女性性器と生殖力を結びつける証拠が残っている。一九五〇年代に、この場所から女陰が深く刻まれた石が多数発見された。最大のものは三七×四〇センチで、彫刻の深さは一〇センチある。チマネの聖地とされてきたこの場所には岩塩もあり、儀式や祭りが行なわれる土地でもあった。チマネにとって、塩は生殖力と出産に関わりがある。ボリビアの女陰石はそれほど古くはないが、形にせよ技術にせよ、ヨーロッパで発見された旧石器時代の女陰彫刻に驚くほどよく似ている。

メキシコで発見された女陰彫刻も、女性（植物であれ人間であれ）の性器と生殖力との結びつきを示している。バハ・カリフォルニアの岩に刻まれているのは、楕円形の女陰にとりかこまれた植物である。この彫刻と人間の多産を祈る儀式、そして「母なる自然」の概念とを結びつける民俗学的な証拠がある。そこから少し北に行ったカリフォルニアでは、先住民族の人々が自然に女陰の形になった石を崇拝していた。サンディエゴ郡では、ハムルで女陰の形をした五つの自然石が発見され、ケインブレイク・クリークからも複数の石が見つかっている。いくつかの陰唇に色が塗られて月経を表わしているところは、先史時代の彫刻と同じである。考古学と民俗学の証拠から、カリフォルニアの石は先住民族クメヤイ人と近縁の北ディエゲノ人の崇拝の対象だったことがわかっている。こうした先住民族は、大地の母のシンボルである女陰形の石の近くに村を作っていた。三万年前のヨーロッパにあった女陰石の正確な機能は時がたって失われてしまったが、クメヤイの呪医からは一九〇〇年に使用法についての証言が得られた。子どものできない若い女性が女陰石を訪ねて多産を祈る儀式をするのだという。

女陰の形をした石は世界のほかの場所でも崇拝されている。日本では、たとえば九州で行なわれているように（*John Stevens, The Cosmic Embrace: An illustrated guide to sacred sex* より）、親は子どもたちにそうした石のそばで遊ぶように勧める。石がそのまわり一帯に幸運と健康をもたらすと信じられているからだ。タイのサムイ島では、崖にある二つの女陰の形をした岩が、今でも祈りと巡礼の場所になっていて、地元の人たちが朝早く花をささげている。最も有名な岩はヒンヤーイ、祖母の石という名である。日本、アメリカ、メキシコ、ボリビア、先史時代のヨーロッパ、石に刻まれたすべての女陰は、女性の性器が生殖力を祈るための最初の偶像だったことを示す重要な証拠だとわたしは思う。

人を守り、物事に影響を及ぼすヴァギナの力の背後にあるのはおそらくこうした古くからの考えなのだろう。ヴァギナの形——典型的なのは二重の楕円、裂け目やクリトリスの突起がついたり、恥骨の三角形が浮彫にされたものもある——が刻まれたお守りは、保護や持ち主の多産を願って世界中で使われている。象牙や骨や銀でできたお守りは、エチオピア、オランダ、ザイール（図1-8-c)参照）などで今日でも作られている。ヴァギナのお守りや魔除けは、ペンダントとして身につけられることもある。さらに、ハワイの神話では、保護する魔力を持つのは、踊りの女神カポの「歩きまわるヴァギナ」である。カポのヴァギナは体から離れて、妹である火山の神ペレを襲おうとするブタの神カマプアの邪魔をしに行く。この行為から、カポにはカポ・コヘ・レレというあだ名がついた。「歩きまわるヴァギナのカポ」という意味だ。独立型のヴァギナである。

神々しいヴァギナ

魔を祓い生殖力を強めもする豊穣のシンボル、ヴァギナには第三の側面がある。これは最も異論の多い見解かもしれない――多くの人が神聖とみなす宗教の領域に踏みこんで、ヴァギナを神のように考えるものである。ヴァギナに神格があるとか、祈りをささげるとか、途方もないことだと思う人は多いだろうし、神への冒瀆だと考える人もいるだろう。しかし、世界の起源、生命の源としての女性生殖器への信仰は、古代と現代のさまざまな宗教や信念体系において表現されている。こうした見解が存在するのは当然なのかもしれない。いずれにせよ、女性生殖器は神のような性質を持っているからだ。創造の力を持ち、新しい生命がこの世に現われるときの、目に見える入り口である。だとしたら、ヴァギナを生命力の化身と考えてもおかしくはない。

ヴァギナへの信仰は、インド生まれのヒンドゥ教、仏教、タントラ教をはじめ、中国生まれの宗教（道教）など、東半球に起源のあるさまざまな信念体系に深く痕跡を残している。実際、ヒンドゥの三大宗派の一つ、シャクティ派では、宇宙の創造力は女性の生殖器に体現されているという信念が中心となっている。この宗教では、主神である女神シャクティ（サクティ）が宇宙のエネルギーと創造力を表わしている。しかし、シャクティは同時に女性の性器を象徴していて、すべての神とすべての生き物の力の源であるとみなされている。タントラの信念体系に目を転じても、似たようなことが言われている。タントラの聖典によると、「自然の力、宇宙のエネルギーはペニスを飲みこむ女性の器官、ヨニ（ヴァギナ）によって象徴される。ヨニは生みだすエネルギー、この世に現われるすべてのものの子宮を表わす」という。そして、仏教の経典には、「仏性は女性の器官に宿っている」と明確に記述されている（ある美しい日本の焼き物には、仏陀が自分の二倍も大きなヴァギナの前で瞑想している姿が描かれている）。

道教の思想では、女性の生殖器が宇宙のすべての生命の源であるという考えが、老子の『道徳経』にある次の言葉に表現されている。

谷神はけっして死なない。

これを大いなる女性という。

大いなる女性の戸口は
天と地が生まれいずるもと。
常に我らとともにある。
望むときに汲み上げよ、
けっして乾くことはない。

ヴァギナが宇宙の源であるという見方は、言葉にも表われている。女性生殖器を指すサンスクリット語はヨニ（yoni）だが、その言葉は「子宮」、「起源」、「源泉」という意味も含んでいる。英語の辞書をのぞいてみよう。そのなかでさえ、ヨニの意味が複数あることがわかるはずだ。最初の意味には「女性の生殖器。性的快楽の神聖なシンボル、生殖の母胎、シャクティの具体化したものとみなされている」とある。しかし、第二の意味では、この言葉が「崇拝の対象としての女性生殖器の像」を指すとされている。四世紀前後にマツラナーガ・ヴァーツヤーヤナによって編纂された『カーマ・スートラ』のようなインドの有名な性の教典は、ヨニを「聖なる部分、快楽の場所、崇拝に値する神秘的な地帯、宇宙の神秘の象徴」であると語っている。一方、ヒンドゥの古い経典には、「この愛の祭壇」を礼拝すれば願望が聞き届けられるという助言があった。

この敬虔で宗教的なヴァギナ観からは、もちろんさまざまな神話や儀式が生まれた。インドではアッサム州ゴウハチの近くにあるカマクヤ・ピタ寺院と洞窟群に毎日巡礼が訪れ、世界の中心である場所に敬意を表している。世界の中心とは、洞窟のなかにあるヨニの形をした自然の割れ目のある岩、ヨニマンダラで、年に一度「経血を流し」、赤い色の水が流れでる。そのほかの時期には、ヨニは地下水によって常に湿っている。ヒンドゥの神話によれば、ヨニマンダラは女神シャクティのバラバラになった死体が地面に落ちたとき、ヨニが落ちた場所だという。そこで、シャクティのヨニを祀るために寺院が建てられた。

年に一度の「月経」は、礼拝の重要さを自然が確証している証と解釈され、また、大地が女神である証拠だと考えられてきた。しかし、聖なる石が血を流すのは、モンスーン・シーズンで地下水が溢れでてくるもので、赤い色は酸化鉄のせいだとわかっている。インドには、ヨニを暗示する自然の岩と洞窟が礼拝されている場所がほかにもある。女性生殖器が女神の聖なるシンボルと見られているからだ。ヒンドゥの重要な二女神ドゥルガーとカーリーはヴァギナの持つ誕生と死、創造と破壊の力の化身としてあがめられている。インド版の天国――ジャンブーの島――でさえ、ヴァギナの形をしている。

インドでは今日でもヴァギナ崇拝が一般の意識の一部となっていて、ヴァギナをディスプレイする行為を描いた像（ヨーロッパ中世のシーラ＝ナ＝ギグと同じようなもの）も聖なるものとみなされている。インドの多くの寺を飾る、しゃがんでヨニを見せた小像は女神とみなされていて、そのヴァギナは参詣人の指に触られつづけて光っていることが多い。信者たちが女神の祝福を得ようとして触るからだ。インドでは、ライジャ・ガウリ、「恥知らずの女神」がヨニの女王である。しかし、おもしろいことに、この場合の恥知らずというのは、「この上なくつつましい」という意味である。この女神には罪悪感や抑制がなく、ヴァギナは恥の意識なしに堂々とディスプレイされている。これは西洋とまったく対照的である。西洋では、シーラ＝ナ＝ギグへの一般的な反応は、わいせつというレッテルを貼ることだったのだ。ものの見方がまったく異なっている。

創造的な三角形

女性の生殖器を表わすシンボルは、いくつもの文化で共通している。これは恥毛が形作る下向きの三角形で、身体のなかが見えるとしたら、内部の子宮の構造を反映してもいる。先史時代や他の時代の芸術家が示してきたように、この三角形は常に女性の生殖器と結びつけられてきた。実際、新石器時代以降の世界各地の女神像にはこの性の三角形がついている（図1‐9参照）。エジプト、ケオプスのピラミッドでは、下向きの三角形で王妃の間の入り口が示されているし、初期の楔形文字で女性を表わすのは下向きの三角形に中心線の入った形である。ロマの社会でも、女性を表わす古い象形文字は三角形だった。ギリシャ文字の四番目のアルファベット、デルタは、ギリシャ語で子宮を意味するデルフュス（delphys）の語源となっていて、女性の恥毛が形作る三角形を示すのにも使われる。大文字のデルタは三角形で、ギリシャ語の辞典『スーダ（*Suda*）』（一〇〇〇年頃）によれば、女陰を表わす文字だという。川の三角洲《デルタ》はもちろん河口にあり、上空から見れば下向きの

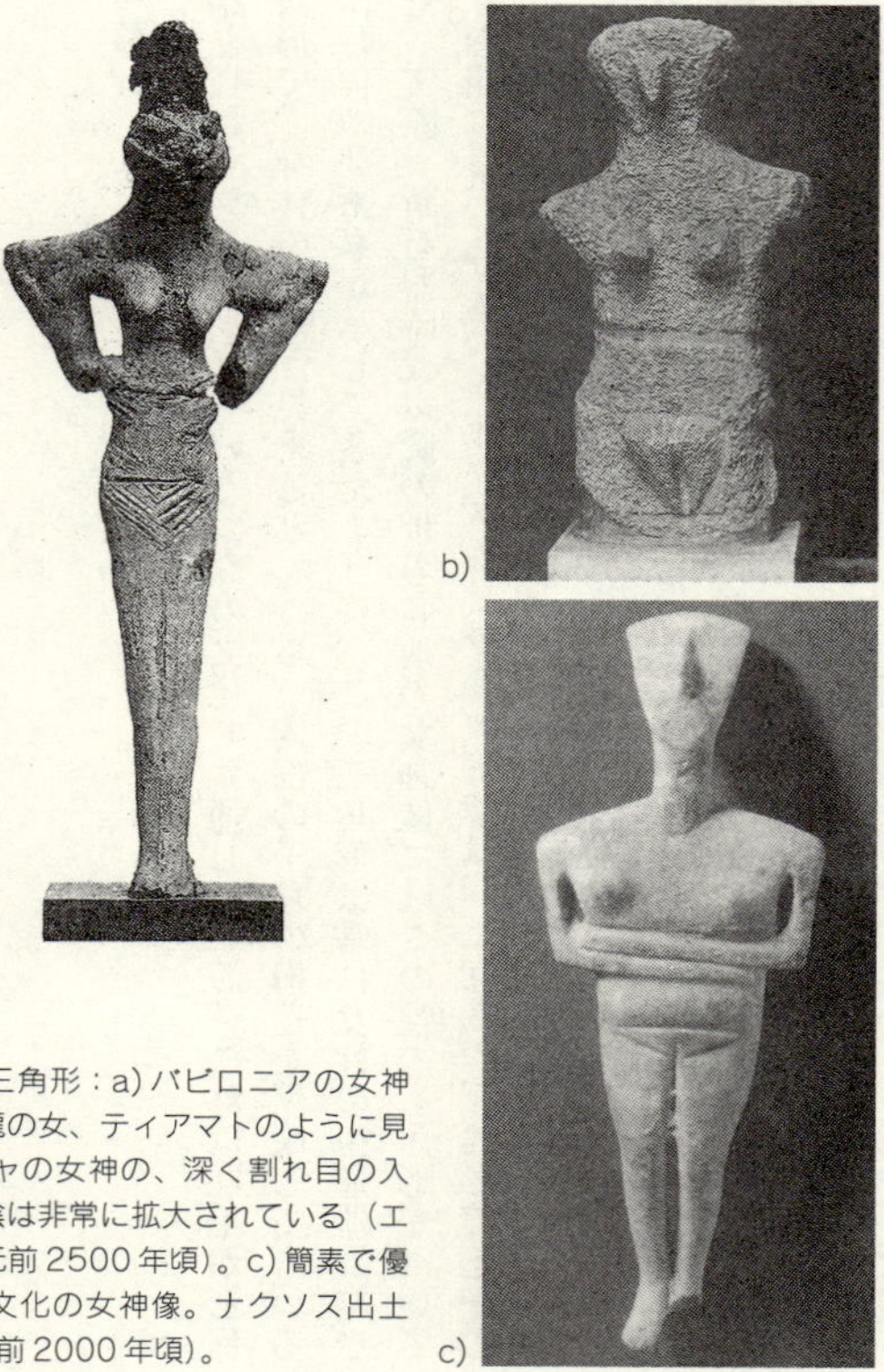

▼1-9　聖なる三角形：a) バビロニアの女神のテラコッタは龍の女、ティアマトのように見える。b) ギリシャの女神の、深く割れ目の入った三角形の女陰は非常に拡大されている（エーゲ海諸島、紀元前2500年頃）。c) 簡素で優美なキクラデス文化の女神像。ナクソス出土（紀元前3000～前2000年頃）。

三角形を形作っている。イラクにあるティグリスとユーフラテスのデルタは、エデンの園があった場所だと言われている。

　しかし、多くの人にとって、三角形のヴァギナのデザインはもっと大きな意味を持っている。ギリシャで三角形といえばピタゴラスとピタゴラス学派の人々を思い起こすが、彼らは世界を数学的な関係の表われと考え、三角形を聖なるものとみなしていた。三角形を崇拝したのは、単にその形が完璧だからというだけではなく、三角形は世界の豊穣と創造力と本質的なエネルギーの象徴であり、すべての生き物の源だと考えていたからだ。この考え方は現代の論理記号に痕跡を残していて、Vのシンボルは宇宙全体を意味する。なんらかの形で存在するすべてのものを指しているのである。今日、インドでは、下向きの三角形が赤で描かれていれば、女性と創造の究極のシンボル、真言《マントラ》が目に見える形になったものであるヤントラ（瞑想のときに目の前に貼っておく幾何学図形）を意味する。そのため、ヒンドゥ寺院の祭壇には赤い三角形が描かれていることが多い。そして、インドの家族計画キャンペーンは、赤い下向きの三角形を二つならべて、子どもの数を二人までにしようとカップルに呼びかけている。

　タントラ教徒にとって下向きの三角形は、女性、シャクティ、女性のエネルギー、創造的な女性の力を象徴する。それはまた最高位の女神を象徴し、生命の第一のシンボルである。そして、空間を切りとるのに最低限必要な直線の数は三であることから、三角形は「創造に先立って存在していた大きな混沌から最初に生まれでた象徴的な形」とみなされる。タントラ仏教では、この形はトリコナ（三角、あるいはヨニ）と呼ばれ、「ダルマ

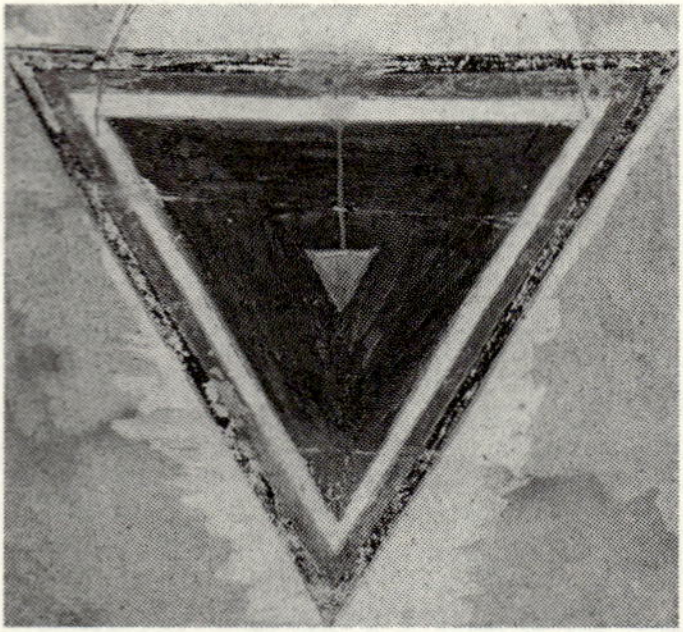

▼1-10　ヤントラになったヨニ。最高神のシンボル、正三角形（ラジャスタン、17世紀）。

（ヒンドゥの宇宙の基本原理）の源」、あるいは「生まれでるものすべての門」であるとされている。ヤントラの多くは連結した、あるいは重なり合った三角形である。わたしが見た最も美しいヤントラは、最高神を表わしたものだ（図1‐10参照）。

もっと古い文明でも、三角形とヴァギナには神聖な意味があった。巨石建造物にもこの形がよく見られる。たとえば、フランス、カルナック近くにある新石器時代のクリュキュノの遺跡には、非常に厳密な建築によって、三角形／ヴァギナの形が組みこまれている。驚くべきことに、秋分の日前後になると、太陽の光によって中央の石に見事な下向きの三角形が描きだされるのだ。巨石の墓も、入り口のところか、塚の中央に巨大な三角形の石があるものが多く、その石には女陰が刻みこまれていることが多い。昔の墓地や洞窟からは、石や粘土や骨でできた三角形のお守りが発見されている。また、三角形の女陰が美しく刻まれた女神の像も安置されていた。女性器のシンボルにとりかこまれたなかに死者を葬ろうという考えにはどのような理由があったのだろう。ヴァギナは創造力の偶像であると同時に、再生と復活の偶像でもあったのだろうか。死者が再生するチャンスを後押ししようとする試みだったのか。

復活させるヴァギナ

復活が教義の中心となっている宗教は多い。そして、再生思想の多くが、女性の生殖器と密接な関わりを持っているようだ。ヴァギナが、肉体的にも精神的にも、一つの世界から次の世界への通り道とみなされているのである。この考え方にはいくばくかの論理がある。この世界にはヴァギナを通ってきたのだから、そこから再生する努力をしてみてもいいのではないか。ポリネシアの英雄マウイの神話にはこのような論理がありありと見られる。マウイは、地上で最初の女性ヒネ・ヌイ・テ・ポのヴァギナに入り込み、子宮に戻って不死を勝ちとろうとする。タントラの信者も、すべての人間はヴァギナを通って生まれてくるのだから、ヴァギナは生命への門としてたたえられるべきだと主張する。実際、タントラの儀式の一部はヨニプジャ（ヨニの礼拝）といって、生命の門としてのヨニの重要性を黙想することになっている。タントラ信者は、ヴァギナを過去と未来両方への入り口だと考えている。

新石器時代の埋葬地の多くで、内部が子宮やヴァギナのようにデザインされ、女陰に似た入り口があるのは、誕生と同時に再生するときも女性の子宮から出てくると考えたのかもしれない。墓は地上部分が膨れ上がり、まるで妊娠した子宮のようになっている。また、墓（tomb）という言葉はラテン語のtumulusからきている。膨れていること、あるいは妊娠という意味である。ドルメン石碑はふつう二つの垂直に立てられた石の上に大きな石の板がのっていて、一般に女性の生殖器、生殖能力、再生と結びつけられている。アイルランドでは、結婚の契約はこうした新石器時代の「興奮させる石」の下でとりかわされ、妊娠した女性は安産を祈って二本の柱のあいだを通るように衣服を投げる。インドの巡礼は神の再生を模倣して、ドルメンのヴァギナのような開口部を這って通り抜ける。一方、メラネシアのマレクラ島では、ドルメンは「そこから出てきたところ、あるいは、生まれるところ」という意味の言葉で呼ばれている。

日本の神道では、ある神聖な構造物がこの世とあの世の通り道である女性の生殖器を象徴している。それは神社独特の鳥居というアーチである。太陽神の神社や穀物神の神社の鳥居は森のなかに立っているが、海のなかに立っているものもある。お盆に行なわれる儀式の一つに、食べ物と死者へのメッセージをのせた小船を鳥居を通して流すというものがある。中国の神話も同じように、海の女神の「玉門」の重要性を強調している。すべてはその門を通って生まれ、死んでいく。

ヴァギナと再生の結びつきと言えば、ほかのところにも影響が残されている。貝、とりわけコヤス貝は日本ではヴァギナのシンボルとされている。日本では、ヴァギナを貝と呼ぶことがあるそうだが、おもしろいのは、その貝が誕生と再生の思想にも関連していることだ。日本のある地方の慣習では、出産のときにコヤス貝を手に持っているといいという。

だからこの貝の名前は〝子安貝〟、「楽に子どもを産む貝」なのだ。もう一つの古い言い伝えは、貝を粉にしたものを体に塗ると、再生することができるというものだ。日本ではいまだに、貝は愛情のお守りになっていて、持ち主を保護してくれると信じられている。そしてまた、再生の思想にとりつかれていた古代エジプトの文化では、コヤス貝が石棺を装飾している。なぜだろう。やはりヴァギナのシンボルとして再生の思想と関係があるからだろうか。石器時代の埋葬地にコヤス貝が見つかることが多いのも、その理由なのだろうか。

ところで、貝とヴァギナが結びつけられているのはなぜだろう。貝の、複雑で包み込むような曲線が女性の生殖器に驚くほどよく似ているからだと言う人がいる。日本の縄文時代の小像を見ると、女陰として巨大なコヤス貝が彫られている。この連想はかなり明らかである。古代ギリシャでは、女性の生殖器を指すのに一般的な言葉 kteis と同時にザル貝を意味する kogchey という言葉も使われていた。実際、kogchey は一五世紀頃まで女陰を指す言葉として広く使われていて、ボッティチェリの有名なヴィーナスの誕生――愛の女神が帆立貝の上に立って海から出てくるところを描いた――は、ここから思いついたのだとも言われている。英語の単語 shell（貝）は、ドイツ語の scalp を経由して、ノルド語の skalpr までたどれる。その意味は sheath（鞘）（ラテン語ではヴァギナのこと）である。

プリニウスによれば、コヤス貝のラテン名は concha venerea（ヴィーナスの貝）、あるいは porcellana である。一番目の porcine（ブタのような）に似た名前はその外見からきている——ブタの背中のようにカーブしているからだとも、雌ブタの生殖器に似ているからだとも言われる。ブタと貝と女陰との結びつきは、porcelain（磁器）という言葉の語源にもなっている。繊細で透き通るような磁器の肌が貝に似ているからだと言う人もいるし、陰唇のようだからと言う人もいる。一六世紀の性の教典『アナンガ・ランガ（*Ananga Ranga*）』が、あるヴァギナの形を「巻貝の女」と言い表わしているのはそういった理由からだろう。そして、巻貝のスープはいまだに多くの国で催淫作用があるとみなされている。

神聖から神聖冒瀆へ

しかし、ヴァギナ崇拝に話を戻すと、インド、中国、日本などに生まれた東洋の信念体系には、ヴァギナ神学とも言うべき側面がある。ほかにもそのような場所があるだろうか。驚くべきことに、また異論も多いのだが、イスラム教にはヴァギナを崇拝している場所がある。その場所とは、カーバそのものである。カーバはメッカにある立方体の建物で、イスラム教徒にとっては最も神聖な神殿であり、すべてのイスラム教徒がその場所に向かって礼拝する。その建物に納められている黒い石（隕石と信じられている）はイスラムの心臓であり、この上なく神聖なものだ。しかし、九世紀のアラブの哲学者、アルキンディによれば、アラーが現われるまえにカーバに祀られていたのは、古代の月の女神アルラットだという。アルラットは三つの姿で祀られていた。「処女」を三日月で表わし、「母」を満月で表わし、「賢い老女」を欠けていく月で表わす。そして、銀色の線でヴァギナの形に縁取られた黒い石は、アルラットのヨニなのだという（アルラットは、文法的に見ると、アラーの女性形である）。余談になるが、黒い石の形で崇拝される古代の神はアルラットだけではない。ギリシャの女神アルテミスも、フリギアの女神キュベレー（そのまえにはクババと呼ばれていた）もこの形で祀られていた。「万物の創造者」キュベレーは、隕石として空から落ちてきたと言われていた。

西洋でのヴァギナ崇拝はどうだっただろう。女陰のシンボルはどこかに残っているだろうか。ざっと見たところでは、どこにもないように思える。西洋の主要な宗教、キリスト教はセックスに否定的で性差別的だということで知られている。何世紀にもわたって、キリスト教会の男たちはセックスは快楽のためではなく、生殖のためのものだという考えを押し立ててきた。快楽のための性交は自然の法に反し、したがって罪深いものだと主張していた。その結果、セックスに関して非常に制限の多い法律が作られていた。一二世紀と一三世紀のイギリスでは、日曜と水曜と金曜にセックスするのは違法だとされ、復活祭とクリスマスまえの四〇日間もセックスしてはならないと定められた。

キリスト教の神が男性の頭に植えつけたのは、セックスは罪深いものだという考えだけだった。だからキリスト教社会では、女性がつねに二級市民として扱われてきたのである。その上、初期のキリスト教指導者たちによって、人間が恩寵を失ったのは女性と女性の邪悪なセックスのせいだという考えも付け加えられた。そうした神学者の一人、テルトゥリアヌスがイヴを描写する言葉は容赦がない。「そなたは悪魔の通り道である……悪魔が力ずくで負かせなかった男を、そなたは甘言で弱くしてしまった」。中世には、キリスト教の当局者は女性の生殖器を「大きく口を開けた地獄への入り口」とたとえた。恐れていたようにも聞こえる。

　そうなれば、キリスト教普及後の西洋で、ヴァギナをあらわにしてほめたたえるのではなく、覆い隠すことが強調されたのは当然である。何世紀ものあいだ、女性は自分の生殖器をあきらめ、独身の誓いを立てなければ、キリスト教徒として重要な役割を演じることはできなかった。そして教会はヴァギナを無視するか、さもなければ、女性に自分の生殖器を誇りに思わせるのではなく恥ずかしく思うように仕向け、イチジクの葉を押しつけた。旧約聖書の作者たちは、スカートをまくりあげてヴァギナをディスプレイする昔からの行為をねじ曲げて、自分たちの目的に利用した。聖書は、女性がこの行為で他を恥じ入らせるのではなく、女性自身を恥じ入らせるように仕向けている――自分自身の生殖器を恥じ、自分のセクシュアリティを恥じるように仕向けているのだ。旧約聖書（「エレミヤ記」一三章二六～二七節）で、ヤハウェはエルサレムに、その犯罪的なやり方を改めなければ次のようになると宣告した。

　故にわれ汝の前の裳《ころも》を剝ぎて汝の羞恥《はぢ》をあらはさん

われ汝の姦淫と汝の嘶《いななき》と汝が岡のうへと野になせし汝の乱淫の罪と汝の憎むべき行《おこなひ》をみたり

ほかの場所では（「ナホム書」三章五節）、預言者ナホムがニネヴェに向かって、激しく強い言葉で警告する。

万軍のエホバ言たまふ視よ我なんぢに臨《のぞ》む我なんぢの裳裾《もすそ》を掲げて面《かほ》の上にまで及《およぼ》し汝の陰所《かくしどころ》を諸民に見《しめ》し汝の羞《は》づる所を諸國に見《しめ》すべし

（『舊新約聖書　文語訳』日本聖書協会、二〇〇九年）

キリスト教初期の最も影響力のあった神学者の一人、アウグスティヌス（三五四～四三〇年）は、「われわれはみな大便と小便のあいだから生まれでた」という有名な言葉で、そのヴァギナ観を明らかにした。この言葉の影響はドイツ語に残っている。ヴァギナを指す単語の一つはDammで、大便と小便のあいだの堰、不潔な場所を意味している。ほかにも、それほど直接的ではないが、女性の生殖器と恥を結びつける言葉が使われてきた。古いギリシャ語のaidoionは男女両方の生殖器を指すのに使われる（とはいっても、女性のほうが多い）が、恥と恐怖の感覚が含まれていると解釈される。しかし、ここにはまた別の物語もある。aidoionには崇拝と畏敬の感覚も含まれていて、昔は恥の感覚はなかったのである。この言葉の二重性は、この言葉のもとになっているaideomaiにもある。これは、恥じるという意味もあるが、畏敬や恐怖、あるいは崇拝の念にうたれて立ちすくむという意味もある。おそらくは、あらわにされたヴァギナにまつわる古くからの感情を留めているのだろう。おもしろいことに、同じ語源を持つaidoiosは、敬意に値するという形容詞として女性について使われ、同時に、神聖で強力なものの前で畏怖の念にうたれるという意味もあった。長い年月がたつうちに、権威者たちの女性器を指す言葉の使い方によって、強力な概念の複合体だったヴァギナの意味が恥を示すものだけに集中していったのである。

美術と建築に存在するヴァギナ

西洋キリスト教社会においてはヴァギナとその図像が一般的に敵意のある環境におかれていたのに、昔からの宗教的な象徴の一部がいまだに残っている。ヨーロッパの美術と建築によく見られるヴァギナのモチーフは、アーモンドや後光である。後光（mandorla）という言葉自体がアーモンドを表わすイタリア語、mandorlaからきている。アーモンドと女性生殖器は、なんといってもまず形のせいで結びつけられた。しかし、古い神話によれば、アーモンドは自然の女神で万物の母であるキュベレーのヴァギナから湧きでてきたと言われている。キュベレーは紀元前六〇〇〇年から四世紀まで崇拝されていた。ローマ時代に新婚夫婦に投げかけて多産を祈る呪物としてアーモンドが使われたのは、この二つの結びつきからきているようだ。

キリスト教美術では、とくに中世の絵画と彫刻では、処女マリアとその子どもをとりかこむアーモンド形の光が描かれていることが多い。このヴァギナ形の後光を用いたもっと新しい例は、コヴェントリー大聖堂を飾る中央祭壇の有名な一〇〇フィートの大タペストリーである。それは巨大なアーモンド形の後光で、そこから「栄光に包まれたキリスト」が現われる。このヴァギナ形の後光は、他の重要な宗教的偶像もとりかこんでいる。一五世紀はじめの絵画、『ヴィーナスの勝利』は、裸のヴィーナスがヴァギナ形の枠のなかに描かれている。陰唇のようなその縁から放射状に光が広がって、(さまざまな時代の有名なプレイボーイたちと思われる)とりかこむ男たちを照らしだしている。さらに、最も強い光線は、直接女神のヴァギナから発せられているのだ。仏陀の初期の石像もアーモンド形の後光に囲まれていることが多い。タントラの女神の像も同じである。

アーモンド形の楕円形、あるいは後光は、別の形でも神聖なものとみなされている。初期のキリスト教徒たちは、それを信仰の象徴と考え、ヴェシカあるいはウェシカ・ピスキスと呼んでいた。この聖なるシンボルは処女マリアのヴァギナを表わすと言われている。そして、ヴァギナのシンボルとして、昔も今も、魔術的な儀式に使用されている。不思議なのは、この形のヴァギナ崇拝が実に奇妙な場所に残っていることだ――イギリスで最も重要な建物の一つの基礎となっているのである。ウィンザー城の一部は、ヴェシカによって補強されていることが研究から明らかになっている。セント・ジョージ礼拝堂の心臓部で二つのヴェシカが交差している。そしてこれが、この美しい中世の城の設計全体を決定づけている。だが、なぜヴェシカなのか。また、なぜここにあるのか。

その答えは神秘に彩られたガーター騎士団にある。イギリスで最も高位にある騎士の団体で、一四世紀にエドワード三世によって設立された。ガーター騎士と呼ばれる騎士たちには、有名なモットーがある。「そこに悪を見るものは恥を知るべきだ」。問題の「そこ」とは？　それこそヴァギナにほかならない。実際、中世のイタリア人学者、モンドヌス・ベルヴァレティはある論文でガーター騎士団について「女性のセックスが始まりだ」と明確に書いている。そして、ガーター騎士団の精神的故郷と言えばウィンザー城のセント・ジョージ礼拝堂である。そこは、女性の生殖器を表わしたシンボルで埋め尽くされている。西洋においてヴァギナを神聖な穴と見る見方は、あなたが思うよりも強く残っているのである。

ほとんどのキリスト教の礼拝所にある伝統的な十字形のデザインも、女性生殖器の構造がもとになっていると指摘する学者もいる。ほかの学者はこの異端の思想を否定するが、この理論にはなんらかの信憑性がある。教会の湾曲したドアを入ると、入り口のホール（vestibule）がある。ちょうど、陰唇の奥に膣前庭（vestibule）があるように。教会の本体はまっすぐ祭壇へと続く。そこは変身の場所である。それはちょうど、ヴァギナの中央通路がまっすぐに子宮に続くのと同じだ。そして子宮は卵子と精子を新しい生命に変化させる。祭壇（子宮）の両側に二つの通路（卵管）があり聖具室（卵巣）に続いている。礼拝の場所がもともとは女性の生殖器をモデルにしたものだという説は、新石器時代の墓や、マルタ島とゴゾ島の石の神殿（紀元前四五〇〇頃〜前二五〇〇年頃）のような先史時代の神聖な場所の多くが、女神やそのヴァギナを表現するようにデザインされているという事実によって重みを帯びる。

最後に、多くの学者が指摘しているのは、西洋の究極の愛のシンボル、ハートが、ヴァギナを表わしたものにほかならないということである。たしかに、生殖器が興奮して、自分の意思で陰唇が開いた状態にあるとき、ヴァギナの見える部分の輪郭は紛れもなくハートの形をしている（図4－1参照）。人間の体で、これ以上にハートに似た形をしている部分があるだろうか。心臓《ハート》それ自体は、ぜんぜんハートの形をしてはいない。愛のシンボルとしてのハートへのこだわりは、過去のヴァギナ崇拝の名残なのかもしれない。それに、幸運のお守りとして人気のある蹄鉄はどうだろう。ヴィレンドルフのヴィーナスをはじめとする先史時代の小像にあったU形やベル形の女性生殖器の形から生まれ、長い年月にわたって模倣されてきたものではないだろうか。その可能性がないとは言えない。魅力的な可能性である。

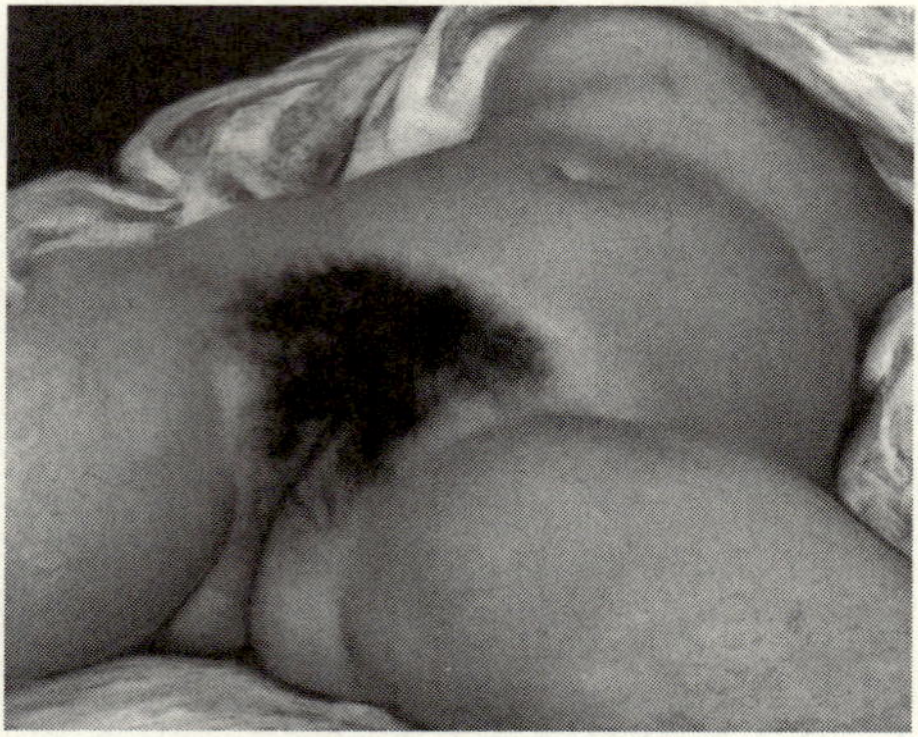

▼1-11　ギュスターヴ・クールベ『世界の起源』、1866年。

ヴァギナの覚醒

ヴァギナを思わせる図像がいまだに残っている一方で、西洋文化には全体としてセックスを否定する雰囲気があり、女性の生殖器をディスプレイする様子を堂々と描いた美術は、たたえられるよりも検閲され覆いをかけられることのほうがずっと多かった。西洋美術に女性の裸体画が登場したとき、有害なヴァギナの裂け目は手か布で覆われるべきだとされた。そして、とりわけおぞましいのは恥毛で、これはけっして誰の目にも触れてはならなかった。フランスの写実主義の画家、ギュスターヴ・クールベの一八六六年の驚くべき作品は、一世紀近くあとになるまで公衆の場で展示されなかった（図1-11参照）。クールベが仲間や社会からの忠告を無視して、あろうことかヴァギナの絵に『世界の起源』という題名をつけたのも理由の一部だったかもしれない。アングルの『泉』（一八五六年）も同じような感覚を表わしている。

西洋が女性生殖器の肯定的な面を見ようとしない態度は、世界一有名な日記のなかに要約されているように思える。それは、『アンネの日記』である。一九四七年に初めて出版されたとき、かなりの部分が削除されていて、なかでも、アンネのセクシュアリティと性器に関した部分が多く削除された。出版当時、そうした中味は若者に読まれる本としてはセックスにオープンすぎると考えられたのである。アンネ・フランクの日記は二〇世紀の末に父親が死んだあと、完全なものが出版された。アンネが一五歳のときに書かれた次の一節は、最初削除されていた部分である。当時のその年齢の少女が書いた文章としては、驚くほど正直で率直で、知識のレベルも高い。

一九四四年三月二十四日

だれよりもたいせつなキティーへ、

……そのうちぜひペーターに訊いてみたいんですけど、彼は女性のあそこが実質的にどんなふうになってるか、知っているでしょうか。わたしの思うに、男性のあそこは女性のほど複雑じゃないようです。写真だの絵だので、裸の男性のようすは正確に見ることができますけど、女性のは見ることができません。女性の場合、性器だかなんだか、呼び名はなんだか知りませんけど、その部分は両脚のあいだの、ずっと奥にあります。おそらく彼も、そんなに近くから女の子のそれを見たことはないでしょうし、じつをいうと、わたしもありません。男性については、説明するのもずっと簡単ですけど、女性については、いったいどうしたらその部分の構造を彼に説明することができるでしょう。というのも、彼の言ったことから推測するかぎり、彼も細部の構造についてはよく知らないみたいだからです。彼は〝子宮口《ムッテアムント》〟がどうのとか言ってましたけど、それはずっとなかにあって、外からは見えないはずです。女性のあそこは、ぜんぶがはっきりふたつに分かれたみたいになっています。十一歳か十二歳のころまでは、わたしもそこに二組みの陰唇があることには気づきませんでした。どちらもぜんぜん見えませんから。わたしの誤解の最たるもの、いちばん滑稽だったのは、おしっこがクリトリスから出てくると思っていたことです。いつぞやわたしはおかあさんに、ここにある小さな突起みたいなものはなんなのかと訊いてみたことがありますけど、知らないとの答えでした。いまだにおかあさんは、なんにも知らないようなふりをしています。

とはいえ、そのうちまたその問題が持ちあがってきた場合、いったいどうしたら実例を使わずに、その仕組みを説明できるでしょうか。なんならここで、いちおうそれをためしてみるべきでしょうか。えっへん、ではやってみましょう！

立ったところを正面から見た場合、見えるのはヘアだけです。両脚のあいだに、小さなクッションのような、やはりヘアの生えたやわらかな部分があって、直立すると、それがぴったり合わさるので、それより内側は見えなくなります。しゃがむとそれが左右に分かれますが、その内側は真っ赤で、醜くて、生肉っぽい感じです。てっぺんに、外側の大陰唇にはさまれて、ちっぽけな皮膚の重なりがあり、よく見ると、これが一種の小さな袋のようになっているのがわかります。これがクリトリスです。つぎに小陰唇があって、これも小さな襞《ひだ》のように、たがいに合わさっています。これをひらくと、その内側に、わたしの親指の頭ほどもない、小さな肉質の根っこのようなものがあります。この先端は多孔質で、それぞれ異なる小さな孔がたくさんあり、おしっこはここから出てきます。さらにその下の部分は、一見ただの皮膚のように見えますが、じつは、ここに膣《ちつ》があります。見つけにくいのは、このあたり全体が小さな皮膚の重なりになっているせいです。その下の小さな孔は、見たところおそろしく小さく、ここから赤ちゃんが出てくることはおろか、男性がはいってこられるとさえ思えないくらいです。それほど小さな孔なので、人差し指を入れることもできません――すくなくとも、簡単には。たったそれだけのものなのに、これがとても重要な役割を果たしているんです！

じゃあまた、アンネ・M・フランクより

（『アンネの日記　完全版』、深町眞理子訳、文藝春秋、一九九四年）

アンネ・フランクは、この純粋な十代のアナ・スロマイ行為によって賞賛されるべきだ。こうした行為はもっとたくさん必要なのだ。二一世紀の社会では、女性生殖器の最もありふれたイメージは、ポルノ業界が押し立てているもので、悪い、恥のイメージである。男性によって男性のために作られたこの姿には、純粋なヴァギナの持つさまざまな美に似たところはほとんどない。たいていは、恥毛を刈りこみ、陰唇を同じ長さに切りそろえ、衛生的にし、無力にして、ポルノグラフィーは女性生殖器の肖像を作りだした。そして、多くの男女は、こうした戯画がヴァギナの正常な姿だと思わされるようになった。

これは、生殖と快楽を受け持つ驚異の器官の矮小化された悲しい姿である。しかし、わたしたちが女性の脚のあいだにあるものを恥じ、恐れるかぎり、世界の起源が神聖なものから冒瀆へと変わる旅は続くことになる。この恥ずべき態度を改めるには、過去にも現在にも、女性の生殖器が実際に芸術、歴史、科学において、またさまざまな文化と言語において体現しているものを理解し、評価することだ。そのためにはさまざまなヴァギナ観をすべて見なくてはならない。

2　性に関する言葉の歴史――ヴァギナの言語学

「……すると彼は、しばらくわたしの脚のあたりで寄り道してから、直接わたしの……女の子《フェマリア》にシャワーをかけはじめた。わたしが指で唇をひろげて、奥にあるウィッシュボーンが彼によく見えるようにすると、そこに湯玉が勢いよくはじけ散って……」。これは、ニコルソン・ベイカーの『もしもし』（岸本佐知子訳、白水社、一九九三年、ルビは本書訳者による）のヒロインの言葉である。この本はテレフォン・セックスへのエロチックで刺激的な賛歌だ。言葉によるセックスの流れを汚さず、電話によるオーガズムが逸らされないようにするために、いくつかの言葉が新しく作られた（マスターベーションをするのは「ストラム」、お尻の穴のためには「トック」という言葉が作られた）。「フェマリア」はそのうちの一つである。フェマリアは、ジョアニ・ブランクが自分の幻想的な本のタイトルとして選んだ言葉でもある。その本は、女性生殖器のカラー写真がたくさん載っている。女性生殖器を表わす通常の言葉は制限が多すぎると感じているのはベイカーとブランクだけではない。多くの人にとって、伝統的な性の語彙はまったく満足できないものだ。

外陰部（vulva）は医学的すぎるという不満があるし、ヴァギナだと受動的すぎるような気がする。プッシーなどほかの俗語表現は、性的な固定観念を引きずりすぎているし、おまんこ（cunt）ではショックが大きすぎる。それに、女性の生殖器を表わす言葉は、意味が重なり合ったり一定していなかったりすることが多い。vulva はふつう外性器を表わしているが、いつもそうだというわけではない。ヴァギナは女性生殖器の子宮以外のあらゆる部分を指すこともできるが、特別に内部の筋肉のある部分を指すこともある。

どうして西洋では女性の生殖器を指す適切な言葉の数がこれほど少なく、不正確なのだろうか。たしかに、最初に名前をつけるというのは難しい仕事だ——子どもの名前だろうと、身体部位の名前だろうと。何を中心に考えればいいのか。考えに入れなくてはならないことがたくさんある。名前は多くのことを物語る。名前に含まれた意味が非常に重要になることもある。適切な名前は大きな影響力を持つことがあるが、悪い名前を選んでしまうと害を与えることもある。また、名前は時の試練に耐えることが望ましい。だが、流行は気まぐれだ。人気がある名前も、あっというまに転落する。長ったらしい名前をつければ、ぜったいに使われることはない。しかしおもしろいことに、名称の選び方にそれほど大きな影響力があるという事実は、言語が社会の態度の独特なバロメーターになることを意味する。詳しく見れば、ヴァギナに対する社会の態度さえ明かしてくれるだろう——誇りに思っているか、いやしめているかということを。そして、もっと詳しく見れば、性に関する言葉の歴史から、英語の性的な語彙の本質がわかる。

明らかに、名前は時代の信念や思想を反映することが多い。生殖器の名前も例外ではない。たとえば、腎臓を意味するラテン語の単語（renes）は、その臓器が精液の「流れ（ラテン語でrivus）」の源であると考えられていたことからきている。これは、生殖物質は（女性の物質も男性の物質も）腰のあたりにある背骨と腎臓で完成される（最初は脳から出てくる）という昔の理論を反映している。古代ギリシャから一七世紀まで、「水の女神」を意味するニンフは小陰唇の名称でもあった。医学的に認められたこの名称は小陰唇の縦襞のあるデザインとその場所からきている。ヴァギナと尿道の開口部をとりかこみ、精液と尿の流れを導くようにできている。また、キリスト教以前のギリシャで、公共の泉のそばにニンフの像を配置する習慣も反映していた。『助産術（*The Midwives Book*）』（一六七一年）のなかで助産婦のジェーン・シャープは次のように説明した。「この翼状のものはニンフと呼ばれている。尿道と、子宮頸部を結んでいるからである。どちらからも、泉からと同じように……水と体液が流れだし、そのなかには、ヴィーナスの楽しみと喜びがすべてある」

その器官が何をしているかを説明したり、その部分のイメージをあしざまに露骨に表現するような名前もある。「コヌス・インテリオール」と「王のハイウェイ」という名前を見てみよう。どちらもヴァギナを表現する古い言葉である。女性の会陰部は、以前はinterforamineumと呼ばれていた。「二つの穴のあいだの部分」という意味だ。二つの穴、つまり、ヴァギナと肛門のことだ。陰唇はorae naturaliumと呼ばれることもあった。「自然の部分の縁」という意味である。もっと小難しい名前を好む人もいた。genitalis muliebris ambitus、「女性生殖器官の周辺」という意味になる。男性において、vas deferens――副睾丸から尿道に精液を輸送する管、すなわち精管――は二つのラテン語からできている。vasは液体を運ぶ管のことで、deferensは「運ぶ」を意味するdeferreの現在分詞である。単純で要を得ているこの言葉は長いあいだに翻訳されて意味の一部を失ったかもしれないが、今日でも使用されている。初期ギリシャ語でvas deferensにあたる言葉は「膨れ上がった血管のような傍観者」という意味で、機能についてははるかに漠然としていて、時の試練に耐えられなかった。この名称を与えたのは、アレキサンドリアの解剖学者ヘロフィロスで、精嚢を「腺のような傍観者」と名づけた。おそらくヘロフィロスは作家のスランプみたいなものにかかっていたのだろう。

名称は政治的な目的や特定の思想を強調するためにも使える。生殖器という言葉は、こうした器官が生殖の一部を担うところからきている。この語彙により生殖器に特定の機能を与えるという隠された目的があるとも言える。この場合、強調したい役割とは生殖だが、個人の生殖器の最も大きな機能が生殖だというのは異論の余地がある。ヴァギナとペニスの最も一般的な使用目的が子どもをつくることではないのは確かだ。この用語が触れようとしていないのは、これらの器官がエクスタシーと快楽の器官でもあって、子孫も生みだすけれど、オーガズムも生みだすものだということだ。

名称は教育のために使われることが多い。そして、いくつかの場合には、この教育は、特定の器官に関してどのような感情が適切なものなのかを指示するところまで拡大されている。中世の科学知識を要約した『語源論（*Etymologiarum*）』を著したセビリャの聖イシドールは、女性の生殖器を指すのに inhonesta という言葉を使った。名誉ある（honeste）名前を与えられない部位という意味である（ほかにも、否定的な turpia（卑しい）とか obscena（卑猥な）という生殖器を示すラテン語がある）。イシドールはまた、「昔の人は女性の生殖器を spurium と呼んだ」とも書き、「父親の名前を持たない」いわゆる非嫡出子が spurius と呼ばれたのは、母親だけから生まれたものとみなされたためだと付け加えている。今日、spurious（「庶子」を意味する言葉）は本物ではないという意味で使われている。今日生殖器（とくに女性の外陰部）を指す pudendum（通常は複数形の pudenda で使われる）はいやおうなく生殖器と恥を結びつけている。なにしろ、ラテン語の動詞 pudere（恥ずかしく思う）が語源なのだから。現代の恥の意味合いは、ほかのヨーロッパ言語、とくにドイツ語にも潜んでいる。女性生殖器を指す言葉には Schamscheide（文字どおりには「恥の鞘」）という言葉を含んでいる。そのほかにも性器は Scham、恥毛が Schamhaar、陰唇が Schamlippen など。

言語の最も興味深い側面の一つは、変化するということである。つまり、時とともに言葉の意味は変化して、その時代の支配的な風潮を反映するようになる。この意味で、生殖器のもっと古い異名を見ると、キリスト教文化に移るまえの西洋は女性の生殖器を否定的に見ていなかったことがわかる。実際、生殖器を意味するギリシャ語は、肯定的な意味合いを含んでいた。古代ギリシャでは、ヒポクラテスやアリストテレスやホメロスのような人たちは、女性の生殖器をaidoionという単語を使って書いていた。この単語には性を否定する意味合いはなく、まえに述べたように、畏怖の念に立ちすくむとか、崇拝の念をもって見るという言葉がもとになっていた。プリニウスによってaidoionの代わりによく使われたverendaというギリシャ語も同じような意味である。verendaあるいは今日のvagina《ヴァギナ》は、文字どおりには「畏怖や畏敬の念を呼び起こす部分」である。

ラテン語で女性の生殖器を意味するもう一つの言葉、naturaは明白に卑俗な言葉でもなく、専門的でもなく、一般に教養のある言葉として認められていた。naturaの語源はnascorだとされている。その意味は、「誕生の場所」、つまり女性の生殖器である。そこからnaturaleという言葉が派生し、ケルスス（三〇年頃（ローマの著述家、『医学』を著した））はとくにヴァギナの通路を指して使った。語源学者は、pudendumという単語でさえ必ずしも恥を表わすとはかぎらないと主張している。ローマの哲学者セネカによって最初に使われたときには、そんな意味は含まれていなかった。むしろ、男性、女性両方の生殖器を中立に表現するために使われていたのである。人間の生殖器、とくにヴァギナと、恥の感覚が混ぜ合わせられたのは、アウグスティヌスのような初期のキリスト教徒の「功績」だった。「完璧に慎み深い」を意味することができる「恥知らず」が、特定の宗教的信念を強調するために「恥ずべきこと」に変化したらしい。

命名ゲームは奇妙な呼び名を生みだすことがあった。そうしたおかしな名前の多くは、似ているものにちなんで名づけるという方法から生まれたようだ。生まれた赤ん坊がボブおじさんに似ているとしたら、その赤ん坊にボビーナ、あるいはロベルタという名をつけてもおかしくはない。この単純な命名法は解剖学によく見られる。ヒポクラテスは女性のぽっちゃりしたふくらんだ外陰部を「張りだした崖」を意味するギリシャ語を使って名づけた。これがmonticuli、「塚、小山」という意味である。対照的に、内側の薄い陰唇は、ギリシャ語でもラテン語でも翼にたとえられている。ペニスの初期の名前mentulaはハッカの茎に語源がある。やはりペニスを表わすcaulisも別のものの茎、こちらはキャベツの茎、に語源がある。

「ペニス」という言葉は、奇妙なことに、男性の器官が動物のある身体部位に似ていることから名づけられた。簡単に言うと、ペニスは動物の尻尾を表わす古語である。しかし、これは男性の生殖器を表わす標準的な言葉となっている。どうしてそうなったのか？　動物の尻尾と同じように、固くなって上に持ち上げられたり、ぶら下がったりするからだとされている（ペニスの語源についてのこの解釈は、「尻尾を巻いて逃げだす」という表現に影響が残っている）。さらに、最初にこの言葉が作られたとき、ペニスは卑猥な意味だけを表わす言葉だった。ラテン語で尻尾を表わしていたcaudaも同じような使い方をされていた。そして、理由はわからないが、mentula、caulis、caudaが使われなくなり、ペニスだけが残ったのである。

鞘が剣を収めるように

「ヴァギナ」という言葉も、類似から名づけるという伝統に従っている。ラテン語では、その言葉はもともと剣を保護するための覆いである鞘を意味していた。しかし、一六世紀にこの意味が変わり、女性の体の特定の部分について使われはじめた。ヴァギナをこのように使った最初の人物は、イタリアの解剖学者、マテオ・レアルド・コロンボである。一五五九年、コロンボは『解剖学概論（*De Re Anatomica*）』を著したとき、女性の勃起性の内部生殖器官を指して、「mentulaが挿入される部分、いわば、鞘（ヴァギナ）のなかに挿入するように」と書いた。このルネサンス人が書いたとおり、女性のこの部分は鞘が剣を収めるように、ペニスを包みこむ。だから、彼にとって、この部分はヴァギナだったのである。

しかし、ヴァギナが標準的な解剖学の用語となるまでには一〇〇年近くかかった。この意味で使われたヴァギナが最初に登場したのは、ヨハネス・ヴェスリングが一六四一年に書いた『解剖学集成（*Syntagma Anatomicum*）』のなかだった。それが医学用語となるまでの期間はかなり短かった。一六八二年に、英語で初めて使用され、一八世紀が始まる頃には、この言葉（あるいは同等のvaginやScheide）はヨーロッパの日常語に加わっていた。一七〇〇年以降は、出産の教本、たとえばピエール・ディオニスの『出産法概説（*A General Treatise of Midwifery*）』のような本で使用されるようになった。ディオニスは、ヴァギナが「男性の剣を受け入れ、それを収める入れ物となり、そのために、鞘を意味するヴァギナと呼ばれるようになった」ことを説明した。ヴァギナの登場である。この言葉ができてから一般に受け入れられるまで、ほぼ一五〇〇年かかったわけだ。同義語と初期の解剖学者たちのおかげで、人類は鞘と尻尾でセックスをすることになった。しかし、もっと悪いことになっていた可能性もある。王のハイウェイとキャベツの茎だったかもしれないのだから。

しかし、生殖関連の言葉の一部は、語源が漠然としている。そのうちの一つがvulva（性器、外陰部）である。中世に書かれたアルベルトゥス・マグヌスによる『女性の秘密（*De Secretis Mulierum*）』という本によれば、「vulvaはvalva（折り戸）からきている。子宮の戸口だからである」という。一七世紀の解剖学者、レニエ・ド・グラーフ（グラーフ卵胞に名前が残っている）は、これが語源だということに賛成しているが、ヴァギナが「大きな飽くことを知らない性交の欲望を持っているという理由でvelle『欲求』から由来した」と考える人もいると付け加えている。箴言の有名な一節が思い浮かぶ。第三〇章、「飽くことを知らざるもの三あり……即ち陰府《よみ》、孕まざる胎《はら》、水に満たされざる地」。

セビリャの聖イシドール（五六〇〜六三六年頃）は女性の陰唇を指すのにvalvae（戸の複数形）という言葉を使った。一方、バビロニアのタルムード（四世紀頃）には、蝶番を指す表現が使われていた。しかし、vulvaには覆うとか包むという意味があるという人もいる。このもう一つの意味は、胎児を包む膜を指してローマ時代に使われていた言葉か、子宮を指して使われていた同じ言葉のどちらかからきたものと考えられている。昔のvulvaの意味は、動物の子宮だったことは確かである。もっと明確にすれば、サルディニアのサッサーリの古い方言で、vulvaは雌ブタの子宮を指す料理用語だった。これは、ローマ時代には上等な料理とみなされていた。ついでながら、子宮という言葉は、ラテン語の腹を指す単語venterが語源で、女性と同じく男性にも使用された。この子宮と腹を同じに見る見方は、女性のお腹に赤ちゃんがいるという言い方に残っている。

ヴァギナの定義

ある名称は残り、ほかのものは残らなかった。その理由を突き止めるのが不可能なこともある。しかし、コロンボの考え方が成功したのは、女性の生殖器の特定の部位に特別な名前を与えたいという要求に応えていたからだと思う。それ以前には、一六世紀の女性生殖器を呼ぶ言葉は、明確にするよりは混乱させるものにしか見えなかった。sinus pudoris、「慎みのくぼみ」は漠然としていたし、ほかにも、ヴァギナ、子宮、外陰部に使われる言葉は意味が重なり合っていた。たとえば、中世以前のvulvaにはさまざまな意味があった。ある場合には、ヴァギナと膣前庭を意味していたし、また別の状況では、外陰部を意味した。また、子宮を指すこともできたし、子宮、ヴァギナ、膣前庭のすべてを一つのものとして指すこともできた。

しかし、アリストテレスの時代以来、概念の混乱がいちばん多かったのは uterus（子宮）をどう考えるかということだった。uterus は外部と内部の両方を含めた女性生殖器の全体を指すのがふつうだった。しかし、いくつかのケースでは現在と同じ意味に使われることもあった。つまり、胎児を成長させる器官としての子宮である。しかし、膣を意味することもできたので、ある解剖学の本では、処女にあっては、処女膜が「ペニスが uterus に挿入されるのを妨げる」と書かれていたりした。そして、ぜんぶを一くくりにした名称であり個別の名称であると同時に、女性生殖器の残りすべてを指示することもあった。その結果、古い解剖学の本を読むと、どんどん複雑になる uterus の海を泳いでいるような気持ちになる。uterus の口があり、uterus の頸があり、fundus、つまり uterus の角があり、uterus の入り口、境界石、uterus の pudendum（外陰部）があり、latera（側面）がある。時には、uterus 関係の用語の森で迷子になり、自分でもどの部分の話をしているのかわからなくなっているように見える解剖学者もいる。女性とセックスとヴァギナに対する西洋世界の反感が女性生殖器をめぐる語彙の欠陥に表われているように思える。

ヴァギナが医学用語として（ヴェスリングによって）初めて使用されたときは、当然ながら今述べたような状況だった。彼は uterus には三つの部分があると考えた——子宮底部、子宮頸部、子宮のヴァギナである。しかし、彼のヴァギナという言葉の使い方に、全員が賛成していたわけではなかったようだ。多くの解剖学者がヴァギナという言葉を子宮全体の一部を指すものとして用いつづけた。とはいえ、ヴァギナが子宮の頸なのか、口なのか、入り口の部分なのかについては誰一人として意見が一致しなかったのである。しかし、時とともに、ヴァギナという単語が受け入れられるようになり、その結果子宮の混乱はおさまり、ヴァギナを子宮の頸だとか口だとかいう話は時代遅れになった。こうして明確になったのは、一部はコロンボのおかげだが、もう一人感謝しなければならない人がいる。

その人とは、一七世紀のオランダの解剖学者、レニエ・ド・グラーフである。ド・グラーフが女性の生殖器について書いた大作、『女性の生殖器官について(*The Treatise Concerning the Generative Organs of Women*)』は、ルネサンスの女性生殖器に関する知識の最高権威とされた。ド・グラーフは一五章をかけて、女性生殖器の構造、名称、機能を詳しく記述した。第一章、「主題の配列」では、「uterusという言葉の使用法がどれほど多様であるかが……明らかになるだろう」と前置きしてから、女性生殖器を表にして分析した。「uterusのvaginaについて」と題する第七章には、過去と現在のvaginaに関する言葉と、漠然として重なり合った用語のせいでどんな間違いが起きやすいかを論じ、「こうした理由で、混同の余地をなくすために、以下の記述ではこの器官をuterusのvaginaと呼ぶことにする。この器官は、剣の鞘のように男性の器官をなかに収めるものだから、この名がふさわしい」と述べてから、vaginaの形や位置や大きさを生き生きと描写している。

子宮はいかにして角を手に入れたか

ド・グラーフとコロンボが作りだして同時代の人たちに広めた明確な用語は、女性性器の言葉に存在した空白を埋めた。それだけではない、この男性たちが女性の性器を記述したやり方を詳しく見てみると、言葉の変化しやすさに関して、もう一つの重要な側面が明らかになる。ある言葉が一般に使われつづけるかどうかは、流行、理論のはやりすたり、社会道徳などすべてによって影響を受ける。しかし、用語が時とともに変動するのにはもう一つ大きな理由がある——人間の間違いである。そうした間違いがどのように起きたかがはっきりとわかる場合もある。もともとの文章が何世紀ものあいだにギリシャ語からラテン語に、あるいは、もっと多いのは、ギリシャ語からアラビア語に翻訳され、それがさらにラテン語に翻訳されたときに、文字の脱落が起きた場合がそうだ。ほかの、意味の変化は、原因を突き止めるのがもっと難しい。そして、小さな変化もあるが、意味が根本的に変化したものもある。

子宮頸を意味するcervixという用語には人間の過ちのあとが残されている。その過ちは言葉の意味を根本的に変えてしまった。現代の医学用語では、これは、vaginaから子宮へと続く子宮頸管という狭い通路となる、平滑筋でできた太く短い管のことである。子宮頸管の下の端はヴァギナのなかに入り込んでいて、外子宮口と呼ばれ、子宮側にある上の端には内子宮口という名がついている。子宮頸と子宮が結びついていることは子宮頸cervix uteriという長い名称で強調されている。これは、子宮の首という意味である。子宮と子宮頸は組織の型が違っているにもかかわらず、このように呼ばれることが多い。実は、医学用語ではcervicalという言葉はふつう頸を指すときに使われる。たとえば、頸椎（cervical vertebrae）といえば、椎骨のいちばん上部の七つの骨を指す。頸の骨である。

しかし不思議なことに、cervixという言葉は、もともとは頸という意味ではなかった。頸を意味するラテン語はcollumである。ド・グラーフは子宮頸（現在のcervix）について語るのにcollumという言葉を使っている。たとえば、次のように。「子宮はヴァギナと直腸と膀胱に、collum、つまり頸の一部によって接続している」。ほかの場所では、「子宮の真のcollumは狭い小さな穴がある場所で……精液はそこを通って子宮底へと進む」と付け加えている。子宮の頸部をcollumと呼んでいたのはド・グラーフだけではなかった。たとえば二世紀のローマの医師ソラヌスのような、もっと以前の解剖学者も、その後一五世紀にわたって女性生殖器に関する最大の情報源となった著書、『婦人科学（*Gynaecology*）』のなかで、同じ言葉を使っていた。

子宮の頸部がcollumという言葉で知られていたのだとしたら、それでは、cervixという言葉はどこからきたのだろうか？　その言葉の語源はなんと、多くの哺乳類が持っている三日月形の角なのである。そして、人間の解剖学の用語から角の意味はほぼ失われてしまったのに、おかしなことに動物生理学の用語には今日でも生き残っている。cervidというのはシカ科（Cervidae）の反芻動物を指し、つまり、角あるいは枝角を特徴としている（ラテン語では、cervusはシカを意味する）。さらに、動物の解剖学について論じるときには、子宮の角という言葉が一般的に使われている。それでも、collumがcervixになった経緯は明らかではない。

しかし、ウシ、ヒツジ、ヤギ、ウサギをはじめ、多くのほかの哺乳類の子宮と同じように、女性の子宮には角があると長いあいだ信じられてきたことは確かだ。アリストテレスは女性の子宮には二つの角があると言った。『医術全書（*Liber Pantegni*）』のような中世の解剖学の文献にも同じことが記述されている。「子宮は奥まったところにある点で膀胱に似ているが、こちらには角に似た突起物がある」。胚の性別がどのように決定されるかを説明するところでも、角のある子宮という概念が用いられている。つまり、性別を女にするのは子宮の左の角で、右の角の働きで男にすると説明されているのである。したがって、女の子がほしければ、セックスのあいだとそのあとは、左を下にして横になるように助言されている。

女性の子宮に角があることは何世紀ものあいだ当然と受けとられていたことは、子宮外妊娠に関する一七世紀の記述でも明らかである。解剖学者のジャン・リオランは著書『人類（*Anthropographia*）』のなかで次のように語っている。

今から十年前になるが、パリのある外科医が内科医の立会いのもと女性の死体を解剖して、子宮の右の角に、完全な形をした小さな胎児があるのを発見した……。最近では、王妃の洗濯係の例もある。その女性の体には、子宮の片方の角に、親指ほどの大きさのきちんと形のできた胎児があった。その女性は四カ月のあいだ苦しんで、とうとう亡くなった。妊娠七カ月だった。

子宮の角と呼ばれていたのは、現在の用語では卵管（ファロピウス管）のことである。のちにその名がつけられることになったガブリエル・ファロピウスでさえ、自分の著書『解剖学観察（*Observationes Anatomicae*）』では、その角のような形からとった呼び方を記述している。「その細い、どちらかというと狭い精液の通り道は、子宮の角から始まり角から離れるにつれて少しずつ広がり、先端に近づくと葡萄のつるの巻きひげのようになる」

雄ウシと子宮

卵管を子宮の角と見る考え方は容易に理解できる。女性の子宮を描いた図や実物を一目見れば、その考えが生まれた原因は明らかだ。卵管が角のような優美な曲線を描き、シカの枝角や雄ウシの角になぞらえてもおかしくない位置で子宮につながっている（図2‐1参照）。子宮の輪郭も、上のほうが幅広くなっていて、雄ウシの頭を思わせるところがあり、子宮の角という発想に重みを与えている。この外形の相似に加えて、子宮には角があるという昔の概念のせいで、ルネサンス時代の解剖学者たちは子宮を角の二つある器官として描いたのだろう。

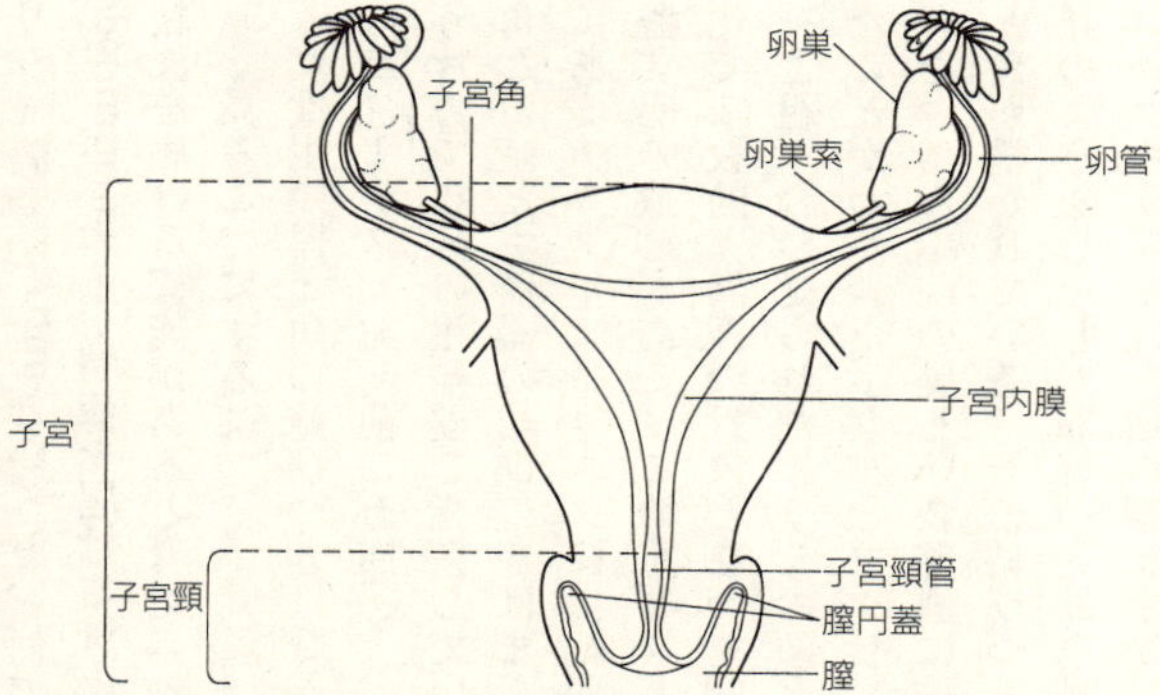

▼2-1　女性の子宮と卵管。子宮の輪郭は驚くほど雄ウシの頭に似ている。角があるはずのあたりに卵管がのびている。

ベルギーの解剖学者アンドレアス・ヴェサリウスの先駆的な解剖学の本『人体の構造についての七つの書（*De Humani Corporis Fabrica Libri Septem*）』（一五四三年）にはほっそりとカーブした枝角のような卵管が描かれ、ジャコポ・ベレンガリオ・ダ・カルピの解剖学の本には、もっと短く太い子宮の角が描かれている。また、ベレンガリオの本のほかの場所には、角のある雄ウシの頭に驚くほどよく似た子宮の図も描かれている（図2・2参照）。実際、図入りの解剖学の本が初めて著されるようになった一六世紀や一七世紀には、女性の子宮に角をつけて描くのが通例だったようだ。この美術上の習慣が今度は子宮に角があるという科学的概念に信憑性を与える。ベレンガリオの本は、子宮の靭帯にLigamentum cornulaeと名をつけている（cornuはラテン語で角という意味だが、ギリシャ語でkoroneというと、何であれ曲がったものの意味)。そして、卵管自体はvas spermaticum――精液を届ける管――という名がつけられていて、当時その管には女性の精液を届ける機能があると考えられていたことを示している(これについてはのちほど詳しく見ることにする)。

女性生殖器と角の結びつきは昔から存在した。前章で見たように、先史時代のローセルのヴィーナス(紀元前二万四〇〇〇年頃)は、片手に一三の刻み目がついた角を持ち、もう片方で自分の生殖器を指差していた。それから約一万八〇〇〇年後になっても、女性と角と多産と生殖器の結びつきはまえよりも強く表わされている。トルコ中南部コニヤ平原にあるチャタル・ヒュユクには紀元前六五〇〇年頃から約一〇世紀にわたって栄えた新石器文明の遺跡がある。この重要な石器時代の遺跡から出た考古学的証拠によると、この文化で宗教的な崇拝の対象となっていたのは主に二つの像で、一つは女神、もう一つは、女神と組み合わせられた雄ウシの頭と角の画像(考古学の用語ではブクラニアという)だったことがわかった。女神とブクラニアの像は、寺院や神殿やふつうの建物の壁を装飾していた。ある寺院の美しい装飾画に描かれた女性には、子宮と卵管がある場所に雄ウシの頭と角が描かれている。その結びつきは明確だ。なかには、角の上に花飾りがついていて、花のような形をした卵管の先端を描こうとしているように見える絵もある。チャタル・ヒュユクの文明では生殖の概念が知られていたのは確かなようで、灰色の石版に描いた絵で表わされている。石版の片面には愛し合う二人の絵があり、もう片側では、女性が赤ん坊を抱いている。

ミノア文明（紀元前二九〇〇～一二〇〇年）の後期にも、その中心に同じ二つの偶像が見られる。女神と、雄ウシの角である。どちらも祭壇や神殿、封印や建物の壁を装飾している。聖別された角として知られるミノアの角が見つかれば、そこは神殿だったことを示している。また、女神が高く掲げている双頭の斧《ラブリュス》は、ミノアの宗教では権力の象徴とみなされている。ミノアの女神が雄ウシの角の王冠をかぶっている画像もある。画像には男神も登場するが、女神と男神が同時に描かれるときは、女神は必ず男神よりも大きく描かれている。

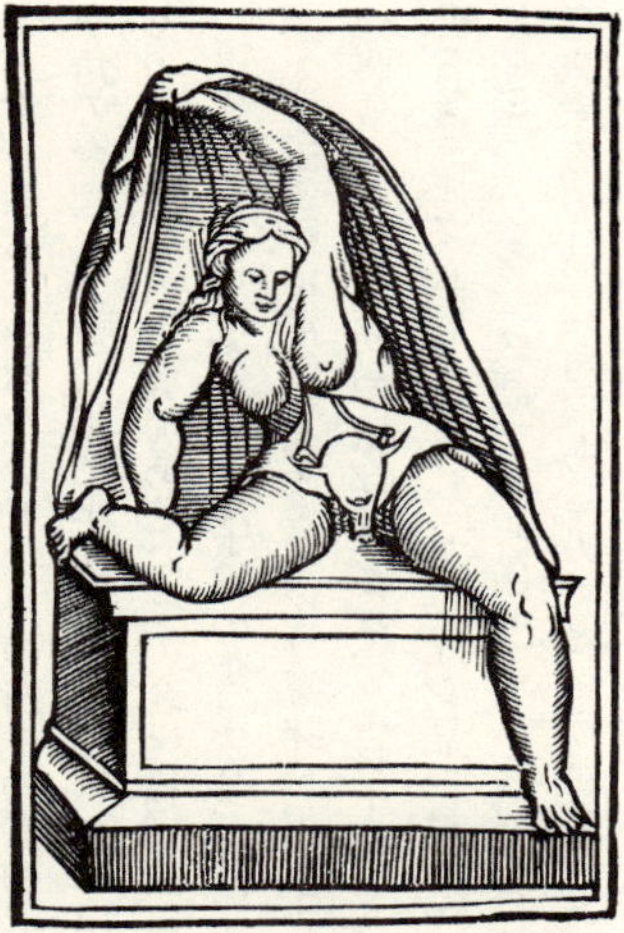

▼2-2　角のある雄ウシの頭として描かれた子宮（ジャコポ・ベレンガリオ『短い序説（*Isagoge brevis*）』1522年より）。

古くからの角と多産と子宮の結びつきは、昔と現代の言葉にも反映されている。エジプトの象形文字で子宮を表わすのは、二本の角のあるウシのような形である。「豊穣の角」という言葉は、豊富さを表わすと同時に、角型の入れ物のことも表わしている。豊穣の角は、多産の象徴と見ることもできる。チベットでは月の白牛の女神と結びつけられてもいる。イタリアでは、男が角の合図（人差し指と小指だけを伸ばし、ほかの指を折り曲げた合図）を突きつけられるのは、最悪の侮辱である。その合図は、妻に浮気をされた寝取られ男という意味である（ほかの男の精子が、妻の子宮の角に入っているかもしれない）。さらに、イタリア語の動詞cornificareは浮気をするという意味で、cornutoは寝取られ男の意味である。

寝取られ男と角の結びつきは、南ヨーロッパ一帯に広まっている。ポルトガル語ではcornudoあるいはcabrão、スペイン語ではcornudo、カタルーニャ語ではcornutあるいはcubron、フランス語ではcocu、ギリシャ語ではkeratas、などの言語で、寝取られた男を意味するのは、「角のある男」という言葉である。イギリスでは、ノルマン征服のあいだにcornuteという言葉が入ってきて、一六世紀まで使われていた。しかしその後、cuckoldedという単語にとって代わられた。これは、ほかの鳥の巣に卵を産むカッコウからきた言葉である。ちなみに、cuckoldedは女性ではなく男性に対して使われる。つまり、女性は寝取られることがないからだ。子どもが自分の子だと確信できないのは、男性だけの不安なのである。角と多産と子宮のあいだにはもう一つ結びつきがある。イギリス人にとってhorny（角状の）とは、性的に興奮したという意味である。そして、科学的な研究によれば、女性の性衝動が頂点を迎えるのは卵子が子宮の角に放出されたときが多いという。膣の内側を覆う柔組織の細胞層が発情期と排卵期間に構造が変化することをcornification（膣の上皮細胞の角質化）と言う。

ヴァギナはペニスなのか

　解剖図と科学理論で幅を利かせていたのは、女性の子宮には角があるという概念だけではなかった。ルネサンスの医学では、ヴァギナは内側にあるペニスだと考えられていて、医学書の挿絵にはこのヴァギナ／ペニス同一説が詳しく描かれている。こうした挿絵では、女性と男性の生殖器の違いを、構造の違いというより場所の違いとして説明している。ペニスとしてのヴァギナを描いた最も驚くべき図は、現代解剖学の先駆けとなった、ヴェサリウスの『人体の構造についての七つの書』中の挿絵である（図2‐3参照）。実は、ヴェサリウスの三つの著作すべてで、ヴァギナはペニスとして描かれている。さらに、その著作はほかの解剖学者たちから模倣されたため、ヴァギナを内部にあるペニスと描くことはルネサンスの解剖学文献では通常のことになっていた。男性と女性の生殖器をならべて描いたヴェサリウスの挿絵（図2‐4参照）も、学術的ではない形で流布されたため、ヴァギナが内部にあるペニスであるという考えは一般の人にも広まった。

　しかし、ルネサンスの人たちはどうしてヴァギナが内部にあるペニスだなどと考えたのだろうか。このペニス中心の考え方には長い歴史がある。その源は、アリストテレスと、剣闘士を治療した医師ガレノス（一二九〜二〇〇年頃）の提示した理論にある。アリストテレスとその弟子たちによれば、人間が女性になるか男性になるかを決定する要因は、熱、

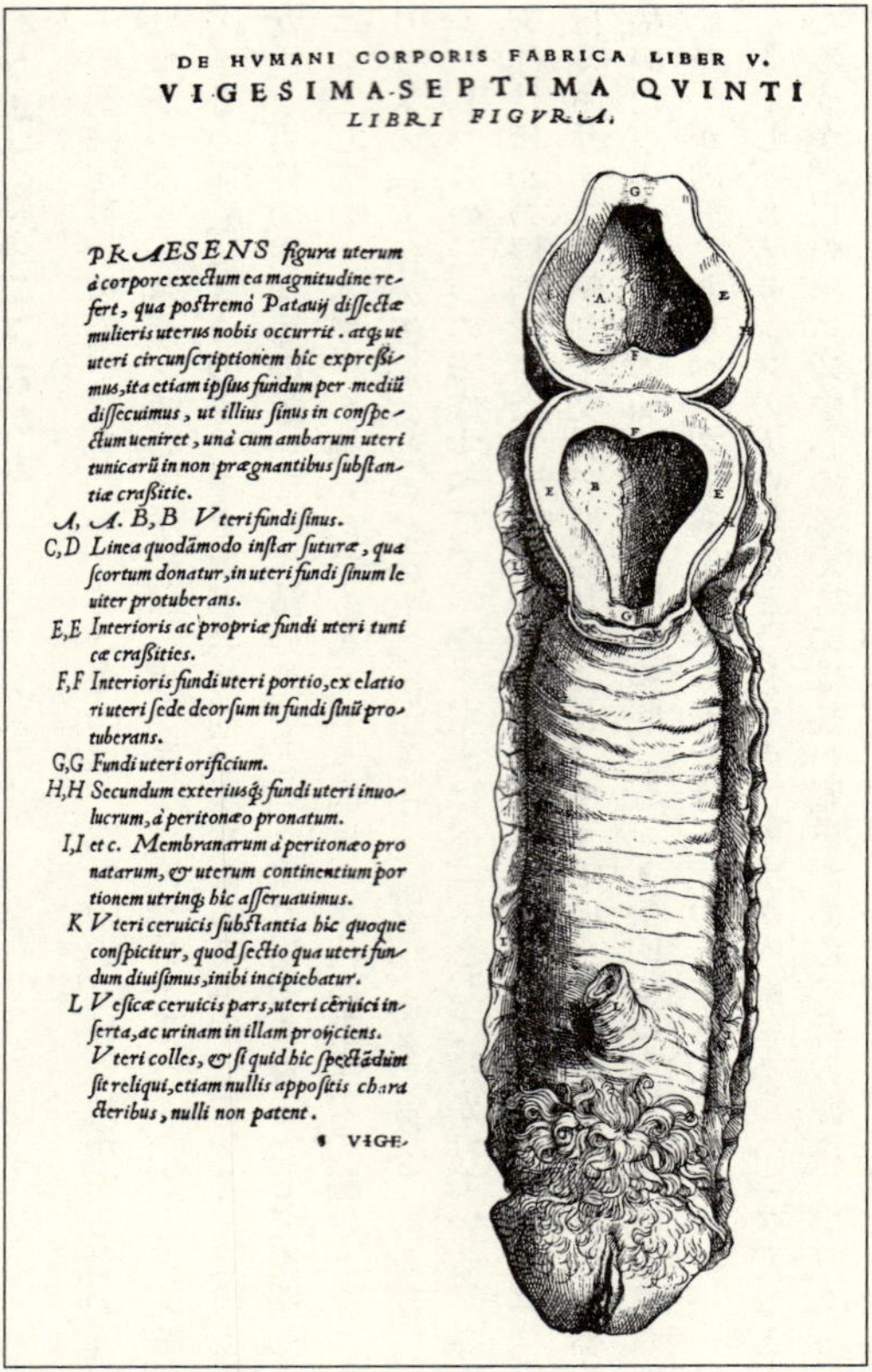

DE HVMANI CORPORIS FABRICA LIBER V.

VIGESIMA SEPTIMA QVINTI LIBRI FIGVRA.

PRAESENS figura uterum à corpore exectum ea magnitudine refert, qua postremò Patauij dissectæ mulieris uterus nobis occurrit. atq; ut uteri circunscriptionem hic expreßimus, ita etiam ipsius fundum per mediũ dissecuimus, ut illius sinus in conspectum ueniret, unà cum ambarum uteri tunicarũ in non prægnantibus substantiæ craßitie.

A, A. B, B Vteri fundi sinus.

C, D Linea quodãmodo instar suturæ, qua scortum donatur, in uteri fundi sinum leuiter protuberans.

E, E Interioris ac propriæ fundi uteri tunicæ craßities.

F, F Interioris fundi uteri portio, ex elatiori uteri sede deorsum in fundi sinũ protuberans.

G, G Fundi uteri orificium.

H, H Secundum exteriusq; fundi uteri inuolucrum, à peritonæo pronatum.

I, I et c. Membranarum à peritonæo pronatarum, & uterum continentium portionem utrinq; hic asseruauimus.

K Vteri ceruicis substantia hic quoque conspicitur, quod sectio qua uteri fundum diuisimus, inibi incipiebatur.

L Vesicæ ceruicis pars, uteri ceruici inserta, ac urinam in illam proijciens. Vteri colles, & si quid hic spectãdum sit reliqui, etiam nullis appositis characteribus, nulli non patent.

VIGE-

▼2-3　ペニスとしてのヴァギナ。ヴェサリウスの見方（1541 年）。

もっと正確に言えば、その個人がどれだけの熱を所有しているか、なのだという。その説では、男性は貴重な熱を女性よりも多く所有している。そのせいで、その人は男性になったのである。その人の持つ熱あるいは火の要素に応じて、目的も与えられる。この体系では、火による熱や乾いた太陽は男性とみなされ、一方、月は冷たく湿った特徴のせいで、女性とみなされている。熱や火は古代の科学者が自然を構成する四要素と見ていたものの一つにすぎない。ほかの要素は、空気――湿っていて熱い。土――冷たく乾いている。水――冷たく湿っている。この三つである。しかし、この四要素は対等のものとみなされてはいなかった。火はほかの三つよりも高い位置にあった――熱くて乾いているものは冷たくて湿っているものよりも上位なのだ。だから、火や熱は最初にきて、水が最後になる――まったく恣意的な順位付けである。

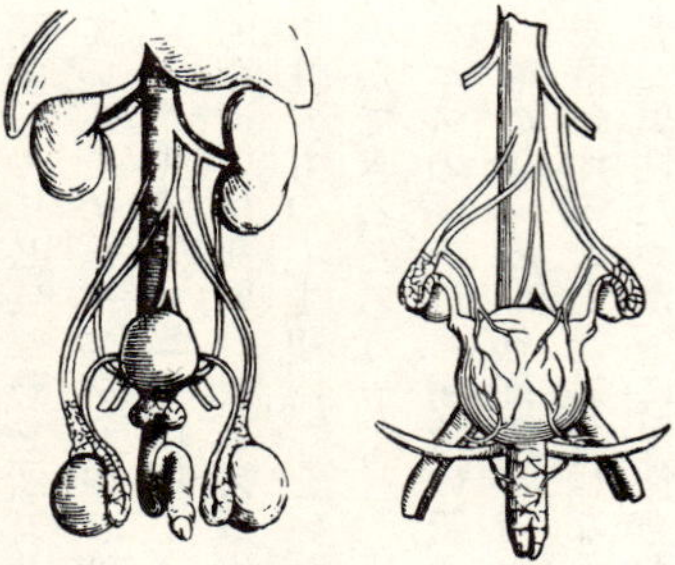

▼2-4　男女生殖器の比較。左、男性、右、女性（ヴェサリウス『性の図表（*Tabulae sex*)』1558年より）。

ガレノスは『人体の器官の用途について（*On the Usefulness of the Parts of the Body*)』という論文のなかで、この男性と女性の熱の違いがどのように生殖器に影響を与えたかに関して次のように述べている。「生殖器において、女性は男性より完全ではない。熱が足りないせいで、胎児のうちに生殖器が外に突出できず、内部に作られてしまったのだ」。女性はペニスを外に展開するのに必要な熱を所有していないとガレノスは言っている。冷たく湿った性質を持っているため、ペニスが外に突きださず、内部に残っているのだという。古代人は、本質的にヴァギナとペニスは同じようなものだと考えていた。違いは空間的な位置だけで、構造的な違いはない。たとえばガレノスは次のように言う。「女性のものを裏返して外に出し、男性のもの［生殖器］をいわば折りたたんでなかにいれれば、あらゆる点から見て同じものができるだろう」。ヴァギナとペニスが類似しているというこの考え方は、ヴァギナとペニスの両方に「精液の管」のような用語が用いられている理由になっている。

熱の違いという理論から出てきた結果は、男性の生殖器をものさしにして女性の生殖器を評価することだけではなかった。このまったく恣意的な要素の順位付けが、当時の権力者（男性だった）に男性を女性の上位に位置づけることのできる体系を与えることにもなった。男性は女性やほかのすべてを測るための規準となったのである。女性は男性と比べて「熱」が少ないから劣っていると定義された。火を水の上位に置くという根拠のない順位づけは、アリストテレスが説明したとおりで、「なぜなら女性は男性の不完全なものだから」なのである。この主観的なものさしは、ほかの数多くの女性嫌悪を生じさせ、それを強調することにもなった。

女性についての混乱してゆがんだ理論を唱えるときに、アリストテレスの体熱理論を利用した男性は多い。ガレノスは、人間と動物の生命を熱が序列づけていることを次のように説明している。「さて、人間がすべての動物のなかで最も完全であるのと同じように、男性は女性よりも完全である。その理由は、男性のほうが熱を多く持っているからだ。熱は自然の第一位の要素だからである」。中世に書かれた『女性の秘密』では、著者は女児の誕生について次のように語っている。「もし女児が生まれるなら、それはなんらかの要素が物質の配合を妨げたからである。だから、女性は人間ではなく、自然から生まれた怪物だと言われるのである」。女性は不完全な男性だという説から怪物だという説まで、すべてが、恣意的な順列システムのせいで生まれた考え方なのである。

女の子が男の子になるとき

熱が男女の違いのもとになっているという理論は、ヴァギナは内部にあり劣ったペニスであるという考えを思いつかせたほかにも、女性は男性よりも進化していないという考えにもつながった。熱の理論から導きだされた考え方に、女性を男性に変えることができるというものがある。不思議なことに、一世紀から一七世紀までの医学論文には、こうした性の変化が起きたという例が書かれたものがたくさんある。そのうちの一つがフランス国王シャルル九世の召使だったマリー・ガルニエのケースである。王の主治医であるアンブロワーズ・パレによると、一五歳のときのマリーは「男性らしさはかけらもなかった」という。しかし、思春期のまっさかりに、麦畑でブタを追い回していたマリーは、どぶを飛び越えたはずみに外部のペニスが生えてきた。パレの説明では、「その瞬間に、生殖器と男性の竿が大きくなり、それをなかに閉じ込めていた腱が切れた」。マリーは母親のところに帰り、母親は娘を司教のところに連れて行き、司教はマリーを男性だと宣言した。そこでマリーはジェルマン、またはマリー＝ジェルマンと名乗るようになった。

マリー＝ジェルマンの罪は、つまり、性別が変化した理由は、不適切な行動をしたことだった。このようなすばやい乱暴な（レディらしくない）動き方をしたせいで、内部の生殖器が外に出てしまったのだという。熱理論によれば、これが起きたのは、「熱が強い力で睾丸を外に押しだしたからだ」という。マリーの性転換の物語には続きがある。フランスのその地方には、「女の子たちによくうたわれる歌があり、その歌は、マリー＝ジェルマンのように男になってしまうといけないから、脚を広げすぎるなと警告している」という。しかし、男のほうは幸いにも歩幅に気をつける必要はない。そうした性転換は、一方通行だと考えられているからだ。解剖学者のガスパール・ボーアン（一五六〇〜一六二四年）が説明したように、「だから我々は男が女になったという話をきいたことはない。なぜなら自然は常に完全になる方向に進むのであって、完全なものが不完全になるようなことは起きないからだ」。女性はここでまた自分のいるべき場所に――男の下に、注意深く脚をそろえて――しっかりと押しこめられたのである。

今日の科学では、思春期に女の子が男の子になるケースは、性ホルモンのバランスが崩れたことによるものだと考えられている。そのバランスの崩れは5アルファ・リダクターゼ・シンドロームと言われるもので、（テストステロンを5アルファ・ジヒドロテストステロンに変える）エンザイム5アルファ・リダクターゼが生産されないことによる。遺伝子的には男性と定義されても――つまり、X染色体とY染色体を持つ――そのような子どもは女性の外性器に似た性器を持って生まれる。睾丸が体内にとどまっているため、陰嚢が大陰唇のように見え、ペニスは非常に短く未発達なので、大きなクリトリスのように見えるのである。これが典型的なクリトリスではないことがわかるのは、そこから排尿するからだ。

こうした子どもたちは、思春期に男の子に「なる」。急激なホルモンの変化が男性器の発達を促すからだ。「大陰唇」が膨らんで垂れ、睾丸が下りてきて、ペニスが長くなる。思春期が過ぎれば、そうした男性の生殖器はほかの男性の生殖器とそう変わらなくなり、やがて子どもの父親となる人も多い。実際、ドミニカ共和国のある地方では、この事例がありふれていて、こういう子どもを指す口語の単語まであるほどだ。その単語はguevedoces、「一二の卵」という意味である。この地方では第三の性という概念が受け入れられていて、社会的な欠点ともなっていない。その理由の一つは、guevedocesがありふれていることだろう。この地方の医師たちはどの女の子が男の子になるかを見分けるのがうまく、子どもたちは、思いがけない性の変化にショックを受けることもない。

女性にも睾丸がある

ヴァギナをペニスと見る古代の見方が与えたもう一つの影響は、解剖学に幾何学のような合同の概念が持ちこまれるようになったことである。ヴァギナを内部にあるペニスとみなすこの奇妙な筋書きでは、子宮が陰嚢であるとか、小陰唇は男性の包皮と同じものだとか、卵巣は睾丸だなどと論じられた。ガレノスが述べたように、「男性の生殖器はすべて女性にも存在する……男性の生殖器で見つからないものはない。すべて単に場所を変えただけである」。説明のために、ガレノスは男女の生殖器がどのように対応するかを一つ一つ例を挙げて語っている。

最初に、男性［の外性器］が裏返しになって大腸と膀胱のあいだに入りこんで広がっていると考えてほしい。このようなことが起きるのであれば、陰嚢は睾丸が外側になって両側につき、子宮の場所に行くにちがいない。男性のペニスは中空になって通り道となり、「包皮」と呼ばれる先端の部分は、女性の外性器となる。

ガレノスは女性の生殖器を頭の中で操作しつづける。

それにまた、……子宮が裏返しになって外側に突きでる様子を考えてほしい。そうなったら当然睾丸［卵巣］は内側に行くのではないか？　陰嚢のように、それを包み込むのではないだろうか？　これまで会陰部のなかにあった頸部［子宮頸とヴァギナ］は外にぶら下がって、男性器になるのではなかろうか？

男性をものさしとして男女の生殖器を対応させるやり方は、少なくとも二〇〇〇年にわたって――紀元前三世紀から一七、一八世紀まで――行なわれてきた科学的方法だった（今でもまだ行なわれていると主張する人もいる）。しかし、ガレノスの女性生殖器の構造に関する確信は、実際に解剖した経験に基づいているのではない。彼は、死んだ剣闘士の体を調べたことはあるが、メスの体を解剖したのは、ブタとヤギとサルのメスだけである。ガレノスの理論は、直接的な証拠ではなく、紀元前三世紀にアレキサンドリアで活躍した解剖学者ヘロフィロスの業績に基づいている。ヘロフィロスは女性の内生殖器を見たことがある。卵巣を発見したのはヘロフィロスなのだ。しかし、男性をものさしとして女性をその完全な男性の劣った形態とみなすアリストテレスの考え方に染まっていたため、ヘロフィロスは卵巣を、男性の睾丸が変化したものと考えたのである。ガレノスは、具体的な証拠は何もなかったのに、単純にヘロフィロスの仮説に同調した。女性は「熱」が少ないから男性の不完全版だという自分の世界観に適合していたからだ。

ガレノスが女性を男性の不完全版と主張していたのは、具体的な証拠がない時代としては理解できる。だが、証拠のあったルネサンスの解剖学者たちがこの考えを繰り返していたのは理解に苦しむ。一四世紀以降になると、女性の体を解剖することができた。一六世紀の先駆的な解剖学者ヴェサリウスは、『人体の構造についての七つの書』での女性生殖器の図を少なくとも九体の解剖に基づいて書いたと言われている。「本書はすべての器官の図が説明のあいだに挿入されている。いわば、自然の技を学ぶ者の眼前に切り取られた体が置かれているようなものだ」と彼は自慢している。ところが、読者が実際に目にするのは、正確な観察の結果ではなく、先ほど見たような、以前からのイデオロギーなのである。

ヴェサリウスと同輩たちにとっては、実際に見ても論より証拠とはならなかった。その解剖学者たちは、知的革新の時代ルネサンスに生きた人たちだったかもしれないが、大多数の人は単なるヒツジで、古くさい教義に盲目的に従い、その時代の科学的、宗教的な慣習の支配下にあったのだ。解剖学は慣習の影響を受けていた。言葉であれ像であれ、どんなイメージも、「権威者」のこうあるべきという論から独立して存在することはできなかった。アリストテレス派は、女性は「熱」のせいで男性より劣っていると考えた。教会は、性の違いはエデンの園でのイヴの行動の結果だと宣伝した。つまり、女性は恩寵を失い、それが生殖器の形に表われていると主張した。ルネサンスの解剖学者たちは、こうしたばかげた主張を信じて広めたのである。こうして女性は男性の不完全版だとみなされつづけた。

嚢か陰嚢か、卵巣か睾丸か

女性が男性を反転させたものだという考えのせいで、生殖器に関する西洋の語彙は非常に混乱した。女性の生殖器は発育を阻害された男性の生殖器だとみなされただけではなく、同じ名前までつけられた。ヘロフィロスが卵巣に与えた名称は didymi ——双子を意味するギリシャ語である。必ず対になっているからだ。当時 didymi は、男性の精巣（睾丸）を呼ぶ標準的な名称でもあった。こうした名称の名残が現代の解剖学用語にも残っている。epididymis（精巣上体）——それぞれの精巣の背面にあって精子を運ぶねじれた管——という名称は、epi（近くの）と didymi を組み合わせたものである。

男女両用のギリシャ語名称の名残はほかにもある。ヒポクラテスやのちにガレノスが使用した精巣（睾丸）を表わす orchis という言葉も現代の医学用語に残っている。睾丸の炎症は orchitis で、orchidectomy は精巣摘除術である。植物の蘭を表わす orchid は、「性欲」を刺激し、「形が睾丸に似ているので」妊娠を助け、「精液の匂いがする」ことからその名がついたという。蘭は、精液を増やすとも信じられていた。

ローマ時代に、didymi は卵巣を指す言葉としては使われなくなった。それに代わったのが testis（ラテン語で証人の意味）、あるいは「小さい」の意味が加わった指小語の testiculus である。現代の用語、testicle（睾丸）は指小語から、testis はそのまま（複数は testes）残っている。testis は女性の卵巣と男性の睾丸につけられた名称で、ローマ時代には、法的に有効な証言が行なわれるには、少なくとも二人の人間が必要だったことからきている。男女両性にまたがって使われたもう一つの言葉が stones である。今日でも、卵巣と精巣の両方を指す言葉がある――gonads（生殖腺）という言葉で、ギリシャ語の精液、gonos が語源である。

女性は必要な器官をすべて備えてはいるが、男性の不完全な形だという概念は、生殖機能の理論にもドミノ効果を与えている。ガレノスとヘロフィロスは女性の卵巣を男性の睾丸の類似物とみなしていた。ガレノスは比較をさらに推し進めた。構造的な類似だけでは満足せず、男性と女性の testicles は同じ機能を持っていると仮定した。つまり、精液の製造である。しかし、女性の精液は男性のほど濃くも熱くもない。女性は男性より冷たいからである。「もちろん、女性の testes は男性のより小さく不完全なはずだ。そして、なかで作られる精液は薄く、冷たく、湿っているに違いない（この点に関しても、熱の不足という条件に従う）」とガレノスは説明している。

子宮も男性中心主義の攻撃をこうむってきた。筋肉質の厚い構造は陰嚢の薄い皮膚とは大違いなのに、また、子どもを宿すという独特の役割を果たしているのに、単なる陰嚢と同じものとみなされてきた（陰嚢を表わす scrotum はギリシャ語の革の袋が語源）。一六世紀のあるフランス人は、「子宮は裏返しになった陰嚢とペニスにすぎない」と言った。ヴァギナ／ペニス理論と同じように、この子宮／陰嚢理論も言葉だけではなく図に描いて広められた。

中世には、子宮と陰嚢を表わすのにbursa（嚢）という言葉が使われていた。袋という意味である。中世に最も広く読まれたセックスの手引書、『女性の秘密』には、男が射精したあと、子宮が「袋のように口を閉じる」と書かれていた。ルネサンスのイギリスでは、子宮と陰嚢を表わすのに、purse（財布、袋）という言葉が一般に使われていた。「子宮は財布と同じように固く封をされた入れ物である」と作者不詳のドイツ語の教科書に書かれている。しかし、フランス語でbourseと言えば、財布や袋を意味するのと同時に、金融業者の集まる場所という意味もある。なにか価値のあるものが生みだされる場所という意味合いが込められている。この意味は、母親という意味のmaterを語源とするmatriceという言葉にもはいっている。matrice（英語ではmatrix）はなにかの起源がある場所、価値のあるものが生みだされる場所である。子宮や陰嚢を示すほかの言葉とは違って、女性の生殖器だけに使用される。

ヴァギナのルネサンス

一七世紀は女性生殖器にとってはいい世紀だった。ヴァギナという言葉が登場した時代だからというだけではなく、「女性の生殖器は男性の生殖器を裏返したもの」という理論への反論が初めて現われたからでもある。何人かの勇敢な科学者が、受け入れられた昔の見解を繰り返すのではなく、自分たちの見たものを口に出したのである。そのうちの一人がイギリスの解剖学者、ヘルキア・クルックで、一六一五年に「子宮底と男性の陰嚢には共通性がない」と主張した。クルックは、「子宮底は非常に厚く、肉がたっぷりついて引き締まった膜組織であるが、陰嚢のほうはしわだらけで薄い皮である」、だから二つが類似しているとみなされるべきではないと主張した。一七世紀のデンマーク人解剖学者カスパー・バルトリンも反対者の一人だった。「ガレノスや……ほかの人たちの、女性の生殖器は男性のものと場所が違うだけだという考えに同調すべきではない」とバルトリンは主張し、「女性は不完全な男性にすぎないと考える人たちの」イデオロギー的な筋書きに沿って考えるのは誤りではないかと示唆した。一方、オランダの解剖学者レニエ・ド・グラーフは、「ヴァギナが男性のペニスに対応し、単に裏返っているだけの違いしかないという考え方は、ばかげている。ヴァギナとペニスに似ているところはまったくない」と書いた。

ド・グラーフはまた女性の「testicle（卵巣／睾丸）」は男性の testicle とは似ていないと考え、さらに重要なことは、それを口に出した。「女性の testicles は男性のものとは非常に異なっている……場所も、形も、大きさも、中身も、外皮も、機能も。その位置は男性のように腹部の外側ではなく、腹腔のなかであり、子宮底から指二本の位置にある」。ヤン・スヴァンメルダムの研究にも支持され、ド・グラーフは女性の「testicles」の機能と構造に関する古い考え方を否定した。これは精液を作る器官ではなく、卵子を作る器官であると言った。「女性の testicle の一般的な機能は、卵子を作りそれを育てて成熟させることである。このように、人間の女性でも、鳥の卵巣がするのと同じ任務を果たしている。したがって、これは女性の testicles と呼ぶのではなく、ovaries（卵巣）と呼ぶべきであろう。とりわけ、男性の testicles とは中身も形も似ているところがまったくないのだから」

こうして女性の生殖腺は史上初めて固有の名称と固有の機能が与えられることになった。男性が所有していない機能である。一八世紀にはド・グラーフの ovary（卵巣）という新しい用語が根を下ろし、女性の testicle は使われなくなった。ヴァギナという言葉が現われ、それとともに、この器官がペニスの不完全版ではなく独立した存在だという概念が表われた。さらに、子宮が陰嚢と同じ呼び方をされることがなくなった。ようやくヴァギナにもルネサンスが訪れたかのように見えはしたが、女性は不完全な男性であるという見方が消え去ったわけではなかった。ある混乱は落ちこぼれずに残り、ヴァギナを内側にあるペニスと見る習慣の影響で、また別の混乱が頭をもたげた――それが、クリトリスはペニスだという考え方である。小さく、未発達のペニスだというのである。悲しいことに、この見方は今日でも信じられている。

ペニスとクリトリスを同一視する見方がどこから出てきたのかははっきりしていない。言葉のせいだという学者もいる。解剖学教科書を翻訳するときに間違いが起きたのだという。また、両方とも勃起する能力があるせいではないかという学者もいる。どちらも性的に興奮すると固くなるからだ。イギリスで最も有名な性の手引書、『アリストテレスの傑作（*Aristotle's Masterpiece*）』（一七世紀から一九世紀にかけてさまざまな形で出版されてきた）には、「女性のクリトリスは、ペニスと同じ、つまり、勃起する」と書かれている。ラテン語で virga は竿という意味で、クリトリスにもペニスにも使うことができた。一部の解剖学者はクリトリスを単に membrum muliebrum 、つまり女性器と呼んでいた。習慣を改めるのは難しい。だから、一部の人にとっては、クリトリスをそれ自体で独立した生殖器と見るよりも、ペニスの対応物と考えるほうが簡単だったのだろう。怠惰さも手伝って、男性をものさしとして女性を評価することが続いたのである。

女性が二つのペニスを持つとき

男性のペニスをもとにして女性の生殖器を判断する習慣のせいで、非常に奇妙な説が生まれることになった。いくつかの著作には女性にはペニスが二つあると書かれている。ヴァギナのペニスと、クリトリスのペニスがあるというのだ。一六六八年に書かれたトーマス・バルトリンの『解剖学（*Anatomy*）』はその一つである。バルトリンは女性の生殖器が男性のとは違うと擁護してはいたのだが。バルトリンはヴァギナを、「長くも短くも、広くも狭くも、女性の欲望に応じてさまざまに姿を変えるもの」と考えていた。また、「固く、敏感な組織で、ペニスのようにいくらか海綿状でもある」と書いている。しかしバルトリンは、クリトリスも「男性のペニスに、場所も、中身も、組成も、液体が充満している点でも、勃起する点でもよく似ていて……核や包皮のようなものもあり、女性のペニスと言ってもいい」と書いた（図2-5参照）。ほかにも、一七世紀イギリスの助産術の手引書、『助産術』では、あるページでヴァギナのことを「ペニスの通り道で、それが裏返しになったものと似ている」と書き、別の場所では、クリトリスは「ペニスと同じように立ったり倒れたりし、女性の欲望をかきたて、性交のときに喜びを与えるので」ペニスに似ていると書いている。あとで見ることになるが、クリトリスは、ほんとうはまったく違うものである。

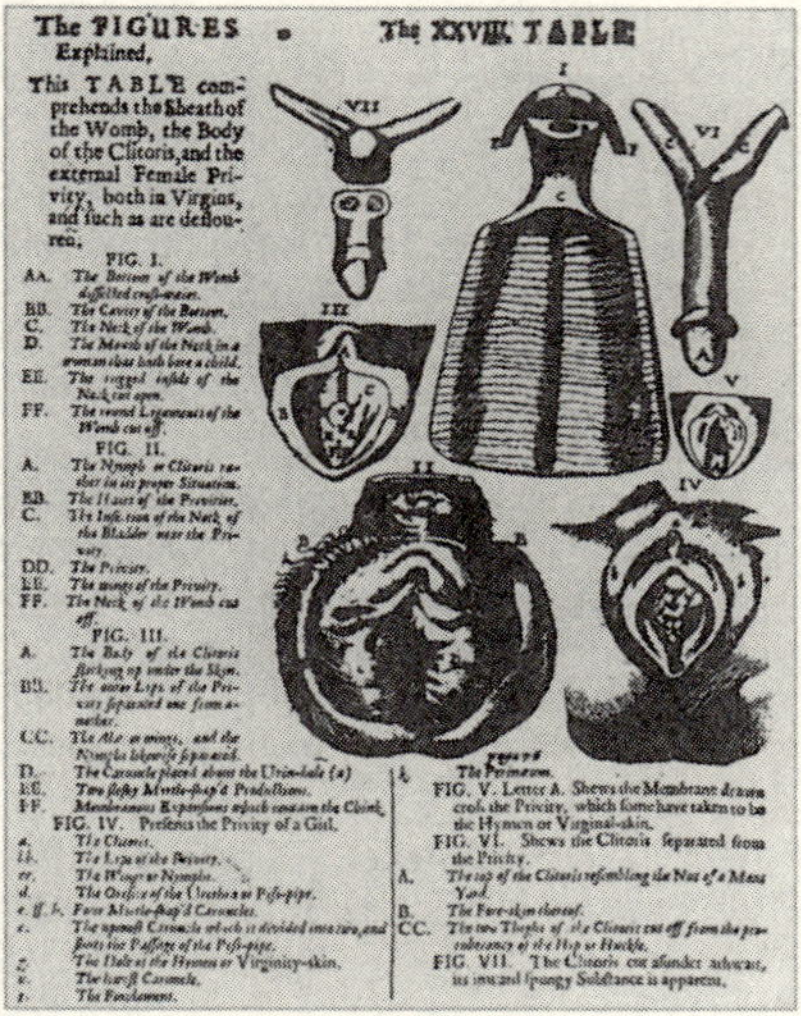

▼2-5　ペニスとしてのクリトリス（バルトリン『解剖学』1668年より）。

しかし、そもそもクリトリスという言葉はどこからきたのだろう？　非常に厳密に限定された用語なので、そのものの性質に関する手がかりが含まれていない。その言葉は何を意味するのだろうか？　さまざまな語源が推測されている。語源学者の多くは、ヴィーナスの丘を例に挙げて、ギリシャ語の丘や斜面を意味するkleitysと関係があると主張する。ギリシャ語の、

「有名な」、「優れた」を意味するkleitosが語源だと言う人もいる。あるいは、ギリシャ語の「閉める」という動詞kleiein、または鍵にあたるkleisと関連づける人もいる。クリトリスは快楽の扉を開ける鍵だからというのである。また、核とか芯を意味するオランダ語のkeestと関係があるという可能性もある。

確かなのは、その言葉が初めて解剖学用語として使用されたのが、一世紀のエフェソスの医学者ルポスが書いた文章のなかだということである。ルポスは性的な器官であるクリトリスからclitoriseという動詞が生まれたことも説明している。「クリトリスを官能的に刺激する」という意味だ。ドイツ語の「くすぐる」、「満足させる」を意味する動詞kitzlenと、クリトリスの俗称der Kitzlerは、同じ語源だと考えられている。この意味で、クリトリスは西洋世界の女性生殖器関連の言葉のなかでは独特な位置を占めている。ほかの用語とは違って、クリトリスとそのたくさんある愛称は、すべてセックスの快楽と結びついている。たとえば、昔の呼び方には、amoris dulcedoなどというものもある。「愛の喜び」という意味だ。sedes libidinisは「熱情の座」、oestrus Venerisは「ヴィーナスの衝動」、Wollustorganは「エクスタシーの器官」、gaude mihiは「大きな喜び」である。また、激情を表わす言葉もある。「脚のあいだの耳」とか、「ギンバイカの実」というのもある。これは、ギンバイカがギリシャ・ローマ神話の愛の女神、アフロディーテ／ヴィーナスにささげる神聖な植物だからである。現代では、優しさや快楽を表わす愛称はフランス語にある。bonbon（ボンボン）、praline（砂糖漬けアーモンド）、framboise（ラズベリー）、grain de café（コーヒー豆）、berlingot（はっか入りキャンデー）などがそうだ。フランス語の愛称でわたしが気に入っているのは、praline en délire、「狂乱した砂糖漬けアーモンド」、いまにもオーガズムに達しそうなほど興奮したクリトリスを思わせる。

愛と性の言葉

西洋におけるヴァギナ関連の言葉の歴史には、用語の数についても正確さについても欠陥があるが、東洋の文化ではそうではない。中国、インド、日本の性の教典を見ればわかるように、抑圧的な概念に押さえつけられずに文化の想像力が天翔けるところでは、豊かな言葉が生まれてくる。女性の生殖器を指す言葉は、視覚、触覚、嗅覚の喜びを反映して、一般に美しさや快楽を示す語が使われる。中国の道教の用語には、「知恵の蓮華」、「愛の洞窟」、「開いた芍薬の花」、「宝物庫」、「内にある心」、「生命の門」、「天国への門」などがある。ヴァギナを表わす東洋の言葉ヨニは、それ自体に子宮という意味が含まれていて、（まえにも触れたように）起源を意味する。さらに、サンスクリットで子宮あるいはヨニを意味するbhagaという言葉には、富、幸運、幸福という意味もある。その語幹bhagは、女性生殖器と祝福と力という言葉の語幹になっている。たとえば、クリトリス(bhagshishnaka)、恥丘(bhagpith)、エクスタシー(bhagananda)、聖者(bhagwan)、母性あるいは神性(bhagavat-cetana)、神の力(bhagavatisakti)、信者(bhagat)の語幹でもある。

bhagaにはまた、エロチックな物事、非エロチックな物事両方を「楽しむ聖なる人(bhagavat)」という意味もある。

何世紀にもわたる西洋の裸体画を、知らない人が見たら、女性には恥毛がないかと思うことだろう。なんらかの理由があって、西洋では恥毛が問題とされていた——おそらくは、それが動物的なセックスを思わせ、女性のつつましさという先入観とうまく適合しなかったからなのだろう。それとは対照的に、中国では濃い恥毛は女性の情熱と官能性の豊かさのしるしで、正三角形の恥毛は美しいと解釈されていた。一般的に「陰毛」という言葉が使われている。しかし、恥毛のない女性がいれば、「白虎」と称された。恥毛への肯定的な感情を表現しているらしく、中国語の名称は非常に詩的である。ほかには「かぐわしい草」、「黒い薔薇」、「聖なる毛」、「苔」のような言葉が、恥毛の生える地帯には分泌腺があるという事実を反映し、どこか柔らかで生き生きとしてかぐわしいという感覚を伝えている。女性の外性器周辺に散在する分泌腺は、その周辺に匂いをつける働きをしているのではないかといわれていて、中国語では「太陽の縁台」とか「まじった岩」、「幼女」などと言う。インドでは、ヴァギナの分泌腺を指すのに、サンスクリット語で満月を意味するpurnacandraが使われ、その腺には「愛の液体」が入っていると言われる。ほかに、匂いに関係した中国語のヴァギナの呼び方は、「麝香の枕」、「清らかなユリ」、「愛のアネモネ」といったものがある。しかし、「紫のきのこの傘」という言葉がどこからきたのかはわからない。

恥丘（恥骨を覆う脂肪の多い組織）を指す中国語、「カヤツリグサの丘」は、丘や山にたとえる点で西洋の呼び方と共通点がある。しかし、「カヤツリグサの丘」にはもう一つの意味合いがある。カヤツリグサというのは、湿った土地に生える草である。さらに、もう一つの特徴は茎が三角形になっていることで、恥毛の三角地帯にとりわけふさわしい。クリトリスのすぐ上にある小さな頭巾状の襞を指す言葉は植物に関係する用語が多い。指で動かすと自由に動き、クリトリスの先端を半ばあるいは完全に覆うことができるこの頭巾を、中国語では、「暗い庭」、「神の畑」、「穀物の種」などと呼ぶ。英語では、この部分を特別に呼ぶための言葉はない。クリトリスの先端のすぐ下で、小陰唇の合わせ目となる非常に敏感な部分は、中国語では「リュートあるいは竪琴の弦」と呼ばれる（英語では［陰核］小帯といい、もともとの意味は「唇の合わせ目」という意味）。小陰唇の下の合わせ目は玉理《ユーリー》という。小陰唇自体は「赤い真珠」あるいは「小麦の芽」である。

西洋と同じように、東洋でも生殖器の名前の多くは機能に基づいてつけられている。しかし、その機能についての考え方は必ずしもほかと同じではない。たとえば、卵巣には女性の陰のエネルギーがこもっているとみなされていた。そしてそのエネルギーが役に立つのは、性的に興奮しているときなのである。それは「卵院《ルアンユアン》Luan-Yuan」である。男性の陽のエネルギーが存在する場所は睾丸である。しかし、中国の考え方で、女性の陰のエネルギーが宿る場所はもう一つある。それは、陰の集まる場所、会陰部だ。そこは、「生と死の門」という名でも知られている（女性生殖器がこの世界と向こうの世界のあいだにある聖なる門だという古代の考えを反映している)。西洋世界では、会陰部は女性生殖器として重要な部分とは考えられていず、実は非常に感覚の鋭い場所なのに、出産時に不必要に切開されることが多い。インドでも、会陰部は女性の性的エネルギーの中心と考えられ、サンスクリット語ではヨニの場所、yonisthanaと呼ばれている。

東洋におけるヴァギナ

ここまで見てきたように、名称は多くのことを物語る。それでは、道教の子宮の呼び方、「貴重な坩堝」は何を物語っているだろう? どんなメッセージがこめられているのか? 独特の、魔術のような、生命を与える変化が起きる場所? 西洋で子宮が陰嚢とペニスを裏返しにしたものと見られてきたのとは、何光年もの隔たりがあるように思える。生殖器に関するほかの用語と考え合わせると、セックスと女性生殖器に対する非常に異なった態度が明らかになる。まえにも述べたように、道教ではセックスを聖なるものと見ていたのに対し、キリスト教では罪深いものと考えていた。おそらくは今でもそうだ。中国語や道教での子宮の呼び方はほかにもある。そうした言葉も、特別な、価値のある場所という意味を伝えている。たとえば、「子どもの宮殿」、「陰の宮殿」、「赤い部屋」、「宝石の入れ物」、「芍薬の芯」、「内部の芯」、「辰砂《しんしゃ》の洞窟」などである。「花芯」と「内側の結び目」は、子宮頸、もっと詳しく言えば、子宮頸口の名称である。

東洋の生殖器関連の言葉を見ると、共通の糸が見えてくる。そのうちの一つは、生殖器を描写するのに宝石や貴金属や鉱物や石が果たしている役割が大きいことである。たとえば、日本ではヴァギナは「玉門」と言った。玉とは宝石のことである。鉱物で言えば、最も一般的なのは辰砂にたとえることだった。子宮の名称として、先ほど「辰砂の洞窟」を挙げたが、次のような一般的なヴァギナの呼び方を見てほしい。「辰砂の裂け目」、「辰砂の穴」、「辰砂の門」、「辰砂の割れ目」。

辰砂が何を表わしているかを知れば、ヴァギナが神聖なものと見られていたことが理解できる。中国人はヴァギナを形容するのに二つの理由で辰砂を利用した。第一にその色である。光沢のある朱色は女性の生殖器と血を思わせる。しかし最も重要なのは、辰砂の錬金術的役割である。というのは、道教の錬金術では、辰砂は変成の重要な象徴だった。基本物質を新しい生命に変化させる女性生殖器を描写するにはぴったりのものだったのである。

貴金属と宝石にたとえる場合は、中国人は金と翡翠を好んだ。金はもちろんほとんどの文明で美しいとされ、大事にされた。ヴァギナを描写するのに金を使うのは、女性の生殖器を貴重だと評価するためである。次の表現を見てほしい。「黄金の渓谷」、「黄金の入り口」、「黄金の門」、「黄金の蓮」、「黄金の溝」。しかし、黄金がよく使われるにはほかにも理由がある。それは第三の形容詞、つまり翡翠と密接に結びついているからだ。この翠色《みどり》をした準宝石は、カルシウムとマグネシウムの珪酸塩で、「翡翠の扉」、「翡翠の門」、「翡翠の洞窟」、「翡翠の入り口」、「翡翠の脈」、「翡翠のあずまや」、「翡翠の階《きざはし》の上の真珠（クリトリス）」、「翡翠の部屋」など、生殖器の名称にたくさん使用されている。「翡翠の部屋」はヴァギナを指す昔の呼び方で、最も古い性の教典の題名にも使われている。その本とは、隋王朝に書かれた『房内秘術』と『玉房秘訣』の二冊である。女性は翡翠の生殖器を持っていると同時に、「翡翠の液」を作りだすとも言われていた。男性はその液を自分の「翡翠の茎」（ここでも、ペニスは茎になぞらえられている）で集めることができれば、長生きすることができる。

生殖器を呼ぶ言葉に黄金と翡翠を使うのは長寿が鍵となっている。古代中国の考え方によると、黄金と翡翠は体を衰えから守るとされていたからだ――死後の腐敗からさえも守ると言われたのである。つまり、その二つは長寿を助ける。この考えが、ヴァギナを生命の霊薬の源とし、セックスは死をうまく逃れる方法だとする道教の教えと結びついた。翡翠の力への信仰は、中国文化のさまざまな側面に表われている。『易経』では、「天国は翡翠でできている」と書かれている。また、中国人は翡翠を永遠の生命への鍵だと考えて、文字どおり生命の霊薬として、粉にして飲んだり食べたりしていた。宮廷の妾妃たちも自分のお勤めの一部として翡翠を使用した。粉にした翡翠は性的能力を高めると言われていたからである。

生殖器と翡翠の結びつきは思いのほか強い。翡翠という言葉の語源が生殖器と関連していると聞けば不思議に思うはずだ。そう考えていたのは、腎臓を性に関する器官とみなしていた中国の医学である。二種類ある翡翠の変種のうち一つが軟玉で、腎臓石という異名があった。セックスの不調と腎臓病の治療に効果があるとされていたからだ。実はjade（翡翠）という単語は一六世紀のスペインの医師によって作られたもので、piedras hijadas、仙痛石、文字どおりには「わき腹の石」という言い方からきている。その石が、わき腹の仙痛や知られているかぎりの腎臓の病気を治すと信じられていたからだ。中国医学では、腎臓（副腎も含む）は性にかかわる臓器の一部とみなされていた。というのは、性的なエネルギー（腎）を貯蔵する場所なので、性欲に重要な役割を果たすと思われていたからである。

腎臓や性的エネルギーと翡翠との結びつきを考えれば、to be jadedが「へとへとになる」という意味になる理由が理解できる。さらに、性的エネルギーや精液と腎臓とを結びつける古代西洋医学の考え方も思い起こさせる（おもしろいことに、現代西洋医学は腎臓とセックスにはホルモンや構造の上でいくつもの結びつきがあることを認めている。たとえば、胎児のあいだに、卵巣あるいは精巣といった生殖腺は腎臓と密接に結びつきながら成長し、腎臓の使われなかった部分をなかに取りこむ場合さえある）。

最後に、東洋のヴァギナ関連の語彙を見ていて嬉しくなるのは、生殖器の名づけ方に西洋と似たところがあるということである。西洋でも東洋でも、クリトリスの名前は性的快感を重視してつけられている。クリトリスについての中国の名称には「快楽の座」、「快楽の場所」、「黄金の舌」、「黄金の台地」、「宝石の台地」、などがある。一方、クリトリスを表わす漢字は、陰と蔕《へた》である。クリトリスがナスのへたに似ているからだ。日本ではクリトリスのことを法珠という。仏教では「宇宙の法の宝石」を意味する。生殖器の解剖学では、女性の vestibule（玄関）と言ったら、ヴァギナと尿道口に続く卵形の入り口部分のことで、小陰唇を開くと見える。建築で vestibule と言えば、建物や通路の入り口にある小さなホールやロビーのことである。中国語も同じような発想で、これを「天庭」、「人目に触れない谷（隅谷）」、「審査会場」などと呼ぶ。

カントの言語学

ヴァギナに関する言葉の歴史を見るなら、cunt を抜かすわけにはいかない。著しく直接的な表現なのに、複数の意味を持ち、国によっても違う。スペインでは、おいしいものを食べた喜びを表現するのに、como comerle el coño a bocaos（口いっぱいに cunt を食べているようだ）と言う。しかし、イギリスではその言い方は認められない。女性生殖器を表わす最も古い言葉の一つ、cunt は、最もタブーとされる言葉でもあるからだ。ところが、スペインではそうではない。coño は（卑俗な罵り言葉ではあるが）非常によく使われる言葉で、イギリス人がフランス人から les fuckoff と呼ばれるのと同じように、チリやメキシコではスペイン人が los coños と呼ばれているほどだ。スペイン人は coño 入りの言い回しを楽しんで使っているように見える。otra pena para mi coño（わたしの coño にもう一つの痛み）は、対処しなければならない余分な問題があるときに使われる。もし、何か、または誰かにうんざりしたら、estoy hasta el coño（coñoまで）と言う。また、ある場所が辺鄙なところにあることをわからせようと思ったら、よく使われるスペイン語の言い回しは、en el quinto coño（第五のcoñoにある）である。どうして辺鄙な場所が第五のcuntなのかは謎だ。

　cuntの意味合いは、ヨーロッパ中で二分されている。イタリアでは、cuntを表わすfigaは侮辱語でも汚い言葉でもない。どちらかというとふつうの間投詞である（cazzo（ペニス）の次によく使われる）。figaは話し言葉で、書き言葉ではficaがふつうだ。che figa! は気楽に使われる表現で、「すごい美人だ！」という意味。物について使われると、たとえばche festa figa! なら「最高のパーティだね」となる。状況を指す場合には、che figa! は「ついてる！」となる。そして、英語のchick（娘っ子）やpussy（女）と同じように、男性が性差別的に使う場合もあるが、イタリアの女性たちはその言葉を男性名詞figoにして自分たちのものにした。だから、歩いているイタリア男が気に入ったら、感嘆してche figo! と言うことができる。何かがすばらしかったら、それはfigataである。ところが、ドイツではイギリスと同じで、Fotzeは最高のタブー語になっている。ただし、Fotzeは古語で口を意味する言葉でもあったので、Halt dei' Fotze!（だまれ！）やhinterfotzig（裏表のある）のような慣用句があり、衝撃力はいくらか薄まっている。

　イタリア語やスペイン語と同じで、フランス語のcuntにあたる単語、le conもタブーではない。むしろ、vieux con（バカな老いぼれ）、fais pas le con（バカなことをするな）といった、よく使われる罵り言葉である。フランス人が誰かをconと呼ぶのは、バカとか間抜けと呼ぶ以上の意味はない。le roi des cons（conの王様）はまったくのバカという意味だし、quelle connerie! は「でたらめばっかり！」という意味である。デンマーク語でcuntにあたる言葉はkusseで、よけいな感情的重荷が付け加えられてはいない。その言葉はそのままの意味――女性の生殖器という意味しか伝えないのである。フィンランドでは、vittuは強い罵りの言葉ではあるが、使われ方によって意味がさまざまに変わる。フィンランド語では、「どこかへ行ってしまえ！」というのをvedä vittu päähäs!（cuntを頭の上に引っ張りあげろ）という。形容詞に使えば、vittumainenでひどいという意味になる。過去分詞のvituttaaになると、不愉快だという意味になる。

イギリスでは、一五世紀以来、cuntという単語を書いたり口に出したりするのはタブーとされてきた。しかしそれ以前は、日常英語として認められていて、公道の名称に使われていたほどである。一二三〇年頃ロンドンにはグロープカントレーンという通りがあり、一三世紀と一四世紀にはオックスフォードやヨーク、ノーザンプトンをはじめいろいろな町にも同じ名前の通りがあった。パリにはグラットコン（conをひっかく）という通りがあった。現在、そうした猥褻な名前は切り詰められ、グロープ・ストリート（オックスフォード）、グレープ・レーン（ヨーク）などになっている。

だが、一七〇〇年から一九五九年まで、cuntはあまりにも猥褻だと考えられていて、その言葉を完全な形で出版物に載せるのは違法とされていた。それは、辞書編集者にとっては問題だった。フランシス・グローズの『俗語辞典』（一七八五年）第一版はその語を四つの星****を使って伏字にした。三年後、第二版になると、信じがたくも、また腹立たしくも、この辞書はcuntあるいはc**tを、「汚いものを呼ぶ汚い名前」と定義した。驚くのは『オックスフォード英語辞典』で、その辞書は一九七六年になるまで神聖なそのページにcuntを載せることはなかった。やっと載ったかと思うと、「一、女性の生殖器、外陰部。二、非常に不快な、あるいは愚かな人物」という定義だった。二一世紀になっても、cuntは個人が自由に口に出すのを許されない言葉でありつづけている。

　語源を検討する際には、音調を無視することはできない。c、k、q、いずれの文字で始まるにせよ、音は硬く、はっきりしている。ヨーロッパを古代から現代までざっと見渡してみると、おもしろい歴史が浮かびあがり、c音が競い合っているのがわかる。これまで出てきたもののほかに、cunteあるいはcounte（中世英語）、kut（オランダ語）、kunta（古ノルド語）、queynthe（中世英語）、qwim（一六世紀イギリス）、cunnus（ラテン語）、cona（ポルトガル語）、cont（ウェールズ）、cunnicleあるいはcunnikin（一九世紀イギリス）、kunte（中期低地ドイツ語）、cut（一八世紀イギリス）、chuint（アイルランド）などがある。ヨーロッパ以外でもこのリフレーンは続く。kunthiというサンスクリット語があるし、インドの言葉にはcuntiあるいはkundaがある。アラビア語とヘブライ語ではkusである。この二つの言語では、cuntにあたる言葉はカップやポケットにあたる言葉と関連していると言われ、入れ物の一種というイメージがある。このイメージは、英語の古語で子宮にあたる言葉 cwithe と cunt が関連していたためではないかと思われる。cwe（cu）という語幹が、cunt や cwithe とほかの言葉を結びつけているという語源学者もいる。たとえば、queen（女王）、kin（親族）、country（国）、cunning（ずるい）。この cu という語幹は「肉体的な女性性の真髄」を意味すると言われている。女性を意味する kuna という言葉が広範囲の言語や語族に広まっているのはそのためだろう。kuna が含まれている語族には、アフロアジア語族（南西アジア・北アフリカの、セム、エジプト、ベルベル、クシおよびチャド諸語群からなる語族）（たとえばクシ語群の言語であるオロモ語では、qeña は女性を意味する）、インドヨーロッパ語族（英語の queen）、アメリカインディアン語族（グアラニー語では kuna が女性を意味する）、インド太平洋語族（妻／女性を意味するタスマニア語は quani）がある。

　cunt は世界的に女性を表わす言葉 kuna に由来するのだろうか？　そう主張する学者もいて、「プタハ・ホテップの教え」のような古代エジプトの文書には、cunt が女性の同義語として登場することを指摘している。しかし、この文明では cunt が侮辱の意味をぜんぜん持たないことを明確にしておくべきだろう。どちらかといえば、尊敬の言葉だったのである。母親を意味するエジプト語 k-at は、文字どおりに解釈すると「彼女の体」という意味になり、女性の生殖器の意味にもなる。古代インドの女神は、女性を表わす言葉と cunt とのまた別の結びつきを提供している。kunthi はサンスクリット語でヴァギナを表わす言葉であると同時に、古代の母神の名前でもある。自然の女神 kunthi は大地と同じように、男を何人受け入れても自分が汚れることはない。この女神はサンスクリット語で書かれた叙事詩『マハーバーラタ』に出てくる。古代アナトリアの女神Kubaba、「すべてのものの創造者」もcuという語幹を持っている。

cuntの語源には異説が多いが、最も広く受け入れられ、引用される説明は、やはり女性関連の言葉と結びついている。この説明は、一七世紀オランダの解剖学者、レニエ・ド・グラーフも女性生殖器についての論文のなかで書いている。しかし、ド・グラーフがこの言葉（ラテン語のcunnus）をどう見ていたかを理解するには、一つの質問に答えを出さなくてはならない。その質問とは、cuntとはなんぞや、というものだ。二一世紀の現在では、辞書によれば、cuntは女性生殖器（集合名詞として）あるいは非常に不快な、嫌な人物を指すことになっている。しかし、ド・グラーフがその文章を書いた当時は、cuntには別の意味があった。つまり、違う受け取られ方をしていたのである。そして、ド・グラーフのcunt観のなかに、この単語の真の語源があるような気がする。それはまた、なぜcuntが必ずしも罵り言葉にならないかというわけも説明している。ド・グラーフにとって、cunnusは単に「大きな裂け目」を描写するために使われる言葉だったのである。だが、「大きな裂け目」とはなんだろう？

その大きな裂け目は、大陰唇も小陰唇も開いていないときに外から見える女性生殖器の周辺を指す。正面から見ると、見えるのは恥丘の三角形で、その真ん中に縦線が入っている。驚くべきことに、cunnusは最初に目に入る女性生殖器の姿を指しているのである。

ド・グラーフが大きな裂け目という言葉で意味したのはこれなのだ。彼はそのことを『女性の生殖器官について』の第二章「女性の外陰部について」で明確に説明している。「その大きな裂け目は……cunnus と呼ばれる。楔（cuneus）の形に見えるからである」。楔形を示す cuneus という言葉が、cunt の真の語源ではないかとわたしは思っている。さらに、この語源は古代シュメールの楔形文字によっても裏づけられる（紀元前三五〇〇年頃）。楔形文字では、女性を表わす文字は、生殖器の形、つまり、真ん中に線の入った下向きの三角形なのだ。cunt と女性を切り離すのは難しい。裂け目のある cunt と角のある子宮を持った女性。魔女。cunt が不快な言葉とみなされるようになったことは当然だったのだ。

ヴァギナのイデオロギー

次の詩は、あの最も有名なセックスの手引書『アリストテレスの傑作』一八世紀版から引用したものである。氏名不詳の著者は次のように書いた。

そこで女の秘密を探ってみた
実に奇妙にできている
男と女は違っても
大きく言えばどちらも同じ

偉い学者のみなさんはそう言った。
女は男の外側が内側になっただけ、
男は、よくよく見れば
女の内側が外側になっただけだと。

よくよく見ればというのが理解するための鍵である。安全な、社会に受け入れられた理論にしがみつくのは簡単なのだ。たとえば、男を女のものさしにするとか、自然の要素のうち最も重要なものは熱であるとか、女は未発達の男性生殖器を体内に持っているとか、子宮には角があるなど。卵巣は睾丸であり、子宮は陰嚢であり、ヴァギナはペニスであるという理論が完全に覆されるまで、ほぼ二〇〇〇年かかったのである。反対の証拠があるにもかかわらず、解剖学者たちは、その時代の宗教や科学の権威が見せようと思ったものしか「見なかった」。彼らは「よくよく見た」のかもしれないが、その目が向けられていたのは既成の古くさい概念だったのである。そのほうが簡単だったからだ。ポーランド人医学者で哲学者のルトヴィヒ・フレック（一八九六～一九六一年）は、科学的知識が文化によって条件づけられることを説明するのに、女性生殖器への態度を取り上げている。「科学では、芸術や人生におけるのと同じように、文化にとって真実であることだけが、自然の真実なのである」。その結果、女性の生殖器とそれを表わす言葉には、現在まで、時代遅れの間違った概念や、誤った情報や情報の欠如が満ち溢れている。

二一世紀には、人類はそこまで古い教義や学説にこだわらなくなったと言えれば嬉しいのだが、残念なことにそうではない。多くの人にとって、cunt はあいかわらずこの上なく不快な言葉のままだ。しかし繰り返すが、これは昔からの感情とイデオロギーにしがみついているにすぎない。悲しいことに、科学は対象をきちんと見る点でちっとも進歩していない。ほとんどの研究者は、自分たちの狭い分野に閉じこもっている。科学はまた、いまだに男性を女性のものさしにしつづけている。クリトリスがペニスに類似しているという考えを当然と受け止めている人は無数にいることからもそれがわかる。しかし、よく見さえすれば、まったく違った構図が見えてくるだろう。それをこれから見ていくことにする。

3　ヴァギナの動物学・昆虫学

ブチハイエナの雌雄を見定めるのは簡単ではない。生殖器、大きさ、社会的地位といった通常の手がかりから簡単な答えが出てこないからだ。ブチハイエナは非常に獰猛な捕食動物で、雌雄とも汚れたサフラン色の毛皮に斑点がある。メスもオスも新鮮な獲物を食べて生きている。恐ろしい歯と強い顎の力で獲物を丸ごとぜんぶ食べてしまうことのできる唯一の肉食動物である。しかし興味深いのは、過酷で生存競争の激しい血まみれの環境に生きるブチハイエナの世界で、群れを率いるリーダーがメスであるということだ。オスと比べて、メスのほうがかなり大きく、体重も重く、より獰猛である。オスはメスの支配に従っている。序列がいちばん下のメスでさえ、最高位のオスを追い払うことができる。そして、メスのブチハイエナにとって、役割の逆転はそこで終わらない。というのは、この攻撃的なメスにはペニスがあるからだ。

ブチハイエナは生殖に関して最も誤解され、中傷されている動物である。昔の博物学者はブチハイエナの社会構成と性別のあいまいさに頭を悩まし、それを説明するのにいろいろな筋書きを考えだした。ブチハイエナは雌雄同体の動物であるというのだ。完全にメスでもなくオスでもない動物と見られたブチハイエナは、得体の知れない獣として、埋葬されたばかりの死体を求めて墓を荒らすとされた。ブチハイエナにまつわる神話は、この動物の持つ魔法の力を語っている。ほかの動物のまわりを三回まわって、その動物を動けなくすることができ、猟犬がブチハイエナの影を踏んだだけで声を失うとも言われる。また、人間の声を真似ることができて、その物まねで牧羊犬をおびきだして殺してしまうとも言われる。ブチハイエナの笑い——甲高い、有名な鳴き声——は、性を変えたときの悪意のある喜びを表わしているのだという。ブチハイエナは、生殖器の配置が変わっているために悪名を着せられた。誰もそのことに満足のいく説明をつけられず、ブチハイエナは雌雄同体で恐ろしい魔術的な性質があるという認識はずっと生き残ってきた。

現在は、ブチハイエナが雌雄同体ではないことが知られているが、それでも、メスの後ろ足のあいだにあるものはいまだに生物学者や動物学者の困惑の種になっている。それも当然だ。ブチハイエナのメスのクリトリスはまさに驚くような付属器官なのだ。とてつもなく長く、根元から先端まで平均で一七センチを超える滑らかでほっそりしたアーチが突きだしている（図３ - １参照）。この巨大なクリトリスはペニスと同じく勃起性で、挨拶の儀式や、社会的ディスプレイ、取っ組み合いの遊び、仲間の匂いをかぐときなどに頭をもたげる。オスの亀頭と同じように、メスも勃起した器官の先端に小さな返しがついていて、触るとやわらかなやすりのようになっている。そしてクリトリスの中心には、根元か

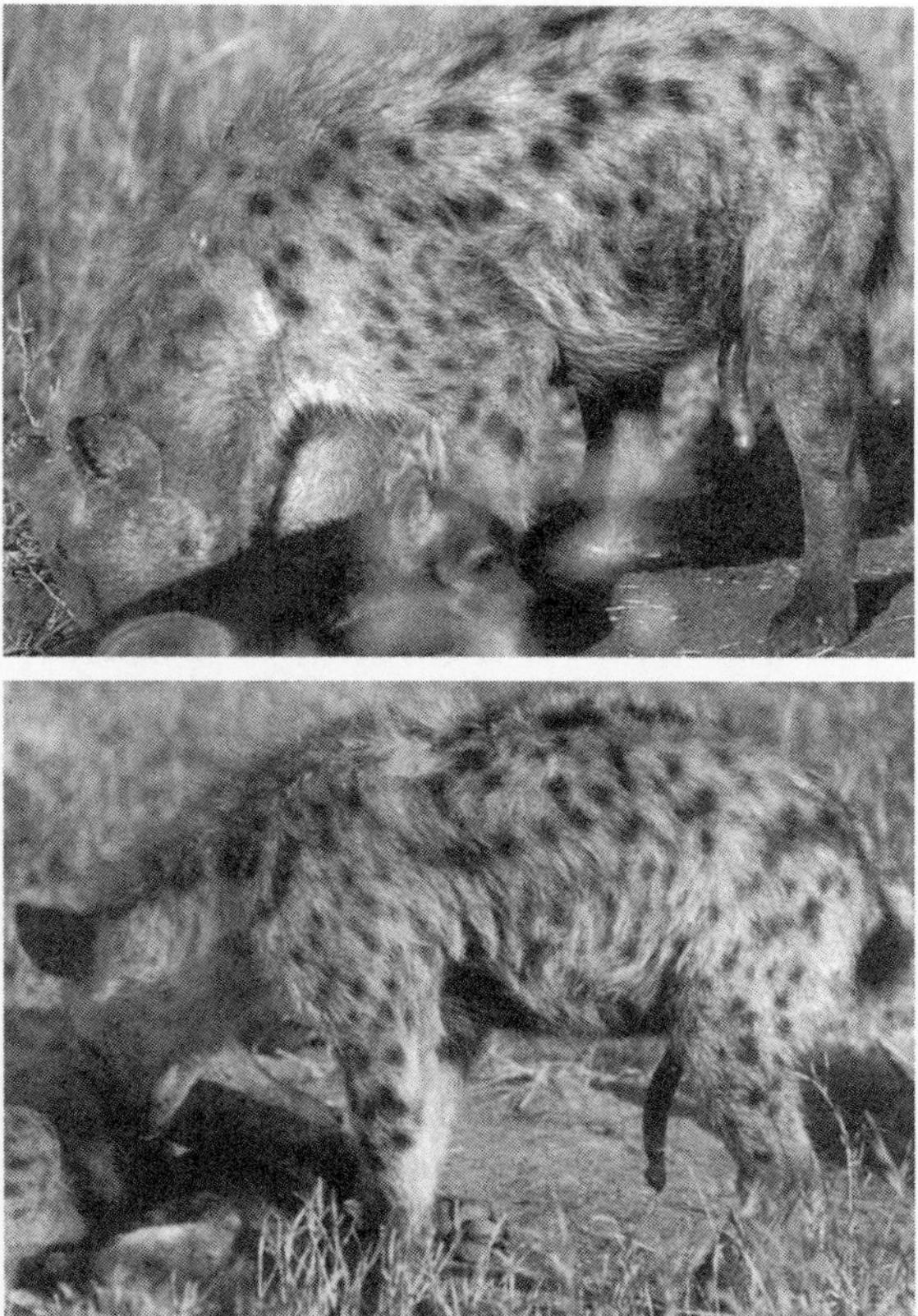

a)

b)

▼3-1　a) メスのブチハイエナのクリトリスは、b) オスのブチハイエナのペニスと簡単には見分けがつかない。

ら先端まで尿道が走っている。だからメスも、オスと同じように、この突起物を通して排尿する。

このペニス様の突起にどんな理由があるのかはわからないと言うしかない。ほかの哺乳類のメスには外性器――陰唇に覆われたヴァギナの開口部――があるが、メスのブチハイエナにはそれがない。会陰部からクリトリスまで、陰唇が完全に融合している。この陰唇からできたしわのよった袋は脂肪と結合組織でふくらんでいるため、まるでオスの陰嚢のように見える。体の大きさ、社会的地位の高さ、それに伝統的に男性のものとされる生殖器の形態――メスのブチハイエナの性別がずっと混乱して受けとられていたのは驚くにはあたらない。

すぐ近くで、非常に近くで見ると、雌雄の器官にある微妙な違いが目に入る。メスの器官は太いがいくらか短い。一般的に、メスの生殖器のほうが緩みがあり、皮膚の余裕や襞がある――勃起していない状態のクリトリスは、勃起していないペニスよりも形がはっきりしていない。勃起すると、亀頭の輪郭にも違いが見られる。ペニスの亀頭がとがっているのに対して、クリトリスの亀頭はもっと平らで丸みを帯びている。しかし、こうした違いも、遠くから見るとオスとメスの見分けをつける役には立たない。そこで、雌雄同体という説がずっと続いていたのである。

大きなクリトリスを持っていることには不利益もある。外陰部が閉ざされて袋状になっているために、ブチハイエナはクリトリスを通して妊娠し、出産しなくてはならない。その結果、動物界で最も苦痛に満ち、不思議な分娩をする。出産が初めての母親と仔の両方にとって、分娩が死につながることもまれではない。初めて出産するメスのほぼ五頭に一頭が出産の傷から死に至る。最初に生まれた仔のほうの結果はもっと悪い。過半数――六〇パーセント以上が出産の途中で死ぬ。この奇妙な生殖器のデザインのせいで、母と仔の両方が死んでいるのである。

簡単に見ることはできないが、ブチハイエナの内生殖器も外性器の見かけに負けず劣らず奇妙で困惑させるような複雑さを持っている。肉と毛のかたまりとなって下りてくるハイエナの仔にとって、回旋状の産道は恐ろしい障害物コースである。ハイエナ程度の大きさの哺乳類だと、子宮から外界までの距離はほぼ三〇センチくらいだ。しかし、ブチハイエナの産道はその二倍ある。そして、残酷で独特な進化のいたずらによって、その長くて狭い産道には、中間あたりに一八〇度のヘアピンカーブがあるのだ。生まれてくる仔が、産道のよじれとカーブをなんとかクリアしても、最後に窒息の危険がある。ハイエナの臍の緒は長さが一二～一八センチで産道の長さの三分の一しかなく、子宮から外界まではとうてい届かない。生まれでるずっとまえに臍の緒が切れるか、胎盤をいっしょに引きずってくることになる。いずれにせよ、仔は母胎から切り離され、酸素なしで最後のハードルに立ち向かわなくてはならない。多くが母親の生殖器のなかで窒息し、死産となる。

一・五キロの赤ん坊を、細いクリトリスを通して体外に出すのは、母親にとっても簡単なことではない。長さこそすごいが、太さは出産に適しているとはいえない（開口部は二センチ)。この狭い場所でつかえて死んでしまう赤ん坊が多い。針の穴という言葉が思い浮かぶ。しかし外に出るには、尿道と産道をかねたクリトリスを通るしかないのだ。分娩のあいだと分娩のあと——分娩には四八時間もかかることがある——メスはたえずクリトリスをなめ、吠えつづける。通常はしわの多いクリトリスの皮膚はのびきって張り詰め、てらてらと光る。直径は通常の二倍にまで膨れあがる。亀頭は充血して通常の三倍の大きさになる。しかし、これほど広がってもまだ足りない。仔が生まれる二分前、クリトリスはとつぜん裂けてしまう。そうなって初めて、赤ん坊が生まれるのである。もし母親がこれを生き延びれば、その傷は一生残る。出産時の傷の縁が癒えると、そこはもうふさがらず、クリトリスの下側に沿って鮮やかなピンクの亀裂となる。そうなると、ハイエナの雌雄を判別するのは簡単である。

生殖器の難問

メスのブチハイエナの生殖器は、体内受精を行なうためにはどれほどの負担があるかを示す極端な例である。それは、生命を与えるのと同時に死も与えるようなデザインだ。しかし、最初の仔を産むときの犠牲がこれほど大きいにもかかわらず、ブチハイエナは種として生き延び、繁栄している。生殖と進化を研究する生物学者は、ブチハイエナの生殖器が内部も外部もこのように形作られたわけを満足いくように説明することができずにいる。

ブチハイエナのメスは、生殖上の難問をつきつけているのだ。

ヴァギナの形態にかかわって解明されていない問題は、ブチハイエナのことだけではない。体内受精をする種の生殖器がどうしてこんな形になっているのかについて、科学が解明していることははっきり言って、ほとんどない。女性の生殖器は生殖と快楽において重要な役割を果たしているのに、真の構造や機能についての研究はまだまだ緒についたばかりだ。肉体的にヴァギナに入りこむことはできるが、デザインの謎には入りこめないのだ。女性の生殖器は、それにまつわる文化も、その形態も、神秘に覆われ、つかまえどころがなく、謎めいて、覆い隠されている。

ヴァギナについての知識が十分にないことも、人々がファルスにひきつけられる理由の一つである。男性の生殖器がわかりやすいことは魅力の一つになっている。内側ではなく外側にあるから、手がかりが得やすい。しかしその結果、生殖と進化の生物学研究の焦点となったのは、わかりやすいデザインのペニスと、その巧妙な出来具合と見事な機能だったのである。教科書でもインターネットでも見てみるといい。動物の生殖器について書いた本や記事のほとんどは、ペニスの形や大きさの多様さにページを割いているのに、女性の生殖器に関する記事は、入り口付近のことが数行書いてあるにすぎない。たいていは、女性の生殖器は男性のほど複雑ではないという短い（しかも間違った）文章が付け加えられている。ペニスは索引に載せられるが、ヴァギナはほとんど載らない。動物学文献の電子データベース（一九七八〜九七年）には、ペニスを扱った項目が五三九個あるが、クリトリスに関する項目は七個だけである。深く物を考えない人なら、女性の生殖器は進化してこなかったとか、どれもみな同じだとかいう結論を簡単に出してしまいそうだ。あるいは、科学界はヴァギナの進化と種のあいだの変異について何も知らないと判断するかもしれない。最初の結論は、もちろんほんとうではない。だが、あとのほうの結論は、ごく最近までほんとうだった。

さっと見渡しただけで、種のあいだのヴァギナの違いは驚くほどである。広々としているヴァギナもあれば、行き止まりになっているものもある。うねのついているヴァギナは多い。ブタには螺旋状の子宮頸があり、中空になったねじ山のようだ。ハクジラやアザラシやジュゴンなど、大きな水棲哺乳類のヴァギナは、長くうねっていて、よく発達した処女膜がある。ヨウジウオと近縁の種であるオコゼのヴァギナは、オスの精子をつまみとるためにのばせるようになっている。いくつかの種は複数のヴァギナを持っている。ぜんぜんないものもある。カモノハシはブチハイエナと同じようにもともとヴァギナがない。そして、不思議なことに、左の卵巣だけが働いている。爬虫類のいくつかの種は、割れた、あるいは二股になったヴァギナを持つ。数について言えば、ワラビーが楽勝だ。ワラビーにはぜんぶで三つのヴァギナがある。第一のヴァギナは、袋小路になっているが、驚いたことに出産のときに道が開かれる。あと二つのヴァギナには二つの子宮頸と二つの独立した子宮がついている。ワラビーやほかの有袋類は二つの子宮が特徴となっている。霊長類の一部、たとえばワオキツネザルなども子宮が二つあるが、サル、類人猿、人間など、霊長類のほとんどの子宮は一つだけだ。

　入り口も変化に富む。メスのゾウの外陰部は非常に低い場所にある。肛門の下から離れて、大きなお腹の近くまで移動している。モルモットやガラゴという小型のサルなどいくつかの種では、ヴァギナは発情期に使われるときだけ口を開ける。ほかの時期には薄い膜によって閉ざされている。ニワトリは複合的な器官を持っている。ヴァギナと尿道と肛門がいっしょになった総排出腔である。ニワトリは、総排出腔の選択性を利用して、望まない精子を排出するという驚くべき手品をやって見せる。ヴァギナの付属品はきちんと体内にしまいこまれていることが多いが、いくつかの種では、性の衣装を見せびらかす。霊長類の外生殖器には実に息を呑むようなものがある。ボノボは巨大で、てらてらとひかるチェリーピンクのクリトリスと陰唇を持ち、ヒヒの会陰部はボタン色に突起している。イワヒバリをはじめ、いくつかの鳥には、鮮紅色の外部突起がある。ヴァギナの気まぐれな変化には、美しく、奇妙で、不可解で、血の色をしたものがそろっている。しかし、汎用性のある平凡なヴァギナなどどこを探してもない。女性は、手の込んだ多様な生殖器を進化させてきたのだ。

気まぐれなヴァギナのデザイン

大きな疑問がある。なぜ？　ヴァギナをこんなに驚くほど複雑なデザインに進化させたのは、いったいなぜなのか。伝統的な見方はなんの助けにもならない。体内受精する種の女性生殖器をめぐる考え方は、何世紀もまえに形をなし、その後ほとんど変化していない。女性の生殖器は精子の通り道として、またその結果、子孫が出てくるときの通り道として働くようにデザインされたという考え方である。メスは、ある方向に精子が通り抜け、反対向きに子孫が通り抜ける、外部と内部を結ぶ構造物を提供しているだけだというのだ。生殖に卵子が役割を果たしていることがわかった一八世紀になるまで、メスは子孫を作るのになんの役割も担っていないと思われていたのである。メスは動かない孵化装置を供給しているにすぎなかった。

しかし、二一世紀のはじめにあたって、生殖プロセスに関与していない受動的な入れ物というヴァギナ観では、女性生殖器の複雑さや、どうしてヴァギナが種によってこれほど異なっているのかを説明できないということが明らかになりはじめている。ヴァギナは、名称どおりの単純な鞘ではないようなのだ。しかし、ヴァギナのデザインと仕組みの背後にある理由を理解するには、最低でも体内受精する生殖器の役割を完全に見直さなくてはならない。古い前提を捨て、女性の生殖器がなんのために作られているのかをもう一度検討して初めて、ヴァギナが生殖と快楽に果たしている役割が明らかになる。

体内受精の意味を明らかにするための一つの方法は、子宮の代わりに海水を使う種のような、別の繁殖戦略を持つ種を見てみることだ。体外受精、つまり生殖体（卵子と精子）をまわりの水中に放出し、最善を願う行為は、すべてではないが多くの水棲動物によって行なわれている。魚、ヒトデ、ウニ、イソギンチャクは子孫をばら撒いてしまう種の仲間である。しかし、繁殖戦略としては、この古いやり方には落とし穴がたくさんある。海という広大な闘技場で、誰かが精子をかけてくれるのを願って産卵するのは行き当たりばったりのやり方である。産卵のタイミングが悪ければ、すぐに流されてしまう。海の中で産んだ卵のすべてが受精するのは非常にまれな出来事なのだ。

生殖の可能性を高めるために、このやり方をとる種の多くは、繁殖の合図に月を利用している。月は、潮の満ち干のメトロノーム役だ。南太平洋に棲む多毛虫パロロは繁殖の成功にかけて一年に一度だけ産卵する。一一月の満月の一週間後、一時間ほどのあいだに、パロロから放出された生殖体でサモアの海は乳白色のねばねばしたバーミチェリ・スープに変わる。集団で同時に行なわれる産卵でできた繁殖スープは、パロロが子孫を確実に残すための、最善の賭けなのである。ここでは、つがいの相手と会うこととセックスはなんの関わりもない。体外受精の種にとっては誰の生殖体だろうとかまわないのである。

しかし、体外受精には設計における限界がある。繁殖を成功させられるのは、たくさんの卵子や精子を生産できる種である。たとえば、カキは一度に一億一五〇〇万個の卵をフワフワと放出する。せいぜい二個の子孫を確保するのに、カキはこの偉業を年に五回か六回繰り返さなくてはならない。しかし、年に七億個の卵を作るのは莫大な投資である。種の生存競争に身を置く海洋生物の多くが、ヒレを持った性腺同然になってしまったのも無理はない。ヒトデは雌雄とも、性腺が全体重の三分の一以上になる。

それとは対照的に、卵をぜんぶ一つの籠（体内の子宮）に入れるやり方は、場所と卵製造の問題をうまく回避している。体内受精するメスは、生殖器のおかげで卵子の製造にそれほど投資する必要がない。卵子は波に洗われてなくなったりはせず、近くにいる相手ぜんぶに投げつける必要もない。ヴァギナ、あるいはその同等物のおかげで、卵子に近づけるオスを制限することができる。そうすることで、体内受精は、自分の卵子を受精させる精子を選ぶ能力をメスに与えたのである。これは非常に重要な能力だ。体内受精する生殖器のおかげで、多くの種のメスは生殖選択を行なうことができるようになったのである。好き嫌いが言えるようになったのだ。

ヴァギナの真の機能

体内受精する種の生殖器にある共通点も、女性生殖器の真の機能を考える手がかりになる。体内受精する種では、精子が直接卵子の上にかけられることはまったくと言っていいほどない。精子が放出される場所（人間ではヴァギナ、ブタでは子宮、昆虫では交尾嚢）と受精する場所は切り離されているのがふつうだ。こうすることで、単純で効果的に交尾と受精が分離されている。精子を放出する行為は、精子が生殖のための正しい目的地に到達することを保証してはいない。二つの場所を切り離すことによるもう一つの結果は、生殖器の基本構造に導管が含まれるということである。体内にヴァギナと子宮を結ぶ管や卵巣と子宮を結ぶ管（卵管）などが存在する。体内には、精子が卵子に到達したければ進まなくてはならない見えない通路が走っているのだ。

生殖管の形はもう一つ重要なことを物語る。もしも、女性生殖器が受動的な入れ物だ——精子と卵子が滑らかに通過するのを助けるためだけにある——という考え方が正しいとすれば、女性の生殖管のデザインは、極端な場合には、それに逆行するものにしか見えない。A地点からB地点にいたるいちばん楽でまっすぐな経路を描いているとはとうてい言えないのである。水棲昆虫の見事なほど曲がりくねった、ぐるぐる巻きの導管を見てみよう（図3‐2‐a）参照）。細い曲がりくねった螺旋となり、渦を巻いている導管は、精子の通過を促進するというより妨げる目的でデザインされたかのように思える。生命の彫刻とも言える似たような螺旋は、クモや昆虫の多くの種に見られる。

こうした導管は非常に細くて螺旋状になっているだけではなく、精子がすぐに手の届かない場所に卵子を遠ざけてもいる。ゾウでは、外陰部から卵巣までの距離が三メートル半以上ある。だが、距離にかけては、甲虫がいちばんだ。ダルマガムシ（Charidotella propinqua）の導管は長くねじれ、一方に渦を描いたかと思うと方向を変え、後戻りしていることも多く、平らにのばしてみると、体長の二〇倍以上の長さになる。輸送の効率という観点から見ると、メスの生殖管の一般的なデザインは、女性の生殖器は精子と子孫のただの輸送管であるという理論には合致しない。

さらに不思議ではあるが一般的な特徴は、貯精嚢の存在である（図3‐2参照）。貯精

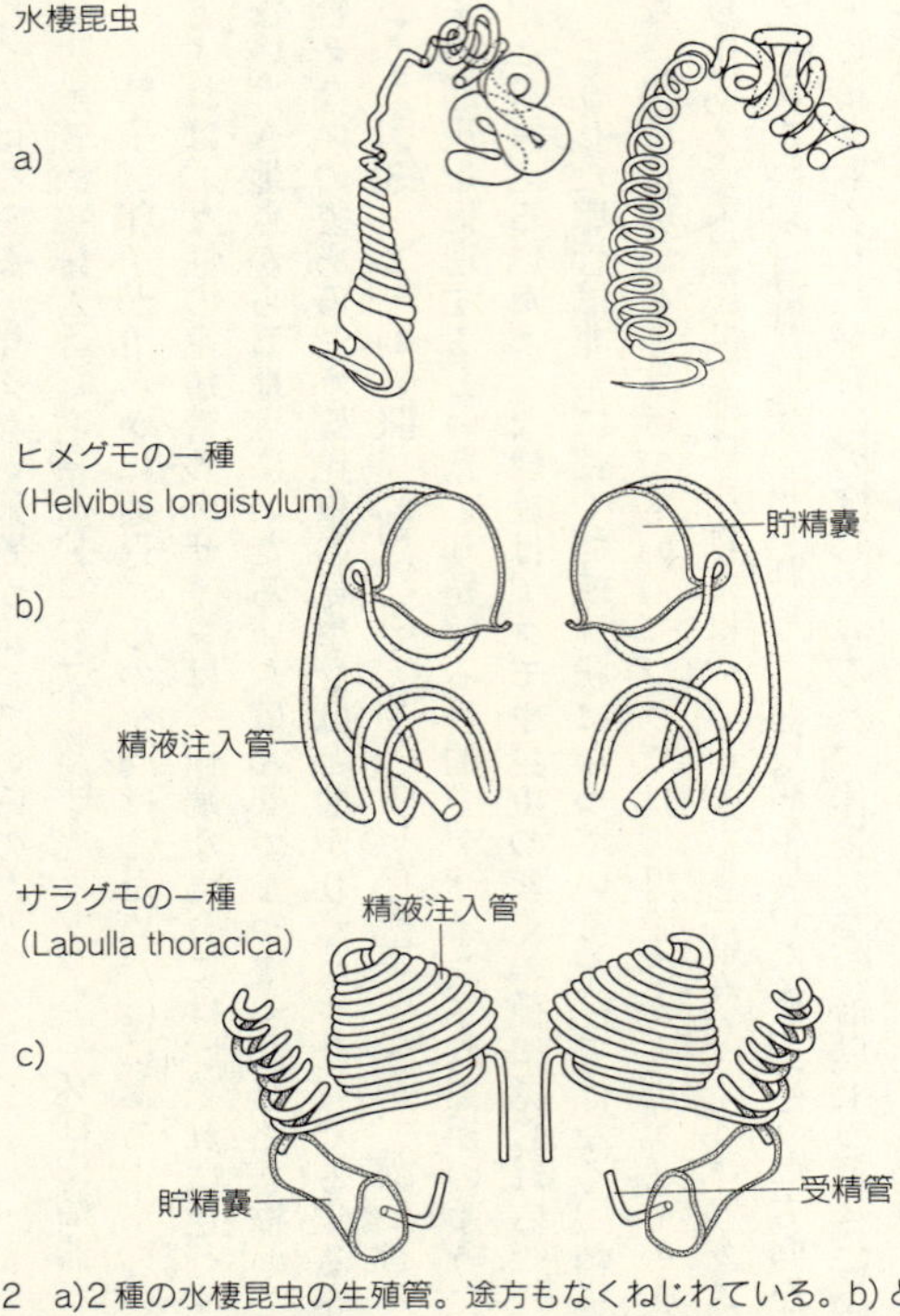

▼3-2　a)2種の水棲昆虫の生殖管。途方もなくねじれている。b)とc)クモも複雑にねじれた内部生殖器を持っている。c)で、生殖管の精液注入部分（入り口）が受精部分（出口）よりもはるかに長いことに注意。メスの生殖器が精子を強力にコントロールしていると考えられる。

嚢は、卵子を受精させるのに利用するまえに、メスが精子を一定期間貯蔵しておく場所である。現在では、貯精嚢は大半の昆虫、爬虫類、鳥類など多くの種に備わっていることがわかっているが、ニワトリの貯精嚢が論文に記述された一九四六年まではその存在が知られていなかった。ほとんどの貯精嚢は精子が注入される場所と受精の場所から離れたところにあり、典型的な曲がりくねった導管によってほかの生殖器官と結ばれている。

導管と同じく貯精嚢も、精子と卵子の結びつきを助ける働きとはなんの関係もない。反対に、体内に入った精子の動きをコントロールするもう一つの手段を提供しているように思える。用ができるまで列車を脇にのけておく待避線のように、あるいはへそくりを入れておく財布のように、精子を貯蔵する器官があるおかげで、溜めておいた精子をメスがあとで利用することができる。

その貯蔵能力は驚くほどで、数時間、数日、数週間、数カ月、数年にわたって精子をとっておくことができる（表3‐1参照）。鳥類はすべて精子を貯蔵できるが、期間の点では七面鳥がチャンピオンだ。メスの七面鳥はふつう、四五日間も精子を貯蔵しておくことができるが、一一七日貯蔵していたという記録がある。対照的に、鳩が貯蔵できるのは平均でたった六日間である。クモ類では数カ月が標準的だが、昆虫類になると表にはないが、一度注入された精子が何年も蓄えられているものもある。マメゾウムシ（Callososbruchus maculatus）は極端な倹約家で、一度の交尾で得た精子を一生とっておくことができる。貯蔵期間の長さでは爬虫類が最高だ。この冷血動物は精子貯蔵に関して桁外れの能力を持

表3-1　メスの生殖器内の精子保存期間

分類名	保存期間
昆虫	
ミバエ	14日
アメンボ	30日
ナナフシ	77日
バッタ	26～113日
爬虫類	
ワニ	7日
トカゲ	30～365日（1年）
カメ	90～1460日（4年）
ヘビ	90～2555日（7年）
鳥類	
フィンチ	8～16日
ニワトリ	21～30日
カナリヤ	68日
七面鳥	56～117日
哺乳類	
ネズミ	6時間
有袋動物	0.5～16日
人間	5～8日
コウモリ	16日～6カ月
魚類	
サメ	数年間

▼Neubaum, Deborah M., and Wolfner, Mariana F., 1999、およびT・R・バークヘッド、A・P・モラー（編）、『精子の競争と性選択（*Sperm Competition and Sexual Selection*）』（1998年）の記事から作成。

っている。爬虫類のほぼすべてのメスは精子を少なくとも数週間は保存できる。リクガメやカメレオンの標準保存期間は一年から二年である。

しかし、爬虫類のなかでも、チャンピオンといえばヘビだろう。いくつかの種は二年から三年、そしてイボヘビは七年貯蔵していた精子で受精卵を生んだことが記録に残っている。ほとんどの哺乳類には精子を貯蔵する特別な器官はないが、食虫コウモリは例外で、春の排卵に備えて冬のあいだ精子を貯蔵しておくことができる。貯精嚢はないが、メスの哺乳類は短期間なら精子を生かして保存することができる。人間女性の最長記録は八日間である。

貯精嚢のデザインは、比較的簡単な袋のようなものから、非常に複雑な器官までさまざまある。哺乳類では、子宮頸と子宮が利用される。メスが精子を何カ月も生かして保存しておくという偉業をどのように成し遂げているかについては、まだ正確なところはわかっていない。しかし、貯精嚢には栄養を補給し、保護し、固定するのを可能にする仕組みがあるようだ。多くの昆虫とクモの貯精嚢には細い筋があって、内部の面にはウロコや鉤《かぎ》のような突起がついている。キイロショウジョウバエ（Drosophila wassermani）の貯精嚢に入っている精子は、入り口近くの曲がった鉤にくるまれている。コウモリをはじめいくつかの種では、精子が貯精巣内側の上皮組織にくっついて栄養を得ていると考えられている。鳥類では、貯精巣細管の奥で生産された液体が貯蔵された精子に一種の栄養を与えていると考えられている。子宮頸の粘液や、ほかの生殖液も同じような役割を果たしているのかもしれない。

精子を貯蔵するやり方は種によって大幅に違う。けちんぼが家じゅうのあちこちにばらして現金を隠しておくみたいに、鳥はたくさんある細管に少しずつ精子を入れておく。利用される細管の数にはばらつきがあり、鳥の種類によって三〇〇から二万までいろいろで、大きい鳥には細管がたくさんある。ほとんどの鳥の貯精巣細管は長く、細く、片側が閉じていて、ソーセージの形をした管のように見える。なかには枝分かれしているものもある。ヨーロッパカヤクグリという小さなくすんだ茶色の鳥は、一日に二〇回も交尾する習慣がある。その鳥の精子貯蔵容量は膨大なもので、一四〇〇ある貯蔵管にそれぞれ五〇〇個もの精子を蓄えることができ、合計七〇万個以上を蓄えられる。ふつうのニワトリは、ヴァギナと子宮の接合部にある卵管の入り口まわりに密集したたくさんの貯蔵管を持ち、まるで卵管がエリザベス朝の襞襟をつけているように見える。

鳥類といちばん近い関係にあるトカゲは「多けりゃ安心」戦略をとっていて、恐竜も同じだったと考えられる。クモも複数の貯精嚢を持ち、あの小さな体に一〇〇以上の貯精嚢を詰めこんでいる種類もある。昆虫は違う戦略を選び、一カ所に大量の精子を貯蔵する――銀行の金庫室戦略である。いくつかの種では、壁の柔軟さが鍵になっている。フタホシコオロギ（Gryllus bimaculatus）の貯精嚢は非常に弾力性があり、交尾三〇回分の精子を貯蔵できる。ハエとカは通常二個か三個の袋のような貯精嚢を持っているが、トンボや近縁のイトトンボ（Paraphlebia quinta）は交尾嚢とT形の貯精嚢に精子を蓄える。甲殻類とヤスデ、ダニ、甲虫には少なくとも二つかそれ以上の貯精嚢がある。

ナンキンムシの新しい生殖器

女性の生殖器には精子を卵子のところにうまく届けるという以上の機能があるのではないかという考えに、さらなる信憑性を加えるのは、ナンキンムシの新しい生殖器の事例である。ナンキンムシ、それにほかのトコジラミ科の虫は、メスもオスも非常に変わっている。オスは精子の注入に通常の経路を使わず、メスの皮下に精子を注入する。オスのナンキンムシは発達した生殖器を持っているので、メスの体壁を通して直接体腔内に精子を注入できる。そして、精子のほうも、メスの体腔を通って卵巣にたどり着くことができるのだ。その精子は、細胞のあいだを移動できるだけでなく、細胞を通過して移動することもできる。

しかし、ナンキンムシの生殖器に関する記録は、たいてい精子の皮下注入で話を終わらせているが、この話にはまだ先がある。オスのごまかしに対抗して、メスが逆襲した。オスが挿入する場所に新しい生殖器を発達させたのだ（準生殖器、あるいは副生殖器）。海綿状受精組織と呼ばれる新しい生殖器官は、複雑で巧妙な器官である。外部はオスの生殖器が突き刺してくるのを受け止めるようにデザインされ、内部は注入された精子を受けとって運ぶように作られている。

この内部生殖器にはもう一つの役割がある。それは精子を殺すことである。第二の生殖器である精子の受容器と導管は通常は病原菌や異物の侵入と戦う細胞や組織でできている。そうした組織の仕事は精子を殺すことである。殺されなかった精子は蓄えられ、「導索」を通ってゆっくりと運ばれる。そこでも、卵管にたどり着くまえに精子はさらに吸収される。無事に導索を出られる精子はわずかしかない。さらに、その無事だった精子でさえ、卵巣近くの受精場所に行くまえに精子を殺そうとする器官内を通らなくてはならないのである。ほとんどの精子は途中で死んでしまう。

ナンキンムシの新しい生殖器は、精子を受精の場所に運ぶどころか、精子の流れをとぎれさせてしまう。ナンキンムシの準生殖器は、精子を殺し、不活性化するために進化した可能性が高い。これは、女性生殖器をただの導管とみなす慣習的な見方とは真っ向から対立するものだ。ナンキンムシやその近縁の種で第二の生殖管が発明されたのは、メスが、オスの気まぐれではなく、遺伝子から指示されているやり方で精子を運びたがっているからなのではないだろうか。

実際、メスとそのヴァギナを受動的な入れ物とみなす考え方は、科学の間違いのなかでも最大級のものだ。女性生殖器の構造と機能に関心が向けられるようになって、女性の生殖器には目に見える以上のものがあることが明らかになってきている。種の交尾と妊娠と子孫の誕生をうまくコントロールするのに、女性とその生殖器が積極的にかかわっていることがわかって、今日の進化生物学者は興奮している。女性と女性の生殖器と性行動の見方に関して、科学においてはまさに革命が進行しているところである。これは、二一世紀の性革命、ビロード革命なのだ。

因習の絆から逃れて、女性生殖器の真の機能はようやくベールを脱ごうとしている。どの精子が受精に使われるかについて、メスが大きな影響を与えられるように、ヴァギナはデザインされているらしい。女性の生殖器はただの精子の通り道ではなく、子孫の父親を決めるために巧妙に構築された複雑で敏感な器官なのだ。女性の驚くべき、美しい、息を呑むような内部生殖器を進化させてきたのは、父親となる相手を決定しようとする意志であったことが明らかになったのである。父親の決定に関して、メスは、交尾のまえにも最中にもあとにも、支配力を振るっている。

ヴァギナは性と生殖をうまく操る優れた戦略家だという見方は、以前の、受動的な器官だという見方とは非常に対照的だ。さまざまな種のメスは、無数の微妙な、だが驚くべき方法を使って、どの精子が卵子に到達できるかについて影響を及ぼしている。交尾、精液注入、受精はすべてメスの体内で行なわれる。したがって、生殖がうまくいくための条件を決めるのはメスの性行動と性の仕組みなのである。この生命のゲームでは、メスの大きな卵子とオスの小さいが大量の精子が戦う。オスの精子は長く障害の多い道を進んでいかなくてはならない。だから、メスの生殖器の構造が生殖を支配して、メスは誰の子を産むかをコントロールできる。

メスが交尾を支配する

メスの鳥はやっているし、メスのハチもやっている。だが、詳しく見ると、それぞれ独特のやり方があるのがわかる。一般通念とも以前の推定とも異なって、現在では、交尾が行なわれるかどうかと、その相手を決めるのはメスの側だということがわかっている。交尾を開始するかどうか、交尾を許すか拒むかの選択権はメスにある。そしてほとんどの種では、メスが交尾を拒否するのは非常に簡単だ。実際、人間の社会以外では、レイプはめったに起きない。昆虫の大半の種では、生殖器の形態のせいで交尾は非常に複雑で、メスの全面的な協力がなければ不可能だ。チョウは腹部を上向きに曲げることでノーのサインを出す。ミツバチや花を食べるバラコガネムシはヴァギナにさまざまな弁を備えていて、交尾を可能にするためには、メスがその弁を開かなくてはならない。他の昆虫は腹部の先端で生殖器の開口部をふさいでしまう。その場を立ち去るだけでもノーの意思表示には十分である。

種に特有の作戦もさまざまだ。ソーア羊は尻尾をしっかりと下に向けているだけでオスを拒むことができる。メスのイボイノシシとクビワペッカリーは同じようなやり方で交尾を拒否する——尻尾でヴァギナに蓋をして、足の筋肉を緊張させるのである。鳥類の交尾は、総排出腔の接触ができるかどうかにかかっている。交尾を望まないメスは、総排出腔を外に出さなければそれですむ。メスの意志がなければ交尾は不可能だ。クロインコのように未発達のペニスのようなものを備えている種でさえ、メスの完全な協力は不可欠である。交尾が行なわれて精子が受け渡されるためには、メスが総排出腔をめくり返し、オスの突起を包みこまなくてはならない。

まえに出てきたブチハイエナが、メスの完全な協力の必要性を見事に示している。ブチハイエナではメスのほうが優勢なので、オスが交尾しようとしても、気に入らなければさっさと立ち去ればいい。そのうえ、非常に特殊な外部生殖器のせいで、望ましくないオスの交尾は不可能である。なぜかというと、メスは長くのびたクリトリスを通して排尿や出産をするだけではなく、交尾もこの細い筒を通してしなくてはならないからだ。その方法は非常に変わっている。オスを迎え入れるために、メスは一時的なヴァギナを作る。しかし、生殖器の強靭な後引筋を収縮させて、クリトリスを腹のなかに引っ込めるのである。しかかるオスクリトリスのぶら下がる角度のせいで、開口部は前方を向き、うしろからのしかかるオスにとっては反対向きになるので、交尾は非常に不安定な行為となる。オスが少しでも間違った動きをすれば、メスは離れてしまう。ブチハイエナの社会では、交尾が行なわれるかどうか、またその行為がうまくいくかどうかは、メスの気持ち一つで決まる。

体内受精する動物の世界では、オスが卵子に到達する機会を得るために必要な行動を指令しているのは、メスの生殖器の構造である。オスの昆虫が挿入するためには、メスの生殖器の開口部近くを叩いたり、さすったり、震わせたり、こすったりしなくてはならない。ほかの種の動物では、挿入を果たすのがもっと難しいこともある。メスの生殖器があまりに複雑なせいで、オスが息を呑むような離れ業をすることになったりもする。メスのウサギが交尾するには、(哺乳類に多い)前湾姿勢をとらなくてはならない。そうして初めてオスが挿入できる。これは、前湾姿勢をとると骨盤が持ち上がって回転し、ヴァギナが挿入しやすい位置に来るためである。

オスがうまく説得しなければメスがその姿勢をとることはない。メスのウサギが要求するのはリズミカルな動きである。それも、たくさん。オスのウサギは最初にヴァギナの外で(つまり外性器に対して)、速いピッチで七〇回、一定の速さで性器を押しつけなくてはならない。ピッチが遅かったりリズムが乱れたりすれば効き目はない。たとえ発情期のまっさかりでも前湾姿勢を起こさせることはできないのだ。メスのウサギの好みははっきりしている。

ダニも同じである。ダニの性器を開かせるには、長い時間をかけて口で操作しなくてはならない。多くの昆虫と同じように、ダニの交尾は、男性器を通して精液を注ぎこむのではない。オスは精包と呼ばれる精子の包みを作る。そして、メスを説得してヴァギナからその包みを取りこませるのである。この両方のステップ——精子の包みを準備することと、メスのヴァギナの入り口を弛めること——は、オスがメスのヴァギナに口器の一部またはぜんぶを差しこむことで成し遂げられる。

ダニのいくつかの種では、オスが口器を繰り返し出し入れする。ヴァギナのなかで口器を前後に動かしながら何時間もこすりつづける種もある。この口による攻撃によって、メスの生殖器はしだいに膨らんでくる。そうなって初めて、オスは精包を作り、刺激を受けて準備のできたヴァギナの奥深くに差し入れることができる。ダニにとって、オーラル・セックスは「望ましい前戯」というようなものではなく、交尾を確実に成功させるために欠かすことのできない行為なのだ。

挿入すれば終わりではない

メスの体に挿入できたからといって、精子の注入が保証されるわけではない。つまり、交尾すれば当然のこととして精液が注入されるかというとそうではない。実際、射精が行なわれるまえに交尾を終わらせてしまう種は多い。ブチハイエナのメスのように、生殖器の構造のせいで、不満なときには単にやめて立ち去るだけの種もあるが、ミツバチ、甲虫、鳥類、人間の女性など、多くの種ではヴァギナにまた別の仕掛けがある――ヴァギナの筋肉である。

この筋肉組織の使い道はさまざまだ――交尾を妨げたり、すでに始まった交尾を終わらせたり、そして、交尾の開始から精液の注入までには通常数分から数時間という時間がかかるため、精液の注入を妨げることにも利用される。ミツバチの場合には、ヴァギナの筋肉が射精の引き金を引く働きをしているとも考えられている。また、鳥類では、精子の受け入れがうまく行なわれるための働きを担っているのはヴァギナの筋肉らしい。アデリー・ペンギンとハトの研究で、めくり返された総排出腔に注入された精子を、メスは、総排出腔のリズミカルな動きで生殖管のなかに送りこんでいることがわかった。

ハムシの仲間（Macrohaltica jamaicensis）のメスは、ヴァギナの筋肉を使って望まないオスが精液を注入するのを防ぐ。オスがすでに生殖器をヴァギナ、あるいは嚢に挿入したあとでも妨げることができる。この小さなハムシは嚢の強力な筋肉を収縮させて、嚢に栓をしたような状態を作りだす。嚢を締めつけることで、二つの効果が得られる。一つは、嚢の奥にある貯精場所に精液が運ばれるのを妨げる。もう一つは、オスが生殖嚢を膨らませるのを妨げる。というのは、オスは生殖嚢を膨らませなければ精包を作れないからだ。オスが精包を準備するまでに通常一分ほどかかるので、メスが鉄の壁を作ってしまえばあきらめて生殖器をひっこめなくてはならない。ハムシやミツバチと同じように、ツェツェバエもヴァギナを強く収縮させてオスを追いだすことができる。人間でも同じことが起きる場合がある。

たとえメスが精液の注入を許したとしても、正しい場所に注入されなかったために受精が成功しないことも多い。オスにとっては不運だが、正しい場所はメスの体内深くにあることが多く、到達するのが難しいこともある。メスは、正しい刺激を与えられたときにかぎって深い挿入を許すことが多い。グアバを常食とするカリブミバエは、受精するために深く挿入しなくてはならない。しかしメスのカリブミバエの生殖器は螺旋形になっている。ヴァギナの入り口は腹部の先端にあり、腹部は長く、伸び縮みする。腹部がのびていないときには、生殖器の入り口は隠れていて、長いヴァギナは内部でSの字形に折りたたまれている。このS形ヴァギナの一番奥がこのミバエの嚢になっていて、オスは精子をそこに注入しなくてはならないのだ。十分に奥深くまで挿入できなければ、受精は成功しない。このように、これらの種では、複雑な内部・外部生殖器のおかげで、交尾するかしないか、どの相手と交尾するかをメスがコントロールできるようになっている。

おもしろいことに、ミバエの長く曲がりくねった通路の鍵は歌なのである。だから、オスのカリブミバエはオルフェウスのように、音楽でメスを魅惑する。メスにのしかかりながら、オスはうたってうたってうたいまくり、腹部を下げて生殖器の口を開けるように説得する。それがうまくいけば、オスは長くて自在に曲がる挿入器をその小さな孔に差しこむ。オスはそのままうたいつづける。うまく説得できたと感じられるのは、メスが長く曲がりくねったヴァギナをのばしたときで、そうなるとやっと挿入器が嚢の奥まで届くことになる。

しかし、メスのミバエは歌のえり好みが激しい。聞かされる歌が気に入らなければ、乱暴に動いてオスを背中から振り落とす。振り落とされるオスの歌は、成功するオスの歌と比べて、一般に旋律が弱々しく、音も小さく、全体的な活力に欠ける。うまくやり遂げる求愛者は最も強烈な歌をうたうオスである。カリブミバエは、羽を震わせてうたうこの歌を、挿入器が最終的な深さに達するまでうたいつづける。そして、メスが落ち着かなくなってきたら、またうたいはじめなくてはならない。そうしないと乱暴に振り落とされてしまうからだ。

男漁りをするメス

精液が注入され、しかも正しい場所に注入されたあとでさえ、メスがその気になれば、受精を邪魔する手段はいくつもある。まえにも述べたように、生殖器の構造上、オスは精子を直接卵子にかけることはできない。交尾したからといって精液の注入が行なわれるとはかぎらないのと同様に、精液が注入されたからといって卵子が受精するとはかぎらないのだ。実際、体内受精する動物種では、メスの生殖器の構造を詳しく見ると、交尾が直接受精に結びつくことはめったにないと推測される。妊娠しようと努力するカップルがたくさんいることを見てもそれがわかる。交尾と受精は分離した行為であって、それを切り離すことができるのは、また現に切り離しているのは、メスなのである。

交尾のあとで、相手のオスを子どもの父親にするかどうかについて影響を与える最も簡単な方法は、別のオスと交尾することである。複数のオスと交尾する一雌多雄は、多くのメスが採用している戦略でもある。しかし、信じられない話なのだが、動物では単婚ではなく一雌多雄が標準的であることに科学者たちが気づきはじめたのは、やっと一九七〇年代になってからのことだった。それからほぼ三〇年たって、メスが性的に柔軟であることと、いろいろな相手の子どもを産むのが一般的だということの証拠が積み上げられ、やっと判決が下ったのである。

実際、メスは一匹のオスだけを相手にするという神話は時代の産物で、ヴィクトリア朝の道徳観が反映した誤りだった。これはまた、科学者がいかに見たいものだけを見てとるかという実例として、警告を与えてくれている。証拠ではなく思想によって作りだされた科学的概念なのである。ほとんどが男性である科学者たちは、百年以上にもわたって、研究された動物種のすべてで、メスは一匹のオスだけと結びついていると言っていた。この研究分野に女性科学者が参入するまで、一雌多雄が標準的であることは明らかにならなかったのである。現在では、単婚性と言えるメスは全体のたった三パーセントにすぎないと考えられている。

一雌多雄が広がっていることからわかるのは、複数の相手の精子を受けとることによる利益は、以前に考えられていたのよりずっと大きいにちがいないということである。大多数のメスが長いあいだ複数のオスと交尾を続けていることの背後には、明らかな進化上の利点があるはずだ。しかし、当惑するのは交尾する相手の数だけではない。交尾する回数も驚くほど多い。よく性的な冗談の種にされるヒツジは、非常に精力的である。ソーア羊の性行動に関する報告によれば、五時間のあいだに、一頭のメスが七頭のオスを相手に一六三回交尾したという。オスはメスの性欲についていけず、多くは交尾シーズンが終わるまえに精子が尽きてしまう。

メスがそれほど頻繁に交尾する理由として挙げられているのが、精子の備蓄である。しかし、鳥類の多くの種では、交尾の頻度をメスがコントロールし、一回に孵る分の卵を産むのに二、三度精子を受け入れれば十分なのだが、その頻度はかえって多いほどだ。ヒバリツメナガホオジロ、ヨーロッパカヤクグリ、小さな灰色の近縁種イワヒバリなどはすべて、一回分の卵を産むのに数百回交尾する。霊長類の世界では、アカゲザルは連続して何度も交尾をするので、ヴァギナ・オーバーフローという現象が見られる。何度も交尾を繰り返して、ヴァギナが文字どおり精液で溢れてしまうのである。

精液注入は必ずしも受精につながらない

なぜメスは複数の相手と複数回交尾するのかについての答えは、一つには、精液注入が必ずしも受精につながるとはかぎらないという事実にある。何度も交尾すると子どもの父親が複数になることが多いが、そうならない場合もあることがわかっている。コロンビアジリスのメスは、年に四時間だけ発情し、その短い発情期を利用して多数のオスと交尾する。四時間のあいだに平均して四・四匹のオスと交尾するが、一度に産む仔がすべて複数の父親によるものだとはかぎらない。それに比して、ある種のトカゲ（Uta stansburiana）では、複数回の交尾でできる一腹分の仔の父親が複数になる率は八一パーセントと高い。

ところがミドリツバメは、交尾が必ずしも妊娠につながらないことと複数回交尾に関して、おもしろい側面を明らかにしている。鳥類の例に洩れず、ミドリツバメの社会生活と性生活は複雑である。メスは、縄張りのなかで一匹のオスとつがいになり、このパートナーと協力して子育てをする。だが同時に他の多数のオスと交尾するのだ。そのときはたいてい縄張りを離れて、「婚外セックス」をする。その縄張り外のオスとの交尾は、巣作りの相手との交尾よりもずっと子どもができやすい。この鳥の性習慣に関するある研究では、一羽のメスが一時間に平均一・六回巣作りの相手と交尾していても、そのメスの子はすべて縄張り外のオスとの子だったことが明らかになっている。同じ研究で、別のミドリツバメのメスは毎時間一・二回つがいのオスと交尾していたが、生まれたのは他のオスの子が多かった(六〇パーセント以上)。他の研究では、あるミドリツバメの集団で、五〇～九〇パーセントの巣に通常のパートナー以外のオスの子が含まれていたという。

あるオスとの交尾の回数と、そのオスの精子によって受精するかどうかは関係がないことは、チンパンジーの例を見ればわかる。チンパンジーは一度の妊娠のためにほぼ一三五回交尾していると推定される。この事実だけでも、交尾できたからといって子孫を残せる保証はないことがわかる。しかしおもしろいことに、チンパンジーの性生活に関する研究によって、生殖が成功するかどうかには交尾のスタイルが影響するらしいことがわかった。チンパンジーの交尾習慣には非常に柔軟性がある。三つの異なったパターンがあって、雌雄どちらの成体もその三つから自由に選ぶ。それぞれ、日和見的交尾、独占的交尾、配偶的交尾と名づけられる。

日和見的交尾は、一匹のメスが一日に多いときは五〇回にもわたって群れのなかのオスすべてと繰り返し交尾するパターンである。独占的交尾では、一匹のメスが一時間から五日間までの一定期間、一匹のオスとつがいになる。このタイプの性行動では、メスがほかのオスとまったく交尾しないわけではない。第三の行動では、一匹のメスと一匹のオスが、三時間から四カ月までの一定期間群れを離れ、そのあいだは選んだ相手とだけ交尾する。

東アフリカに住むシュヴェインフルティ・チンパンジーについてのある研究では、チンパンジーの交尾回数を数えた。数えたのは群れ全部のメスが発情期にあったときで、性器が最大限に腫脹している時期だった。そのとき数えた交尾は一一三七回で、その大半（七三パーセント）は日和見的交尾、二五パーセントが独占的交尾、配偶的交尾はたったの二パーセントだった。しかし、配偶的交尾の割合が非常に低かったにもかかわらず、結果として妊娠がいちばん多かったのはこの性行動のパターンだった。この調査では、二パーセントの交尾が五〇パーセントの妊娠に結びついたのである。そして、この関係を結ぶ期間が長ければ長いほど妊娠の確率は高かった。

この結果から、メスのチンパンジーは自分が選んだ相手と交尾すると、ほかの場合よりはるかに妊娠しやすいのではないかと推測される。ここでは、ほかの状況のほうが交尾回数が多いのに（一日三〇回にものぼる）、通常一日五、六回の配偶的交尾で妊娠する確率が高いという結果がどのようにもたらされているのかが大問題となっている。チンパンジーでもミドリツバメでも、父親になる率とメスの明らかな好意が相関関係にあるように見える。メスは、その性行動と生殖器のおかげで、どの精液によって受精するかに直接的な影響を行使することができるのだろうか？　メスは、体外で相手を選ぶ決定権を握っているのと同じように、体内でも生殖を成功させるかどうかの決定権を握っているのだろうか？

卵管障害コース

交尾の最中と交尾のあとで、メスがどの相手を自分の子の父親とするかに関して影響を与えることができるかどうか、また、実際に影響を与えているかどうかの答えは、メスの内部生殖器のなかにある。メス対精子の不釣合いさを見ればよい。大きく複雑で力強い複合体であるメスと、微小でかよわい大量の精子との戦いである。体内受精とは、メスが常に本拠地で戦うことを意味する。だからといってオスと精子が完全に無力だというわけではないが、ことの成り行きについてメスが先手をとっていることは確かである。形態すなわち生殖器の構造と、生理すなわち生殖管の機能のおかげで、メスは精子にとって手ごわい競争相手となっている。射精によって注入される精子の数は数億にのぼることもあるが、そのほとんどは卵子まで到達できない。通常は、卵子の近くまで行けるのは二個から二〇個くらいまでである。メスの生殖管は、化学的・物理的な死の罠として効果的に機能している。

グリム兄弟の童話には生殖の類比がある。ある話のなかで、美しいお姫さまには選びきれないほどたくさんの求婚者がいる。結婚相手を決めるために、お姫さまは王子さまたちに課題を与える。任務を全部成し遂げられた人だけが結婚相手にふさわしい。これは、精子とメスの関係と似ている。ふさわしくない志願者を取り除くために、メスの生殖器は卵管障害物コースという試練を用意している。そのすべてを乗り越えられた精子だけが、卵子と融合することができる。それは簡単な任務ではない。

射精のあと、メスは即座に精子の数を減らしにかかる。多くの昆虫、鳥類、哺乳類では、精子を取り巻く直接の環境となるヴァギナは、精子にとって安全な場所ではない。それどころか、ヴァギナはこの上なく過酷な闘技場で、新しく入ってきたものを簡単に殺してしまう。選択的であろうとすれば、そうでなくてはならない。もしもペーハーの低さで精子を殺せなければ、次にはキラー細胞が出てきて侵略者を消化する。昆虫、蠕《ぜん》虫、魚類、哺乳類では殺精子食細胞が精子を消化する。カタツムリやナメクジは貯精嚢を持つが、同時に特別な精子消化嚢も持っている。ほかの軟体動物には、交尾嚢の奥に余分な精子を分解する腺を持つものがある。いくつかの種では、メスの生殖周期によって生殖管の性質が変動する。

ヴァギナ内の化学戦争を生き延びた精子は、次にほんとうの冒険の旅に出る。体内深くにもぐっていく生物学的な旅である。旅の目標は、曲がった卵管を降りてくる卵子と出会うことだ。しかしその場所に到達するには、体内の迷宮を通り抜けなくてはならない。動物種によって他の精子よりも長く旅しなくてはならないものもある。ニシキヘビのゴールは八メートルも先だ。ヤモリのゴールまでは二〇ミリしかない。しかしほとんどの精子は、排出されたその場から先に進むことができない。即刻追放がその精子たちの運命である。

精子を追いだす離れ業

望まない精子を追い払うための最も鮮やかで劇的な方法は精子排出である。この巧妙な方法は、ヴァギナに関するほかの特徴と同じで、最近になってやっと詳しく研究されるようになった。メスによる精子排出は何年もまえから気づかれていたかもしれないが、重要ではないとして無視されていた。一八八六年のバッタの仲間（Podisma pedestris）についての研究は、交尾の直前にメスが排出する「特殊な性格を持つ排泄物」について詳しく記述しているが、そこから先の観察はなされていない。しかし、今日では、メスによる精子排出あるいは投棄がありふれた行為だということが明らかになってきている。クモ、ヘビ、昆虫、オウム、家禽、ブタ、ネズミ、ヒツジ、ウシ、ウサギ、人間、こうした動物はみな、余分な精子を排出していることがわかっている。ウサギ、ブタ、ウシ、ヒツジでは、精液の八〇パーセントまでがすばやく効果的に排出される。いくつかの種では、この排出される精液の量が非常に多いこともある。シマウマのなかで最も体が大きく、縞が細い種類のグレビーシマウマのメスは、三分の一リットルにもおよぶ量の余分な精液を排出する（図３‐３参照）。種によって排出の時期はさまざまだ。交尾の最中（まえに

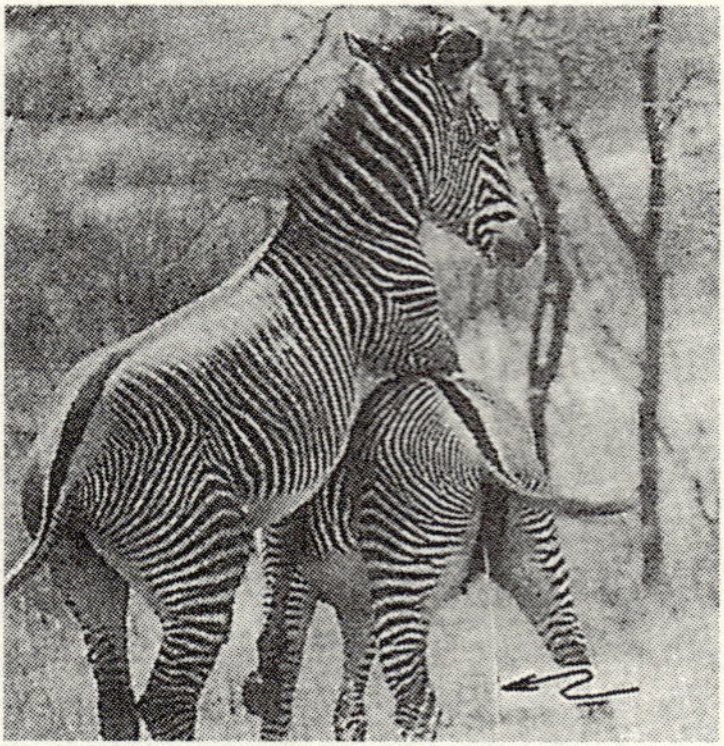

▼3-3　巧妙な離れ業：グレビーシマウマのメスは３分の１リットルもの精液を排出する。

貯蔵されていた精子が排出される）にも、交尾の直後にも行なわれるし、ハムシの例では、性行為の翌日に行なわれることもある。

精液を排出するために、メスは生殖器の強い筋肉を使ってヴァギナ内の圧力を変化させていると考えられる。小さな線虫類（Coenorhabditis elegans）の研究では、精液を排出するための劇的で暴力的とも言えるほどの収縮力の例が示されている。顕微鏡で見ると、線虫のメスの初めての交尾一〇二回のうち四二パーセントで、メスは注入された精液の一部あるいはすべてを子宮から排出したという。「性器が口を開け、大量の精液が全部圧力によって子宮から噴きでてきた。このときに、オスの性器もいっしょにヴァギナから押しだされるのがふつうだ」と研究者は語っている。

精子を排除する方法は、注入された精子の密度によっても違う。精包や、固い栓のようなかたまりで精子を受けとる動物では、ヴァギナから引きだしたり、かじりとったりする方法が使われる。リスは、自分の歯で栓を引っ張りだし、ネズミは挿入された栓をかじりとり、ヴァギナの内壁といっしょに排出する。昆虫のメスの多くは単純に精子の包みを食べてしまう。アノールイグアナのメスは、交尾直後に総排出腔を地面に引きずって精子を拭きとってしまう。

メスが精子を排出する正確な目的はまだはっきりしていない。研究が緒についたばかりであることを考えれば、それも驚くにはあたらない。交尾の相手として受け入れ、精子を受けとったあとでも、そのオスを父親として受け入れるのを拒否する手段であるという説もある。一部のメスは選択的に精子を排出して、父親を選んでいるらしいという証拠が積み重ねられつつある。メンドリにとっては、社会的地位が決定要因のようだ。オンドリが一億個の精子を総排出腔に注入したあとで、もしそのオンドリが劣位のオスなら、メンドリは総排出腔から八〇〇〇万個の精子を噴出させながら立ち去る可能性が高い。

イトトンボ（Paraphlebia quinta）も選択的な精子排出を行なっていることがわかっている。この場合もメスは交尾の開始（メスは腹部を前方に曲げなくてはならない）と終了をコントロールしている。しかし、この種では、精子の排出は交尾の最中に行なわれ、排出されるのは前回の交尾で受けとった精子である。おもしろいことに、前回の精子を捨てるかどうかの決定にはオスの交尾スタイルが影響を与えているらしい。つまり、そのオスの交尾が満足できるものなら父親になるチャンスがあるというわけだ。また、羽の透き通ったオスと交尾しているときは、貯蔵精子を投棄することが多いことがわかった。羽の透き通ったオスは、羽の黒っぽいオスと比べて交尾時間が二倍になっている（平均四一分）。精子排出の仕組みがあるおかげで、メスのイトトンボは誰か「ましな」相手が現われたときに気を変えることができるようになっている。

積極的な卵子

オスの精子は、即座に消化されたり、破壊されたり、排出されたりしなければ、父親としてメスの卵子に決定打を与えることになる。ところが、この段階の精子の戦いとしてよく描かれるイメージ――いくつもの精子が卵子まで誰が一番乗りするかを競うとか、上へ、奥へと必死に泳いでいく英雄的な苦難の旅とか――は、まったく間違っている。精子は自分の力で卵子に到達するのではない。それよりむしろ、メスが積極的に精子を運ばなくてはならない。生殖のこの段階でも、第一の原動力はメスの体なのである。とはいえ、精子は卵子に到達するのにちょっとした働きをしている。精子の独立した動きはこの段階ではまだ始まらず、動きを開始させる引き金となるのは、メスの生殖管のもっと先のほうに存在する液体だと考えられている。昆虫、哺乳類、鳥類、クモ、軟体動物、トカゲ、線虫をはじめ多くの動物で、精子の輸送はメスの形態と生理に依存していることがわかっている。

メスによる精子の輸送は複雑な仕組みで、主にメスの神経系によって支配される一連の動きが精子を引っ張ったり押したりして目的地へと運ぶ。精子の目的地はメスが決め、貯精嚢、精子を消化する嚢、受精の場所、外界への出口とさまざまである。たとえば、カタツムリはあるオスの精子は貯精嚢に運ぶが、ほかのオスの精子は精子を消化する嚢に運ぶ。

メスの長く曲がりくねった生殖管はさまざまな場所（注入の場所、受精の場所、貯蔵の場所、消化の場所）につながっていて、精子をどこに運ぶかの選択に重要な役割を果たしている。単に精子と卵子を結ぶだけの装置だと考えれば、このデザインは筋が通らない。しかし、精子を選択して運ぶための構造だと考えれば筋が通る。ある種の昆虫やクモ類では、生殖管は曲がりくねっていると同時に細いことが多く、精子にとっては拘束服のような狭さにまでなっている。小さなダニ、Caloglyphus berlesi の管は非常に狭く、一度に一つの精子しか通り抜けられないほどだ。このように窮屈な環境では、精子は一つの尾で泳ぐことはできず、メスの体の策謀に身をまかせるしかない。

メスの配管系統の要所要所と貯精嚢には筋肉が配置されていて、精子の輸送を助けている。筋肉の波状の動き（主に子宮の方向への動き）が螺旋状の管に沿って精子を動かす。ところが、その筋肉は障害にもなりうる。ヤドリバチの一種（Dahlbominus fuscipennis）は生殖管の筋肉を収縮させて、精子を湾曲部に閉じこめたり、そこに入れないようにしたりする。この種でも、生殖管は一度に一つの精子しか通れないくらい細くできている。生殖管に沿って上に向かう流れをさえぎる筋肉の弁も備わっている。その収縮力の強さをよく表わしているのがイヌの生殖管である。交尾終了の一分後、メスの子宮は強力に脈打つように収縮を始め、精子を卵管の方向に弾き飛ばす。この収縮は非常に強く、精液を二〇センチから二五センチも飛ばす力がある。

もう一つ精子を操作するのは、ヴァギナや子宮頸や貯精嚢が腺液を分泌したり吸収したりする動きである。こうした液は精子の通過を滑らかにすることもあるが、凝集して精子を包んでしまうこともある。筋肉の動きと液の分泌・吸収の動きとが連携して、迷宮のような管の内側の繊毛をリズミカルに動かす。こうした繊毛の動きが、卵子に向かう上向きの流れか精子を排出する下向きの流れを作りだす。オスの観点から見れば、厄介なことこの上ない。筋肉の動き、繊毛の動き一つで、ある精子は貯精嚢に入り、ある精子は消化嚢に入ったり外に出されたりする。すべてメスしだいなのだ。適切な精子のイメージとはこうだろう——潮の流れや波に翻弄される小さな魚の群れ、そして、岩に叩きつけられることも多い。

ヴァギナを旅する精子にとって最後の障害物は卵子そのものである。大きな卵子と小さな精子が出会う（卵子は精子のほぼ八万倍の大きさ）、肝心要の瞬間だ。体内受精のほかの出来事と同じで、この瞬間の出来事もやはり間違った描かれ方をしている。ふつうは、精子が卵子に入りこむと描写されているが、もっと正確に言えば（まだ完全に理解されているわけではないが）、卵子が精子を「飲みこんで、しまいこむ」ということになる。融合の時点でさえ、卵子は精子よりずっと積極的なのである。実際、卵子による積極的な動きがなければ、精子は何もできない。精子を引き寄せ、なかに取りこむのは、精子が近くに来たときに卵子に起きる反応である。そしていったん巨大な卵子に抱きとられ、包まれ飲みこまれてしまうと、精子は卵子内部の養分に依存して分離をすませ、細胞核だけになり、それからＤＮＡが活性化する。

受精の最終段階でも、どの卵子と精子の組み合わせがいいかをメスが判断しているのではないかという徴候が浮上してきた。融合直前に卵子のなかにある精子と卵子の生殖核のあいだには、大きな違いがある。精子の細胞は染色体を半分しか持たない半数体だが、卵子の細胞は二倍体――染色体を二組持っている――である。そこで、融合するためにメスは選択しなくてはならない。二組の染色体のうち片方を拒否し、片方を残してそれを精子の染色体と融合するために使用するのだ。どちらの染色体の組をオスの染色体の組と融合させるかを選ぶこの最終段階は、メスが生殖を支配するための最後の手段なのではないかと言う科学者もいる。もしそうだとしたら、生殖におけるメスの選択と支配はこれまで想像されていたものよりも非常に大きいことになる。

女性器の巧妙な筋肉の働き

ヴァギナの構造のいくつもの側面がしだいに明らかになるにつれて、この生殖器の驚くべき仕組みがようやく明らかにされ、評価されつつある。それは驚くほど複雑で敏感なシステムなのだ。貯精嚢、渦を巻き曲がりくねった導管、戦略的に配置された筋肉や弁、こうしたすべてが、最適な生殖を支えるために巧妙に調整されている。カメムシの一種(Hebrus pusillus)を見てみよう。ここでは、女性生殖器の構造と筋肉が精子の動きに微妙なコントロールを及ぼしていることがよくわかる。この小さな虫の生殖器にある強力な筋肉は、精子を輸送するのに使われているだけではない。オスのペニスから精子を吸引し、貯精嚢に運ぶことにも使われているのである。

その結果は印象深い。女性の生殖器はただ精子を輸送するだけでなく、精子の行き先を決め、貯蔵することにも支配を及ぼしている。この昆虫がどんなふうにそれを制御しているかは驚くべきものだ。第一段階は、オスの精子を取り入れる。それが起きるのはメスの生殖嚢のなかである。取り入れは完全にメスの支配下にある。というのは、オスは精子を送りこむ装置を持っていないからだ。代わりに、メスの生殖嚢の壁にたくさんの拡張筋が並んでいて、オスが交尾を終えて生殖器を抜くときに、その筋肉を収縮させて強力なポンプのように精液を吸いだす。

第二段階は精子を生殖嚢から貯精嚢に運ぶことだ。貯精嚢の螺旋（平均で三九回輪を描いている）沿いに張り巡らされた筋肉が、収縮と弛緩を繰り返し、螺旋を伸び縮みさせ、精子を引き寄せる。おそらく精子も自分で動こうとするだろうが、貯精嚢の入り口にある筋肉もやはり貯精嚢に精子を引きこむ役目を果たす。いったん貯蔵されてしまうと、精子は卵子が近くに来るまでその場所にとどまる。最後に、生殖管内のもう一組の筋肉が働く。その筋肉は卵子側の出口（卵門）にあって、生殖管をのばし、広げる。最後に、貯精嚢の筋肉が再び収縮と弛緩を繰り返し、精子を貯蔵場所から出して卵子にかける。信じがたいほどメスにコントロールされた見事な精子輸送システムである。昆虫のメスがこれほど複雑な生殖装置を持っているなどと、誰が考えただろうか？

精子を貯蔵したり出したりする同じような筋肉の仕組みは、たくさんの動物種に存在する。多くの昆虫が、貯精嚢と生殖嚢のまわりに配置された筋肉を収縮、弛緩させることで、貯精嚢の形や容量を変化させることができる。この方法で、貯精嚢を広げて大量の精子を蓄え、収縮させて精子を外に出すことができる。ある異翅類（Gramphosoma）は注射器のような貯精嚢を発達させた（図3・4参照）。この昆虫では、貯精嚢を取り巻いている強力な筋肉が収縮し、精子を貯精嚢から勢いよく押しだして導管に送りだす。クモをはじめ他の種では、貯精嚢の入り口（精液注入管）と出口（受精管）が分離されている。そのような種では、精液注入管のデザインがとくにねじれていて、精子の貯蔵場所に入るのが出るよりもはるかに難しくなっている。

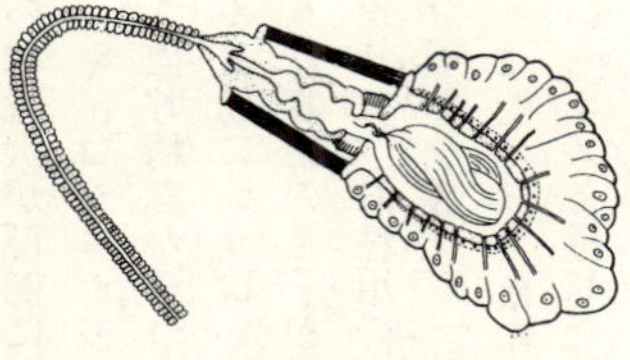

▼3-4 見事な筋肉の仕組み：このGramphosomaの貯精Aが筋肉を収縮させると、精子が受精管に射出される。

重要なのは、女性生殖器のデザインがしだいに見直されるようになって、精子を貯蔵する器官が単に精子を貯蔵し、精液注入と受精を切り離すだけのためにあるのではないことが明らかになったことだ。実は、貯精嚢にはもう一つ別の機能があるらしい。それは、精子の選択的な（ランダムではなく）輸送と使用である。実際、貯精嚢を持つということは、精子を選んで使用する機会をメスに与え、それによって、父親を選ぶことを可能にする。もしメスが複数の貯精嚢を持っていれば、また持っているメスは多いのだが、貯精嚢に精子を入れるパターンによって選択が可能になる。

キイロショウジョウバエ（Drosophila melanogaster）のメスには、ほかのハエと同じように貯精嚢が三つある。うち二つはわずかに小さい。そして、ミバエはたいていこの二つを最初にいっぱいにして、中央の大きな嚢をあとまわしにする。しかし、この最後に満たされる嚢の精子が最初に受精に使われる。一日に二〇回交尾するというヨーロッパカヤクグリは、貯精用の細管をいくつか空のままにしておく。ほかの種、たとえばアノールイグアナやウズラも、貯蔵細管の使い方に変化をつけている。

また、メスは精子の貯蔵を確保するために交尾することもあるが、「ほかのよりもいい」オスと感じた相手と交尾し、受精にはそのオスの精子を選んで使用することも研究で明らかになっている。選ぶためのやり方としては、特定のオスの精子を一つの嚢に入れ、別の相手の精子を別の嚢に入れる仕組みがわかっている。ヒメフンバエ（Scathophaga stercoraria）がそのようにしているところを観察されている。ヒメフンバエには筋肉の並んだ貯精嚢が三つあり、それぞれが導管を持っている。そのうち二つは組になっていて、共通の外皮に覆われ、筋肉も一部がつながっている。もう一つは独立している。このハエは三つの嚢にある精子を均等に使用するわけではない。組になった貯精嚢に貯蔵した精子のほうを使って受精するほうが多い。おもしろいことに、複数のオスと交尾したあとで、大きいほうのオスの精子を組になった貯精嚢に入れることがわかった。このようにして、大きいオスが父親になる傾向が強まる。どちらの貯精嚢に入れるかを決めるのに、体の大きさ以外の要素も重視されるのかどうかはまだ明らかではない。

トカゲの一種（Uta stansburiana）は、蓄えられた精子を選択していること、また、選択の条件は大きさだけではないことについて、驚くような実例を見せてくれる。アメリカ西部に住むありふれたこのトカゲは、一回の発情期に通常五匹か六匹のオスを相手にして、受精するまで長くて二カ月のあいだ、その精子を貯精嚢に蓄えておく。そして、大きいオスの精子を使ってオスを産み、小さいオスの精子を使ってメスを産むという信じられないことをするのである。つまり、このトカゲの生殖器は、大きなオスの精子と小さなオスの精子を見分けるだけではなく、X染色体（メスになる）の精子とY染色体（オスになる）の精子を認識して選びだすことができるのだ。

しかし、異なった大きさのオスの精子を選別する仕組みや、オスになる精子とメスになる精子を見分ける方法についてはまだ明らかになっていない。わかっているのは、メスが大きさの違うオスから選んで自分の卵子を受精させていることだけである。それには進化上の利点があるからだ。大きなオスからオスの子どもを産み、小さなオスからメスの子どもを産むことで、生まれた子どもたちは高レベルの適合性が得られる。したがって、メスが精子を選択的に使用する能力を持つことと、複数のオスと交尾することには、進化上の利点があるのだ。

頭のいいヴァギナ

このように描写されることは少ないが、女性生殖器は非常に効率的で厳密な生きた精子選別機である。実際、注意深く配置された筋肉、弁、曲がりくねった細い導管、貯蔵や消化の場所といった生殖器の構造のおかげで、多くのメスは精子の動きにほとんど信じられないほどの巧妙な支配を及ぼしている。オスは精子の豊かさを誇り、たいていは一度に数百万という必要以上に多数の精子を注入するので、メスはその数を大幅に減らさなくてはならない。メスの体の仕組みは非常に柔軟で、選択したり破壊したりという偉業をふつうにやってのけ、自分の生殖能力を損なうこともない。たとえば、ゴールデン・ハムスター別名シリアン・ハムスターは注入された数億の精子のうちごくわずかしか瓶状の受精器官に届けないのに、その受精率は一〇〇パーセントになる。しかし、どうやってその数億の大部分を撃退しているのかは、まだ明らかになっていない。同じように、ミバエのような昆虫では、注入された精子を四〇パーセント減少させても、受精にはまったくさしつかえない。

ヴァギナはまた、自分が保持している精子の数を感知することができるようだ。実際、蛾と蝶（Lepidoptera）の研究で、メスの交尾囊（ヴァギナ）の壁には感覚器官が広がっていて、受けとった精子の量を感知していることがわかった。ヴァギナは、オスの注入した精子が少なすぎれば、それもわかるほど頭がいい。自分が飢饉に直面していると知ると、メスの生殖系は、保有精子の数を増やそうと正確な調整を行なう。精子数の正確な管理をやってみせるのは、哺乳類ではウサギである。ウサギでは、交尾がきっかけとなって一〇時間後に排卵が起きるが、交尾直後に精子がヴァギナから卵管に移動するときには、数が一万個くらいまで減らされる。この一万個がさらに減らされ、卵管に入りこむのは一〇〇〇個から二〇〇〇個くらいになる。その後排卵が起きる時点での精子の数は、実に一定している。たとえ複数のパートナーと交尾しても、相手が単数のときと比べても、卵管に保持される精子の数は狭い範囲にとどまっている。

こんなふうに精子の動きをうまくコントロールしなくてはならない理由はいくつもある。卵子に近づける精子の数を減らし、導管内の要所要所に障害を設けることで、損傷のある、古い、奇形の精子、または単に能力が低いか不適格な精子をふるい落とし、そういう精子が卵子に近づくのを阻止しなくてはならない。種の繁殖戦略が成功するかどうかはヴァギナがこの選択とふるい落としを効果的にやってのけられるかどうかにかかっているのである。ニワトリに関する研究で、繁殖能力の低いオンドリの精子をヴァギナを通さずに子宮に入れると、たくさんの精子が受精場所（漏斗状器官）に到達し、その結果たくさんの卵子が受精した。ところが、こうした受精卵のかなりの数が、生まれるまえに死んでしまった。

対照的に、同じような精子をヴァギナに入れ、メンドリ自身が精子を漏斗状器官に運ぶと、受精した卵子は少なかったが、その受精卵はずっと正常で、ヴァギナの精子選別能力を示している。「正常な」精子で行なった実験でも、メスの選別能力は実証された。通常、精子の約二〇パーセントには構造的な欠陥が見られるが、メスが貯精嚢に運んだ精子にはそのような欠陥がない。

人間も含めた哺乳類のヴァギナにも選別能力がある。研究の行き届いた哺乳類で試験管内で受精が行なわれると、必ず異常な受精卵が多数発生する。また、最近開発された卵細胞質内精子注入法（ＩＣＳＩ）のような受精技術が利用されると、染色体異常の胚ができたり、胚が死んだりすることが通常の受精よりもずっと多いことが明らかになった。受精は複雑で狂いの起きやすいプロセスで、研究が重ねられるにつれ、メスの生殖器の助けなしに精子の選別が行なわれたときの受精は、実に簡単に失敗に終わることが多いことがわかってきた。

ここに警告がある。科学はヴァギナが受動的な入れ物であるという考えを深く信じすぎている。精子を選別し「適切な」精子を輸送するという生殖器の特別な役割を無視することで、生物学上のさまざまな問題が生まれているのかもしれない。人間の健康も損なわれることになるのかもしれない。

精子選別の仕組み

ヴァギナの精子選別能力は単に小麦と殻を選り分ける以上のものである。最近まで、精子のDNAは非常にきつく巻かれて精子の頭部に詰めこまれているので、精子の遺伝的性質がどうなっているかをメスの生殖器から読みとることはできないと考えられていた。しかし研究が進むにつれ、そうではないことがわかってきた。メスは父親としてのオスの能力を判断するのに、外見や行動からだけではなく、精子のレベルでも遺伝子的な中身を評価して判断する能力を持っているらしい。

世界一研究しつくされている昆虫、ミバエは、精子の遺伝構造の違いを感知し、それに従って精子の扱いを変えていることがさまざまな研究からわかっている。あるオスの精子は、ほかの精子よりすばやく、たくさん貯蔵されるし、遺伝子の中身に基づいて、優先的に受精に利用される精子と、破棄される精子がある。メスのミバエの生殖器は、同じときに射精された精子のあいだの違いも、異なったオスの精子の違いも、どちらも見分けることができる。おまけに、特定の遺伝子の型を持つ精子がいったん拒否されると、メスの生殖器はその型を「おぼえて」いて、次のときもそうするらしいということがわかってきた。

ネズミの場合は、メスの生殖器が精子を読んだり評価したりしていることのもっとはっきりした実例になる。メスのネズミは子どものために正しい父親を選ぶ目覚ましい能力を身体内部に備えていることが研究によって明らかになった。自分の遺伝子組成に最も適合した、あるいは補完性のある遺伝子を持つ精子を選んでいるらしいのである。鳥類や、ネズミ、人間をはじめほかの哺乳類は、病気への抵抗力にかかわってくる組織適合性の大きさが、正しい交尾相手を選ぶときに重要になる。お互いに補完性のある、組織適合性の大きい個体同士なら、生存能力のある子どもを作ることができるが、組織適合性のない個体同士の胎児は流産するのである。

ネズミでは、選択能力は補完性のある精子がほかの精子よりもすばやく、たくさん卵管に運ばれるという結果となって表われる。適合性が低いと判断された精子はあとに残される。実は、生殖器のおかげで、メスはオスを裸にして技巧の裏を読みとることができるのである。オスのＤＮＡを読むことで、そのオスが実はどんなふうにできているかがわかる。どんな闘技場のなかよりも、ヴァギナこそがオスが真実の自分を見せ、父親となる資格を証明しなくてはならない場所なのである。

種の保存とヴァギナ

メスにとって、どの精子が自分に適合するかを知る能力があることは非常に重要だ。ＤＮＡ鑑定法の出現によって、子どもの生存可能性を決定するのに最も重要な要素は、親の大きさや地位などより、二つの個体間の遺伝的補完性や適合性であることが明らかになってきている。鳥類では、つがいのＤＮＡを調査する研究で、つがいのＤＮＡが似ていればいるほど（補完性が少ないほど）、そのつがいから生まれた卵は育たなかったり孵らなかったりする可能性が高いことが明らかになった。スナカナヘビの研究でも、遺伝的に似ているオスの子どもが生まれる率は低いことがわかっている。多様性には強さがあるという格言は真実なのだ。

このことから、メスがなぜ複数の相手との交尾を望むのかという疑問にも答えが出た。一雌多雄を実践することで、メスはさまざまな型の精子を取りそろえることができ、自分に最も適合する精子を選ぶことができる。交尾相手が多ければ多いほど、正しい相手が見つかる可能性は高くなる。もっと正確に言えば、遺伝子適合性がより大きくなる（最大となる相手は単数とはかぎらない）。つまり、相手が多ければ多いほど、繁殖が成功する率は高い。

スウェーデン南部にいるクサリヘビの集団を調査したところ、まさにこのことがはっきりと示された。つまり、複数相手との交尾は繁殖の成功を促すということである。複数の相手と交尾したクサリヘビは、単数の相手としか交尾しなかったクサリヘビよりも、死産や奇形の子を産む率が低かった。擬蠍《ぎかつ》類（Pseudoscorpiones）に関する最近の研究では、出生率の増加は一雌多雄が実践された直接の結果だということが驚くほど明確になった。まだ交尾経験のないクサリヘビを二匹のオスとつがわせたものと一匹だけのオスとつがわせたものとでは、二匹のオスと交尾したメスのほうが三三パーセントも多くの子どもを産んだ（精子の量は同じ）。

また、クサリヘビの子宮は透明なため、この研究では胚の成長の様子もよくわかった。交尾相手から選ぶことのできたメスは、単独の相手と交尾したメスより三二パーセントも流産が少なかった。精子から選ぶのは、繁殖戦略として筋が通っている。胚を作り、それから中絶することに伴う時間とエネルギーが大幅に節約されるのである。複数の相手と交尾することは、最も補完的なオスを選ぶことができるという点でも、最善の戦略なのだ。

最適の繁殖をするのに二つの個体の適合性が最も重要だという考えは、生殖の理解において大きな転回が起きたことを意味する。科学者たちは、どんなメスにもすべてを与えることのできるスーパー・オスという考えにしばらくしがみついていた。西洋世界で人気のある漫画のヒーロー、スーパーマンのように、生物学的なスーパー・オスは、あらゆるメスが手に入れたいと願い、あらゆるオスがそうなりたいと願うようなオスである。しかし、メスが複数相手との交尾を行なっていることや、そこから生まれる子どもについての研究が示しているのは、そのようなスーパー・オスなどはいないということである。繁殖を成功させようと思うメスが望むのは、実は比較検討できる多数のオスを見つけることだ。

そして、その複数とつがう性行動と賢いヴァギナのおかげで、最高の父親になりそうなオスを見つけることができたら、子どもに最善のスタートを切らせてやることができる。多様性は、メスにとっても、オスにとっても、生きることに欠かせないスパイスなのである。

自分といちばん適合する精子を見つけるために、精子を集め選別すること、これがメスの生殖器のほんとうの機能なのだ。メスの生殖器は受動的な入れ物とはほど遠く、子孫の健康を保証し、そのことによって種の生存を保証するという生命の最も重要な仕事を納める聖堂なのである。

4　イヴの秘密――ヴァギナの解剖学史

まえにはヴァギナの正面からの眺めを見た。しかし、女性の外性器はそれですべてではない。大陰唇をめくるとまったく違った眺めが現われる――ちょっと見てみよう。優美な曲線と輪郭とひだのなかに、クリトリスと小陰唇が濡れて光っている。美しいハート形を描く小陰唇もあれば、もっと卵形の輪郭を持つものもある。小陰唇とクリトリスが接近して、小陰唇がクリトリスに覆いかぶさるようになっている場所は、小さく波打つ曲線が縁取っている。薔薇のようなピンク、赤褐色、朱色、すべて艶のある鮮やかな色彩の饗宴である。

楽しい非対称も見られる。陰唇に長短があったり、曲線の具合が違ったりする。覆いの下から顔を覗かせているクリトリス、もっと突きだしているクリトリス、はっきりと鼻のような形をしているものもある。一つ一つがすべて違う。そして、どの女陰の中心にも、興奮していようといまいと常に濡れて光る入り口がある。ヴァギナ全体の眺めは、息を呑むような豊かな芸術作品だとわたしは思う（図4-1参照）。燦然と光る宝石。そしてこ

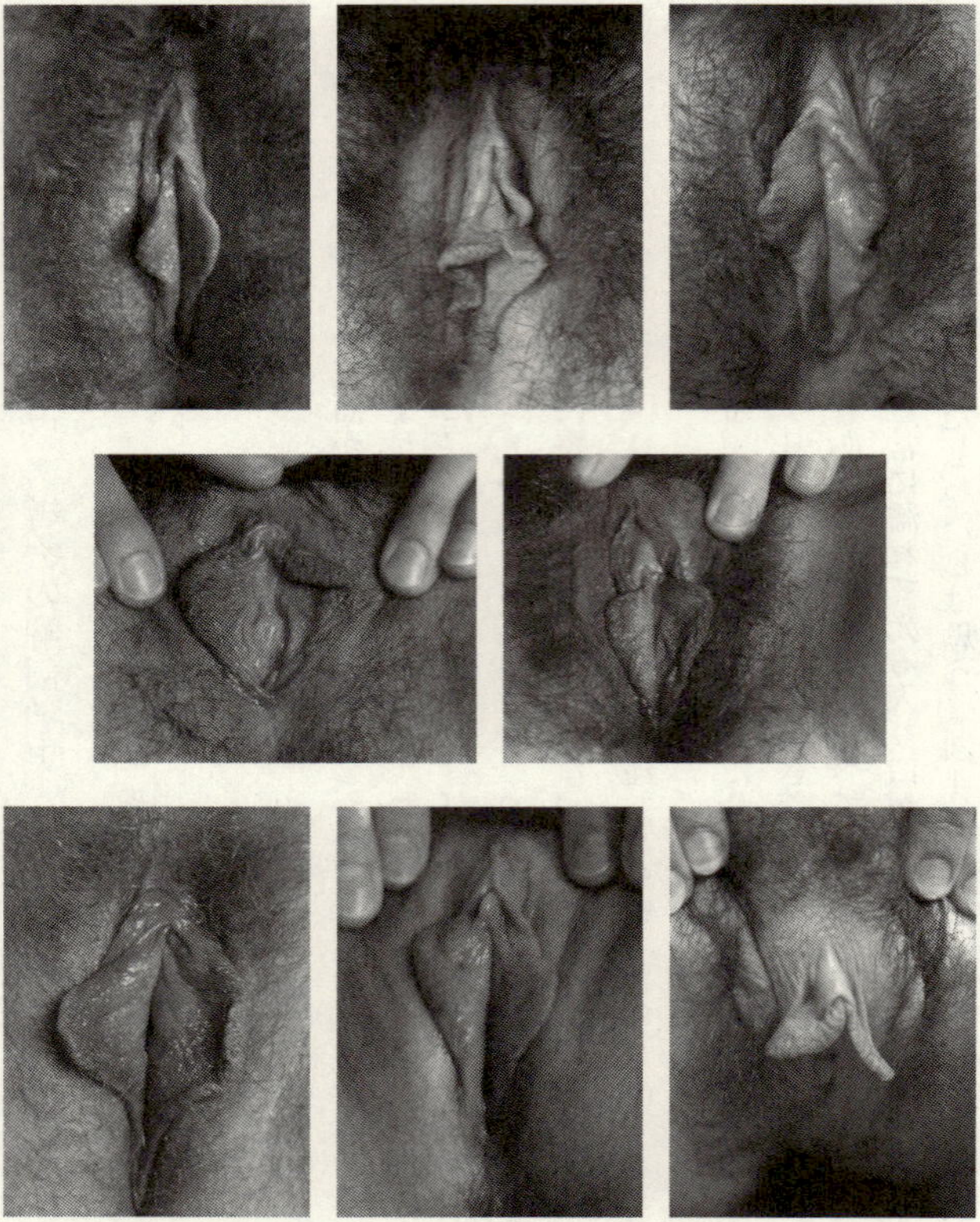

▼4-1　ヴァギナ
女性の外生殖器は美しく、驚くほど変化に富んでいる。
女性はみんな一人ひとり違っている。

こにも、ひねりと秘密に満ちた物語がある。イヴの秘密である。これは、ヴァギナのたくさんの側面を明かす物語なのだ。さあ、クリトリスから始めよう。

羽根が二つついたカエデの種を思い浮かべてほしい。さかさまになったYの字、あるいは音叉《おんさ》とかギリシャ文字の一一番目であるλ《ラムダ》でもいい。その形をなぞってみよう。くるっと丸まった、優雅に突きでた先端から、円頂を通り、軸を下りて分岐点まで行くとその先は二つの脚あるいは羽根になっている。このデザイン——円頂、本体、脚——というのがクリトリスの基本設計である。三つの部分からなる優雅な構造である。実は、クリトリスで誰の目にも見えるのは、非常に鋭敏な頂の部分だけで、そこだけが外に突きでている。二股に分かれた部分は触れて感じとるしかない。

本体、あるいは体部——クリトリス組織の柱状部分——は、内部上方の骨盤内にのびて、尿道と密接に結びついている。全体（長さ二～四センチ、幅一～二センチ）を見ることはできないが、クリトリス上端部のまわりに指を押しつけて探ってみれば、一部は感じとれる。さらに奥のほうには、クリトリスの長い脚がしだいに細くなりながら、この驚くほど敏感な器官を、性の心臓部深くにつなぎとめている。この脚の部分の長さは五～九センチあり、ヴァギナの筒の部分を挟みこんでいる。

クリトリスが頂部と体部と脚部からできていて、それまで考えられていたのよりもずっと大きな器官だったことは、一九九八年八月のはじめに世界的なニュースとなった。史上初めて、この誤解の多い、だが愛される小さな性の器官が第一面の見出しを飾ったのだ。

オーストラリアのある泌尿器と外科のチームが、クリトリスは解剖学教科書に書かれているよりも少なくとも二倍の大きさがあり、ほとんどの人が考えているより一〇倍も大きいと発表したのである。世界のメディア（少なくとも西洋のメディア）は発見の言葉をがつがつむさぼり、クリトリスの大きさと構造について無数の記事を生産した。

そうした記事が途切れることなく現われるのを見て、わたしはお祝いをしたい気分だった。クリトリスが華々しく脚光を浴びたこの情報は、わたしにとってもニュースだったのだ。そう、若い娘の頃から、ヴァギナの外側になにか特別なものがあって、触ると気持ちがいいことは知っていた。それが、クリトリスについての最初の肉体的な発見だった。しかし、その部分にはちゃんとした名前があるということはずっと知らずにいた。クリトリスという言葉の存在を発見したときのことはよくおぼえていない。そんなあやふやな状態にいたのはわたし一人ではない。二回目の、今度は知的な発見をしたときのことをおぼえていたらよかったのだが、その情報をどこから得たのかさえおぼえていない。おそらく本からだと思う。

しかし、言葉は欺き、傷つけ、混乱させ、騙すことができる。子どもとしては自分の体だけが頼りで、漠然とその辺一帯がすごく敏感で気持ちがいいことに気づいていた。当時のわたしにとって、そこは不透明な地帯だったのだ。そのあと、十代と二十代になって、衝撃言葉と図が登場する。しかし、わたしが性生活を始めた頃の言葉は短くそっけなく、衝撃を小さくするような言葉だった。ボタン、サクランボ、ベル、点、小さいもの、真珠。そういう言葉のせいで、クリトリスは限られた小さな部分だとわたしは思うようになった。組織の小さなかたまりなのだと。すべての神経の先端が、この小さな場所に集まっているのだというふうに。だから、わたしや友人たちはそれを、取っ手のようにいじりまわし、ボタンのようにはじき、第三の乳首のようにつまむものとして扱った。この快楽の源はどんどん小さく限られたものになった。クリトリス（とヴァギナの残りの部分）をまったく違う目で見られるようになるには、オーストラリア研究チームの言葉と図が登場するのを待たなくてはならなかったのである。ヴァギナの開口部のてっぺんにちょこんとついているボタンでもベルでも真珠でもなく、神経の末端が集まっているだけでもない。その研究は、クリトリスは信じられないほど大きく、非常に敏感な器官で、わたしのなかに深くもぐりこみ、きちんとつなぎとめられていることを示していた。そのとき初めて、わたしのクリトリスは三次元の広がりを持つ生き生きとしたわたしの一部となったのである。

コロンボはクリトリスを発見したか？

クリトリスについて何度も見方を変えたのはわたしだけではない。実は、何度にもわたる発見は、クリトリスの重要な特徴なのである。クリトリスの発見は歴史上にごろごろしている。ルネサンスを見てみよう。あらゆる人が肉体をバラバラにして探り、名前をつけ、あるいは名前をつけなおしていたような時代。クリトリスもその流行から洩れはしなかった。科学は、前人未到の地を発見した者たちに、発見した肉の一片（ある器官）に独自の名前をつけるという栄誉を与えた。そこで、ほぼ四五〇年前、クレモナ生まれのイタリア人解剖学者マテオ・レアルド・コロンボと、卵管に名前を残しているガブリエル・ファロピウスは、この特別な部分を最初に発見したのはどちらかで争った。

一五五九年にヴェネツィアで出版された『解剖学概論』において、コロンボは、「触ると、男性の器官と同じようにいくらか固くなり輪郭がはっきりする。この突起物とその働きについてまだ誰も気づいていなかったので、わたしが発見したこの器官に名前をつけてもよければ、『ヴィーナスの愛（dulcedo amoris）』と呼ぶことにしよう」と書いた。さらに続けて、クリトリスを「女性の喜びがとりわけ存在する場所」と描写し、「苦心の末できあがったこの解剖学の研究結果を読めばわかるが、この突起［クリトリス］がなければ女性は性の抱擁で喜びを感じることができず、子どもを孕むこともできない」と記述した。ところが、パドヴァ大学でコロンボと同僚だったガブリエル・ファロピウスは自分がクリトリスの発見者だと主張した。三九歳で死ぬ前年の一五六一年にヴェネツィアで出版された『解剖学観察』には次のように書かれている。

アヴィセンナは……女性の外陰部にある部分を指してペニスとかアル・バタラ［クリトリスを意味するアラビア語］と呼んだ。アルブカシムは……それを「緊張」と呼んだ。これは時に驚くほど大きくなり、男性のようにそれで性交できるほどになる女性もいる。この部分はギリシャ語でクリトリスと言われ、そこから猥褻な意味のある「クリトリスを官能的に刺激する」という動詞ができた。……実にわが国の解剖学者は完全にそれを無視し、口にされることさえない。……この小さな部分は男性のペニスに相当する。……この部分は小さく、恥部の脂肪の多い部分に隠れ、解剖学者に知られていなかった。そのため、現在までに記述したのは私が初めてで、そしてもしそれについて話したり書いたりしたことがあるという人がいるなら、それが私や、私の話を聞いた人から聞いたのではないことを明らかにしてほしい。これだけ知られていないというのは、それ以外には考えられないからだ。このペニスのようなものの先端は、外陰部の上部を見ればすぐに見つかる。「ぶら下がっている翼」「小陰唇」がちょうど合わさる部分である。

イタリアで起きたこのクリトリス論争に加わった第三の人物はトーマス・バルトリン、デンマークの解剖学者カスパー・バルトリンの息子である（バルトリン腺に名前を残したのはトーマスの息子、カスパー二世）。ファロピウスがクリトリスについて記述した約一〇〇年後、トーマス・バルトリンは『解剖学』を著した。父が書いた『解剖学入門』の改訂版である。図２-５にクリトリスとヴァギナの解剖図が載っている。クリトリスの性質について、これは「女性のペニス」であるとバルトリンは書いた。「位置も、性質も、構成も、多血質なところも、勃起するところも、男性のペニスに似ている」し、「核と包皮に似たものもある」からだという。しかしバルトリンは、コロンボとファロピウスが「この部分を最初に記述した」と主張していることを批判した。二世紀以来、クリトリスのことは誰でも知っていると書いたのである。

バルトリンの批判は正しかった。二人のイタリア人が言い争っていたことは新発見などではない。まえに引用した部分でファロピウス自身がアヴィセンナ（アリ・イブン・シーナ、九八〇～一〇三七年）やギリシャの例を出してはっきりと書いているとおりである。しかし、どちらも相手に手柄を譲ろうとはしなかった。この争いが起きたのはルネサンス時代。その名のとおり、中世の泥沼から抜けだして、ギリシャ・ローマ時代の遺産を再発見し、新しく生まれ変わった時代なのだ。そう、新しい発明と発見があったが、それはすべて昔の知識に根ざしていたのである。クリトリスも同じだった。違う名前で登場していたかもしれないが、その物理的形状や機能は昔の文献や解剖学の本にはっきりと書かれていた。

クリトリスの登場

ギリシャ生まれの医学者ガレノスは『人体の器官の用途について』という本で「女性に性行為の意欲を起こさせ、性交中に子宮の頸［ヴァギナ］を広げるのに少なからず役に立つ」謎の器官について書いている。ガレノスは、その器官は外陰部に突きだし、性交のあいだは固くまっすぐになると書いた。男性のペニスについても、勃起する固い組織であると書いている。ガレノスはクリトリスはヴァギナを保護する器官だと考えていた。そして、懸壅垂《けんようすい》（軟口蓋の奥にぶら下がっている小さな多肉質の指のような組織）が喉を保護する役目を果たしているのと同じようなものだと説明した。

ガレノスの時代には、口と頸と喉を子宮と子宮頸とヴァギナになぞらえることが多かった。それが何世紀も続き、（あとで出てくるように）現在でもその名残がある。実際、一九世紀の医学文献の挿絵では、喉の開口部が外陰部とどれほど似ているかが強調されている。クリトリスに関する医学知識は西洋に限られてはいなかった。アラブの医学者アヴィセンナは、大幅にガレノスの考え方に基づいて『ヴァギナについて』という本を著し、そのなかでクリトリスについても触れている。

女性の外性器と各部の名称が詳しく説明され、クリトリスについて語る際に正しい動詞が使用されている文献といえば、早い時期には、一世紀にギリシャの医学者ルポスによって書かれたものがある。

女性の外部生殖器に関しては、腹部先端の三角地帯を pudendum と呼ぶ者もいるし、pubis と呼ぶ者もいる。その開口部は陰裂である。nymphae（小陰唇）またはギンバイカの実と呼ばれる部分の中央にある筋肉の小片はクリトリスと呼ばれ、この部分を触って欲情をかきたてることをクリトライズと表現する人もいる。ギンバイカの唇

［大陰唇］は肉厚で両側に分かれる。エウリュポネスはこれを急峻な斜面と名づけた。今日、外側の襞をぶら下がった翼、ギンバイカの実［内側の襞］を nymphae と呼ぶこともある。

二世紀の科学者ソラヌスが著した『婦人科学』は、その後一五〇〇年にわたって最も重要な婦人科学の参考書となったが、ソラヌスはそのなかでクリトリスについて記述している。その事実だけでも、自分がクリトリスを発見したとは主張できないことにコロンボは気づいてもいいはずだ。ソラヌスはクリトリスを記述するのに landica（おそらくギリシャ文字のラムダから派生した言葉）という古語を使っている。

女性の洞［子宮］はどんなものだろう。大腸の膜に似た敏感な膜組織で、内部は非常に広く、外部（性交と愛の行為が行なわれる場所）は比較的狭い。一般には connus と呼ばれている。外側にあるのは大陰唇で、ギリシャ語では pterigomata、ラテン語では pinnacula である。上部から中央部にかけて、landica［クリトリス］と呼ばれるものがある。

ルネサンス時代の人にはクリトリスに関する情報が手に入ったはずだ。コロンボとファロピウスより三〇〇年もまえに生きていたパドヴァ大学の医学者ピエトロ・ダバノ（一二五〇～一三一五年）の言葉もそれを裏づけている。著書の『差異の調停者（*Conciliator Differentiarum*）』のなかで、ダバノは次のように書いている。「女性は陰部の穴の上部を愛撫されると性欲をかきたてられる。無分別な人びとはこのようにして女性をオーガズムに導く」

どうやらコロンボもファロピウスも宿題をきちんとやらなかったらしい。クリトリスは二人が注目するはるか以前に存在を知られ、名前もつけられていたのである。二人はほんとうの意味では発見者ではなかったが、それでも、ファロピウスには一番と名乗れる面もある。この部分を解剖して、クリトリスの内部構造を記述したのはファロピウスが初めてだったのである。今日、クリトリスを発見した栄誉はコロンボに与えられているが、おそらくは名前のおかげをこうむっているのではないだろうか（コロンボ、つまり英語だとアメリカ大陸を発見したコロンブスと同じ名前だから）。フェデリコ・アンダーシの小説『解剖学者』（平田渡訳、角川書店、二〇〇三年）はコロンボの『解剖学』の出版の経緯を一部題材にして、この発見のテーマを発展させている。しかし、マテオ・レアルド・コロンボがクリトリスを発見したというのは現代の神話なのである。

クリトリスの興亡

コロンボとクリトリスの物語と同じことは、ごく最近の歴史でも繰り返された。クリトリスはそれまで考えられていたのより大きく、頂部と体部と脚部からできているという一九九八年の発表は、厳密に言えば新しい発見ではない。もっと正確に言うなら、知識の再生であり、おおいに必要とされていたものである。二〇世紀の解剖学チームが記述したクリトリスの形と構造は、以前にも記述されてはいたが、クリトリスに関するほかの知識と同じように、広く普及したり教えられたり、発展させられることはなかった。その結果、この情報は忘れられていたのである。

クリトリスのサイズと構造についての記事が世界的なトップニュースとなる一一年前、ハーヴァード大学院の研究者、ジョゼフィン・ローンズ・セヴリーの『イヴの秘密　女性の性についての新しい理論』が出版された（現在は絶版）。この本ではクリトリスの構造についてオーストラリアの解剖学チームとほとんど同じ観察がなされている。ところがローンズ・セヴリーのほうは、その記述が厳密には発見ではないことを明かしている。一七世紀オランダの解剖学者レニエ・ド・グラーフの業績を再評価したものだと書いているのである。

一六七二年、ド・グラーフはクリトリスのY字形の構造を驚くほど明確に理解していた。図4・2は、異なった方向に解剖したド・グラーフによるクリトリスの挿絵である。頂部、体部、脚部の構造がはっきりと描かれている。ド・グラーフはまたクリトリスを構成する組織の型や、この器官が内部まで深く入りこんでいることを理解していたようだ。『女性の生殖器官について』の第三章は「クリトリスについて」と題されていて、そこには次の

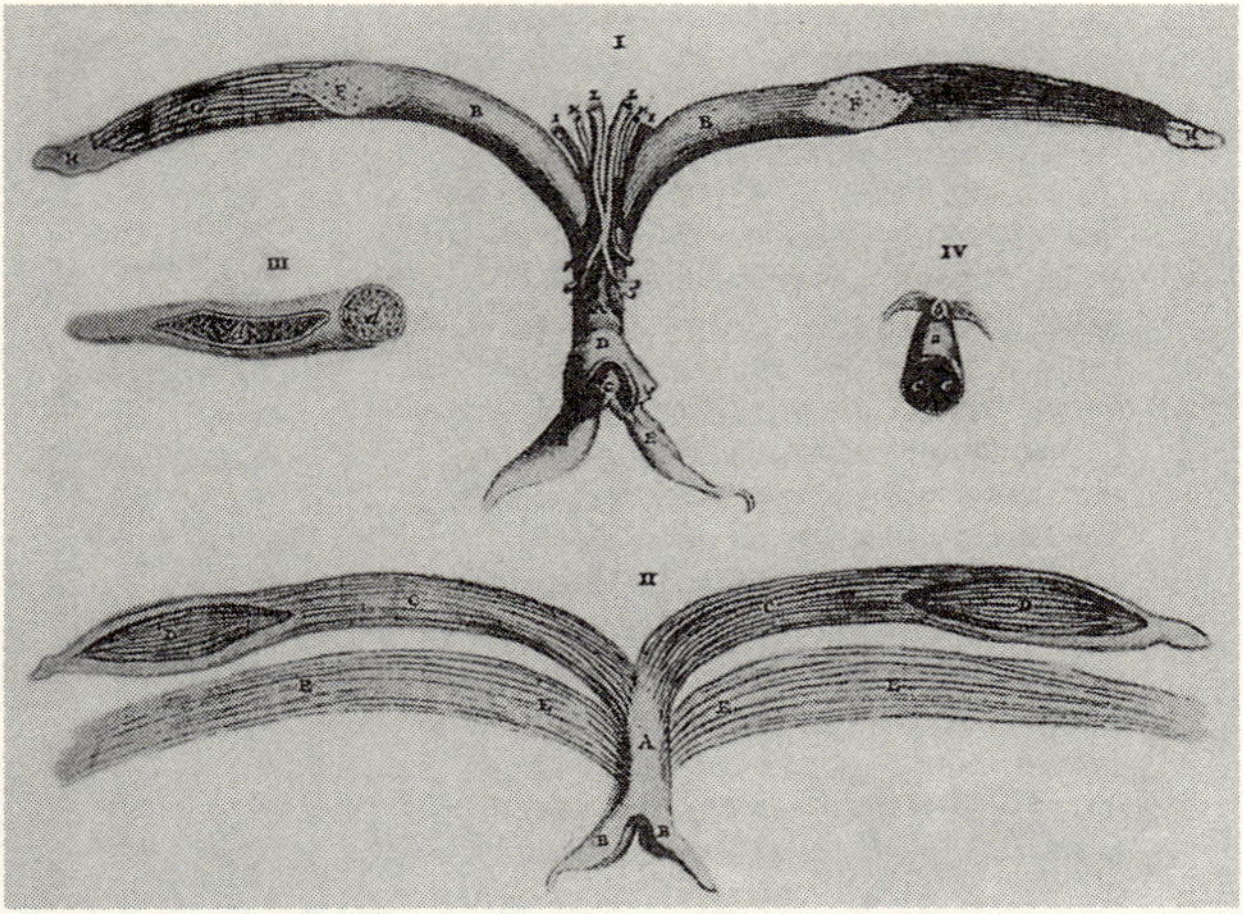

Iはクリトリスの正面

A　クリトリス
B　クリトリスの脚部
C　クリトリスの頂部
D　クリトリスの包皮
E　小陰唇
F　クリトリスの脚部を恥骨に結合している骨膜の一部
G　クリトリスの筋肉
H　坐骨に結合している筋肉の一部
I　神経
K　腱
L　血管

IIはクリトリスの裏側

A　クリトリス
B　小陰唇の裏側
C　クリトリスの脚部を走っている筋肉
D　同種の腔を構成する筋肉と同じ肉厚の繊維
E　クリトリスの、神経の多い部分につながる括約筋の肉厚の繊維

IIIとIVは別の方法で切開したクリトリスの図

a　クリトリス
b　クリトリス頂部と包皮
c　中隔から分けたクリトリスの海綿状組織
d　中核のない場所で分割した体部の海綿状組織

▼4-2　女性のクリトリス：クリトリスが頂部、体部、脚部の三つの部分からできていることは300年以上前から知られていた（ド・グラーフ、1672年）。

ように書かれている。

この部分が存在しないも同然の扱いをする解剖学者がいるのには驚かされる。これまで解剖した女性の遺体には必ずこの部分があり、はっきりと見ることも触ることもできた。人によって大きさはさまざまだ……。クリトリスの外側の部分は、陰唇と同じような膜で覆われている……。ほかの部分は性器の脂肪の多い部分に隠れ、解剖学者に気づかれずにきたのはそのせいではないかとファロピウスは言っている。我々はそれを見落とすつもりはなく、これから個々に検討してみたい……。我々の意見では、最も重要なのは二つの神経部で……恥骨下部の別々の場所が起点となっていて、斜めに下方にのびて、その骨の下まで達し、一体となって第三の部分を形作っている。クリトリスの二股になった部分は、結合した部分の二倍の長さがある。

ド・グラーフはクリトリスの機能と構造を検討し、「クリトリスの機能は……眠っている性感を呼び覚ますこと」だろうと示唆してこの章を締めくくっている。クリトリス頂部の「鋭い感覚」を強調し、「愛の喜びとかヴィーナスの衝動と呼ばれるのは当を得ている」と述べた。また、この器官が生殖に果たしている機能については、「もしクリトリスに快楽と情熱を感じとるこのような敏感さがなかったら、九カ月にもわたるうんざりする妊娠と、苦痛に満ち、時には命を失うこともある出産と、苦労が多くわずらわしい子育ての仕事を引き受けようという女性はいないだろう」と書いている。

一七世紀にはクリトリスについてはよく知られていたようだ。その存在は記述され、何世紀にもわたって論じられてきた。性の快楽に果たす役割も理解され、三部に分かれた構造や大きさについても知られていた。しかし、その後の三〇〇年以上にわたって、こうした知識は一般に広まることなく、捨て去られ、無視され、あるいは忘れ去られた。わたしが生まれた一九六八年には、解剖学の教科書はクリトリスをすっかり無視するか、体部も脚部もない単なる組織のかたまりとして扱っていた。ド・グラーフによる詳しい説明とは大違いである。科学と情報の世紀にどうしてこんなことが起きるのだろうか。素のままの完全な情報が手に入らないのはどうしたわけなのか。

確かなことはわからないが、一六七二年から一九九八年のあいだに大きなクリトリス体部についての情報が消えうせた理由に関してはいくつかの手がかりがある。ド・グラーフの時代には、結婚生活においてなら、女性の性的快楽は道徳的に許容できるものだった。女性のオーガズムは受胎に欠かせないものと考えられていたからである。同じように、男性の性的快楽とオーガズムも、子孫を残すためのものであるかぎりは、宗教の権威によって許容されていた。そして、クリトリスは女性のオーガズム（と受胎）を引き起こす鍵だったので、クリトリスについて研究し情報を広めることが許されていたのである。しかし、一八世紀後半になって、オーガズムが受胎に必要ではないことがわかってくると、クリトリス（とほかの女性生殖器）についての見方が変わりはじめた。すっかり変わるまでにはしばらく時間がかかったが、一九世紀の終わりには西洋医学は方向転換を終え、女性の性的快楽とオーガズムは生殖になんの役割も果たしていないと考えられるようになった。

女性のオーガズムに関する科学の見方が変わったことで、クリトリスは生殖における役割を奪われた。そして、生殖における役割がなければ、キリスト教会はクリトリス（と女性の快楽）をいくら否定してもかまわないことになる。このパラダイム・シフトによるドミノ効果がほかにもある。そのうちのいくつかは影響が大きく、今日でもまだ残っている。科学的とされる理由と宗教的信念に後押しされて、おおぜいの男性医学者が、女性は本質的に性欲のない生物で、性的欲望や快楽やオーガズムを感じることができず、もしそのようなものを感じるとしたら異常だと主張するまでになったのである。

もっと特殊な影響もあった。解剖学の教科書で、クリトリスに関する記述は極端に少なくなるか、まったく姿を消した。社会の道徳観念のせいでこのようなことが起きたのではないかと考えられている。科学研究は、その時代の権威が道徳的と認めた主題に集中している場合にだけ黙認されていたからだ（今でもそうだ）。一八世紀と一九世紀には、生殖器の解剖学で「道徳」テストをどうにかパスできたのは、生殖にかかわる部分だけだったのである。生殖に役割を果たしていない生殖器は、妥当な研究主題とはならなかった。子孫を生みだすのに役に立たないのであれば、産科学の教科書に載せる意味などないではないか。一七九四年に出版された産科学の教科書には、クリトリスやほかの外性器は助産術とは直接関係がないから、そういうものを記述するのに時間を割くつもりはないと書かれている。こうして、クリトリスは生殖に関係のない器官と定義されたことで、医学の図や記述から削除されることになった。そして、この器官そのものが、医学ばかりではなく一般の知識からもゆっくりとだが確実に姿を消していった。子どものときにも思春期にも、クリトリスについての正確な情報を手に入れられなかったのは、こうした理由があったからだ。西洋現代社会には偏見がないものとされているが、文章にしろ図解にしろ、クリトリスについての正確な説明を見つけるのはいまだに難しい。

尊重か追放か

一九世紀にクリトリスが縮小されたのは西洋の解剖学教科書のなかだけではなかった。生殖とは関係がない、つまり、重要ではない器官と再定義されたクリトリスは、好き放題に中傷されることになった。罪深い女性のセックスへの贖罪の山羊となったのである。皮肉にも、科学が多くの分野で飛躍的な進歩を遂げる一方で、クリトリスは女性の性的快楽の中心地という立場から、科学の名において削除するべき災いとなった。尊重されるものではなく、追放されるべきものとなったのである。一九世紀後半の一〇年以上にわたって、イギリスの外科医アイザック・ベイカー・ブラウンは自分の診療所である淑女のための外科疾患治療所において、クリトリデクトミー（クリトリス切除）を行なっていた。クリトリスを取り去れば、失禁、子宮出血、ヒステリー、マスターベーションによる精神疾患といったさまざまな疾患を治すことができるという都合のよい「理論」によって、科学的なお墨付きを得ていたのである。ブラウンは腕がよいと評判で、一八六五年にはロンドン医学会の会長に選出されている。その翌年には、クリトリス切除を普及するための本を書いた。『女性における特定の精神障害、癲癇、強硬症、ヒステリーの治療可能性について(*On the curability of Certain Forms of Insanity, Epilepsy Catalepsy, and Hysteria in Females*)』という本である。キリスト教系新聞、『チャーチ・タイムズ』に載った書評には、「それに該当する」教区民には外科的処置が望ましいと提案されていた。

ロンドンにあるロイヤルチェルシー病院の一八七九年の記録からは、クリトリスと陰唇の切除があまりに多く、月経不順の二一歳独身女性までがこの治療を受けたことがわかる。また記録によれば、一九歳の女性が独身であるという以外にはさしたる理由もなく、クリトリスを切除されている。クリトリス切除はマスターベーションを防ぐ方法の一つだと考えられていたが、アメリカではコーンフレーク王のJ・H・ケロッグがまた別の治療法を考えだした。女の子が自分で楽しむのをやめようとしなければ、「純粋な石炭酸」をクリトリスに塗ればいいと提唱したのである。そんな残酷で有害な方法が健康にいいなどと考える人がいること自体、想像を絶する。女性の性的快楽とクリトリスに対するこうした態度は、西洋のほかの場所にも存在した。スイスの反マスターベーション主義の医師ティソットは、女性のマスターベーションはクリトリスの傷や女性の「諸問題」の原因であるという主張を広めた。ティソットによれば、「諸問題」には憂鬱症、ヒステリー、不治の黄疸、「女性からつつましさと理性を奪い、獣のように淫らにする」子宮の興奮などが含まれるという。

婦人病と言われるもの（だが実は女性のセクシュアリティの表われ）を治すために生殖器の一部を外科的に取り去るという一九世紀の流行は、クリトリスや陰唇の切除だけにとどまらなかった。卵巣にもメスが入れられた。イギリスでは一八五五年の一年だけで二〇〇件以上の卵巣切除が行なわれ、その処置の死亡率はほぼ五〇パーセントに達した。「適応症」には「マスターベーション、エロチックな性向、厄介な性格、単なる強情、肉体労働者のような食欲」といった「症状」も含まれていて、健康な卵巣が摘出されていたことがわかる。アメリカ、フランス、ドイツも「女性の去勢」を実行していた。必要な外科的措置という旗印の下に女性生殖器の切除が流行していたので、一八八六年にはイギリスのある医師が「……完全な生殖器を備えた女性はそのうちほとんどいなくなるだろう」と新聞に書いたほどだった。のちにとりあげるが、不要な生殖器の手術は西洋で今でも行なわれている。

女性生殖器切除

尊重するのか追放するのか。それが問題とされることが多いようだ。少なくとも、クリトリスに関しては。何千年にもわたって、追放を選んできた文化は多い。そして、この残忍な行為はいまだに実践されている。今日の世界で、一億から一億三二〇〇万人の少女と女性が慣習として性器切除（FGM）をほどこされ、さらに毎年二〇〇万人の少女が危険にさらされている。クリトリスの一部あるいは小陰唇の一部を切りとり、さらにヴァギナの入り口を縫い閉じるか、切りとらずにヴァギナの入り口を縫うというFGMは全世界に広がる衝撃的な問題である。アフリカの二七カ国と、中東とアジアの数カ国、そしてヨーロッパ、北米、オーストラリア、ニュージーランドでもというデータもある。

この慣習がある国では、反対している男女も多いが、理由があって慣習の廃止を望まない人たちも多い。最も引き合いに出されるのは、これが文化的伝統の一部だという理由である。だから、よくないと言われても、やめるべきではないという。また、この慣習をやめても女性を助けることにはならないと指摘する人もいる。切除を受けていない女性は社会に受け入れられないからだ。女性は社会から排除されるか切除を受けるかの選択を迫られるが、これは選択などというものではない。FGMの長い歴史（たとえば、紀元前一六三年のギリシャのパピルスにはエジプトのメンフィスから来た少女が割礼をほどこされているという記述がある）に加えて、関係する人々の意見が対立していることから、FGMそのものを世界から取り除くのは簡単なことではない。

一九世紀のイギリスやアメリカでは、FGMを行なうのに怪しげで根拠のない医学的理由が利用されたが、ほかの国ではまた違う理由を挙げてFGMを正当化している。アフリカのある説では、切除されていない女性とセックスすると男性は「投げ矢」（クリトリスのこと）に突き刺されるとされている。ヴァギナ・デンタータ（歯の生えたヴァギナ。五章でとりあげる）物語の影響が感じられる。インドの神話には、若者が貞節な人妻を誘惑する物語がある。しかし驚いたことに、その女性のヴァギナの上には鋸状の歯があって、若者のペニスは切りとられてしまった。

クリトリスが女性とヴァギナを守るために男性を突き刺したり穴を開けたりするという考えは、茨姫または眠りの森の美女というおとぎ話にも含まれている。この若いお姫様はとげのある茨の垣根に囲まれて眠っている。茨のとげは姫を求めてやってくる男たちを刺し、男たちは惨めに死んでしまう。しかし、正しい相手がやってくると、とげは消えて美しい赤とピンクの薔薇が咲き、垣根が分かれて王子を通し、王子はキスをして姫を目覚めさせる。もちろん薔薇は女性生殖器を表わすヨーロッパ共通のシンボルである。

ＦＧＭを正当化するほかの理由は、肉体的というより、もっと哲学的なものだ。マリのドゴン族は、人間は二つの魂を持って生まれてくると信じている。一つは男性の魂で、もう一つは女性の魂だ。女性が持つ男性の魂はクリトリスのなかにあり、男性が持つ女性の魂は包皮のなかにあるのだという。人間は生まれながらに両性のあるいは両性指向の魂を持っているという概念は、ほかの神話や哲学にもあり、おそらく最も新しいものはカール・ユングのアニマとアニムスという理論だろう。ユングは、個人の感情的、肉体的、霊的な幸福にとって、アニマとアニムス（わたしたちの女性的な本質と男性的な本質）の統合が最も重要であると考えていた。しかし、ドゴンの人たちにとっては、人は二つの魂を持ったまま大人になることができないと考えられているので、両方の魂を持つことは危険につながる。女は女の魂だけを持ち、男は男の魂だけを持つというように一本化するほうが安全だとドゴン族は言う。そこで、この問題を解決するために、反対の性の魂を切り離すのである。女性ならクリトリスを切りとり、男性なら包皮を切りとる（割礼）。

クリトリスはドゴン族の創世神話にも登場する。それによると、偉大なる神アンマが女性である大地とセックスをして地上に生き物が住むようになった。この神話では、大地のヴァギナはアリ塚で、クリトリスはシロアリの塚だということになっている。アンマが大地とセックスしようとすると、シロアリの塚（クリトリス）が盛り上がって行く手を阻んだ。アンマはその塚を切り崩し、大地と無事にセックスした。しかし、邪魔の入った最初のセックスでできた子どもは、邪悪でずるいジャッカルだった。生殖の成功を確実にするには、クリトリスに注意を向けることが不可欠だということだろうか？

生殖の守護天使？

クリトリスはヴァギナ（と女性）の利益を守る番人だというのが数多くの神話や寓話に共通の概念である。同時に、利益を持ち過ぎている女性は罰せられることにもなっている。こうした昔話では、クリトリスが独自の生命を与えられていることが多い。トロブリアンド諸島の「白いインコとクリトリス」の物語では、カラワタという女性が庭に出ているあいだに自分のクリトリスに竈の番をさせた。しかし留守のあいだに白いインコが飛んできて、クリトリスを打ち倒し、竈の中身を食べてしまった。次の日、カラワタはお腹がすいて、再びクリトリスに竈の番をさせ、ブタをつかまえてヤムイモをとってくることにした。するとまたもやインコがやってきてクリトリスをやっつけ、竈の中身を食べた。三日目、また同じことが起きて、カラワタとクリトリスは食べ物がなくて飢え死にした。この物語の一つの解釈は、竈が子宮で竈の中身は子どもだというものである。そう考えると、「白いインコとクリトリス」の話は、女性に、自分のセクシュアリティを無視すること、つまり自分自身と生殖器とを切り離すことの危険性を語っているように思える。そういうことをすると竈が空になる、つまり、おそらくは生殖力を失い、最後には飢えて死ぬことになる。

「ディガウィナの物語」では、女性生殖器と食物が話の中心にある。ディガウィナというのは特別な身体能力を持った女性である。広々とした生殖器を持っていて、体内にたくさんの食べ物を蓄えることができる。ディガウィナという名前はこの能力を表わしている。ディガは詰めこむという意味で、ウィナはヴァギナを表わすウィラの古い形である。ディガウィナはバナナを一房ヴァギナに入れることができたし、サトウキビの大きな束とココナツとヤムイモを入れることもできた。その能力は仲間たちを困らせた。食べ物をみんなで分配するとたくさんの食べ物が消えてしまう。ディガウィナのヴァギナに入ってしまうのだとみんなは思った。そこで、分配役の村長が食べ物のなかに黒いマングローブ蟹を入れておいた。この蟹はディガウィナのクリトリスを切って、彼女を殺してしまった。この物語の意味は？　性欲が強すぎて男たちに脅威を感じさせるほどになると、権威によって罰せられる（この場合にはクリトリスを切りとって）という、女性への警告だという説がある。

女性の生殖器を切除する理由の一部は、女性のセクシュアリティや行動をコントロールすること、ひいては生まれる子どもの父系をコントロールすることである。FGMを支持する人の多くは、クリトリスの切除と女性の性をコントロールすることには関連がないと主張するが、その関連を裏づけるものはいくらでもある。ムスリムの女性にはクリトリスを切除された人が多いが、イスラム教ではクリトリスが女性のあらゆる激情の源だと認め、実際そのように教えてもいる。FGMが女性のセクシュアリティをコントロールするための手段だということを示す民族学的な証拠もある。アフリカのさまざまな集団で、クリトリスは女性が結婚前に処女のままで性的快楽を手に入れることを可能にする器官だと考えられている。しかし、この概念を敷衍すると、女性の性的欲望をヴァギナに集中させるためには思春期になったらクリトリスを切りとらなくてはならないという考えが出てくる。そうしないと、女性は誰も結婚しようと思わなくなるのではないかと推論は進む。人類学者の記録によれば、アマゾン河上流に住むジバロ族のあいだでは、クリトリス切除は女性の極端な性欲を抑え、夫に休息をとらせるために行なわれると言われている。古代ローマで奴隷女性の陰唇に輪をいくつか取りつけていた習慣の背後にも、女性の性欲や子どもの父系をコントロールするという理由があった。今日の世界で、女性の外性器を切りとり、夫が出かけるときに縫い閉じ、戻ってきたらそれを開くなどということをするのは、新しい生命を生みだす性を服従させ支配しようとする粗野で残酷な行為であるとしか思えない。女性のヴァギナは、支配下に置くか（たとえば結婚によって）、なんらかの方法で追放するか（たとえばＦＧＭ）しないとどこかへさまよいだす（そして父親のわからない子どもを産む）というのは、男性支配の社会が共通に持つ恐怖のようだ。女性の性的権利や市民権を制限しようとする法律がこれほど多いのもそのことを示しているのだろう。神話のなかには、ディガウィナの物語のように、女性が性欲を存分に発揮したらどうなるかを警告する役目を持つものがある。ブラジルのメヒナク族の神話にも、男性の支配が及ばないヴァギナへの恐怖が感じられる。「さまようヴァギナ」という物語で、ヴァギナが食べ物を探しに行く。こんな内容だ。

むかし、女性のヴァギナは体を離れてさまよいあるいていた。トゥクウィという女性のヴァギナは特別に愚かだった。トゥクウィが眠っているあいだに家の床に這いだし、喉が渇きお腹も減ってマニオクのお粥と魚のシチューを食べようとした。カタツムリのように這っていくとお粥の鍋があったので、蓋を開けた。男たちの一人が目を覚まし、「ああ、口だけか」と言って戻って寝た。しかし、ヴァギナがお粥をぜんぶ食べ終わったとき、別の男が目を覚まして、炉の火から燃えさしを取って何が起きているかを見ようとした。「こりゃあ何だ?」。鼻と巨大な口のある大きなカエルに見えた。男は松明でヴァギナを焼いた。ヴァギナはあわてて持ち主のところへ戻り、体のなかにおさまった。持ち主は大声で泣いた。火傷していたからだ。そのあとトゥクウィは女たちを呼び集め、みんなに教えた。「みんな、ヴァギナをうろつかせておいてはいけません。そんなことをすると、わたしのヴァギナみたいに火傷するかもしれないから」。だから、今ではヴァギナはもうさまよいあるいたりはしないのです。

女性器を尊重する社会

正反対に、女性の生殖器を尊重した社会もある。先史時代と古代ギリシャとトルコの文明には(まえに見たとおり)そのような例がたくさんある。過去一五〇年では、女性の生殖器、とくに外性器が尊重され、女性と少女が自分の体に誇りを持つ例が、民俗学者によって報告されている。南太平洋ポリネシアのイースター島は、巨大な石像で有名だ。しかしこの島では、女性の性器も石に刻まれて不滅のものとなっている。この社会では、小さいうちからクリトリスに特別な関心が払われ、意図的に操作され、引きのばされる(ペニスと張り合うためではない)。

クリトリスへの関心の頂点は、「鳥の子ども」の儀式である。この儀式は、一九一九年にもまだ行なわれていた。これは、崖の上にあるオロンゴという儀式の場所で行なわれる。

そこには外陰部やクリトリスの刻まれた岩がいくつも立っている。儀式のあいだ、少女たちはそうした岩にまたがり、大きくしたクリトリスを五人の司祭に見せる。いちばん長いクリトリスを持った少女たちは石に刻まれて栄誉をたたえられる。そして、その石を持った少女たちはパートナーとして最高の男を選ぶことができるのである。ポリネシアにはほかにも生殖器の質や性的快楽が強調される社会がある。たとえばマルケサス諸島の人々は女性の性器の美しさを評価する儀式を行なっていた。この儀式は、ケア・ヴェヒネ・ポオトゥ（美しい少女の石）あるいはケア・ヴェヒネ・ハカ（踊る少女の石）と名づけられた大きな石や岩の上で行なわれる。

二〇世紀前半に行なわれた人類学調査によると、ポリネシアのマンガイア島（クック諸島）の人々は女性生殖器に健康的な関心と敬意と賞賛の念を抱いているという。この肯定的な態度は言語にも反映されている。クリトリスやヴァギナを表わす言葉がいくつもある。さらに、生殖器の特徴に関しても、英語では言い表わせない言葉がたくさんある。また、クリトリスの形が尖ったものから丸いものまで、程度に応じた表現があるし、突きだしている、勃起している、様子を表現する単語もある。クリトリスの角度や曲線を検討し、自分の脚のあいだにあるものをよく知り楽しんでいるようだ。

女性生殖器への引力は当然ながら言語だけにはとどまらない。マンガイア島では女の子も男の子も大人からセックスについて教えられる。性器のことや、どうやってお互いに快感を与え合うかを教えられるのだ。その教育には、同時にオーガズムを得る方法や、男性むけには、自分が達するまえに女性に複数のオーガズムを得させる方法、オーガズムをこらえる方法などが含まれている。マンガイア島では、自分が一度いくあいだに女性に三度のオーガズムを与えるのが男性としての基本的な能力だと考えられている。それができない男性は、怠け者で、ペニスを無駄に使っていて、ペニスを「錆びつかせ」ていることになる。おそらくこうした教育のせいで、マンガイア島の男性は西洋人が乳房に向けるようなこだわりをヴィーナスの丘に向けるのではないだろうか。形や大きさや質感が問題にされ、高く盛り上がった丘が最も尊重される。

個性を持ったヴァギナ

女性生殖器の美しさを評価する社会はほかにもある。その評価の基準は驚くほどさまざまだ。ボリビア東部に住むシリオノ族にとっては、美の基準そのもの（どんな女性が美しいとされるか）が生殖器に集中している。ここでも、盛り上がってふっくらした生殖器が尊重されている。太平洋のチューク諸島の人々は、ペニスではなくヴァギナを性の第一のシンボルと考えている。チューク環礁に住む人々にとって、ヴァギナは「物でいっぱいの」ものである。その特別な物とは、クリトリス、小陰唇、尿道である。まえに出てきたように、トロブリアンド諸島の民話にはクリトリスが好んで取り上げられているが、あやとりの形にもクリトリスを表わすものがある。「バウのクリトリス」の形では、大きな二つの輪が外陰部で、小さな二つの輪がクリトリスである。これで遊ぶには、クリトリスの歌をうたいながら指を上手に動かして二つのクリトリスを飛び跳ねさせ、踊らせる。ほかに姦通を表わしたあやとりもあって、性器がくっつき、睾丸が大きくなったりする。

ブラジルのメヒナク族は、クリトリスの役割を神話から学ぶ。ヴァギナの由来についての神話のなかで、クリトリスは「セックスを気持ちよくするもの」で、「男性のペニスを女性にとって甘美なものとする」と語られている。女性生殖器への魅惑が別の形で表われていることを示す神話もある。メヒナクの男性が儀式のときにつける羽毛の耳飾りと頭飾りは、実は女性の生殖器を表わしているというのだ。その神話によると、最初の耳飾りは太陽神の妻の恥毛であり、頭飾りは別の登場人物の陰唇だった。メヒナクの男性が盛装すると、女性生殖器を象徴することになる。

一方、ハワイでは、生殖器への崇拝が神話のほかにも歌と踊りによって伝えられている。ハワイにはメレ・マイという伝統的な歌がある。王家に赤ん坊が生まれると生殖器をたたえるために作られ、その美しさや能力を祝福する。リリウオカラニ女王の生殖器は「アナパウ」だと言われた。元気で力強く陽気だという意味である。なんというほめ言葉だろう。元気で力強く陽気、それだけそろえば十分だ。ハワイ人はまた、子どもの生殖器をよく手入れする。女の子のクリトリスをのばし、男の子のペニスをマッサージして、生殖器の美しさを高め、その後の人生でセックスを楽しめるように準備する。当然ながらハワイの言葉には性の喜びと満足を表わす表現がたくさんある。

長い唇、短い唇

ここまで、クリトリスの歴史は賞賛されるか追放されるかの歴史だったことを見てきた。だから、陰唇への態度も二極に分かれているのがわかっても驚くにはあたらない。ポリネシアのマルケサス人やイースター諸島人、中央アフリカのウルア人をはじめ、いくつかの社会では、長くのびて垂れ下がった陰唇が魅力的とされている。たとえば、コイサン人などアフリカ南部の女性は、小陰唇が大陰唇の外にはみだしていればいるほど美しく力強いとみなされる。そのうえ男たちはそのような女性をセックス上手とみなすという。このような陰唇は意図的に作りだされている。子どもが小さいうちから、小陰唇は必要な長さになるまでそっと引っ張られたりねじられたりする。小さな棒や木の枝に巻きつけてねじったりもする。このように小陰唇を尊重する姿勢はチューク島でも見られ、チューク島の女性には小陰唇に穴をあけて宝石や鐘をぶら下げるという伝統がある。

しかし一七世紀になるとこうした小陰唇の長さの違いが西洋人、とくに科学者の好奇心を刺激した。とりわけ科学者たちの関心の的になったのは、アフリカ南部の狩猟社会、コイサンの女性だった。この女性たちの見事にのびた小陰唇に、西洋の男たちは魅惑も感じたが、不思議に思ったり恐れを感じたりもした。当時の科学は根本から性差別的で、ここまで見てきたように、女性を男性の不完全版とみなしていた。女性の生殖器が研究されるのは、男性と女性の大きな違いを強調し、女性が劣っていることを裏づけるためだった。その結果、一七世紀の思想家には陰唇の長さが違うのは奇形だと断言する人もいたし、その女性たちはおそらく両性具有なのだと主張する人もいた。

科学界は人種差別的でもあり、小陰唇の大きさの違いを人種の優劣を示す証拠だとみなした。一八世紀には、リベラルを誇示していた思想家のヴォルテールが、長い小陰唇を持った女性たちはあまりにも変わっているから、人類とは違った種に属しているのではないかと言いだした。類人猿とヒトとのミッシング・リンクの生きた標本ではないかと言う者までいた。人種差別的な発言はほかにもあって、それは、アフリカ大陸では気温が高いために花が肉厚で大きくなるから、女性の生殖器も同じなのではないかというのである。女性たちが意図的に生殖器をいじって、できるだけ大きく美しくしようとしたのではないかという考えは検討されなかった。女性の生殖器は恥ずかしいものだと考える西洋社会は、女性の生殖器を高く評価しほめたたえる文化があることに思い至らなかったらしい。

のびた小陰唇のためにさまざまな呼び方が考案された。最初は飾り気なく「垂れた皮膚」と言われ、そののちもっと重々しいラテン語の名称「シヌス・プドリス」となり、翻訳されて「ふんどし」、「恥のベール」、「慎みの覆い」となり、最後には「エプロン」という名称が採用された。一九世紀後半と二〇世紀はじめにはアフリカ女性の生殖器を対象にした撮影会が何度も開かれ、南アフリカをはじめとする博物館には生殖器の石膏模型が収蔵されている。二〇世紀になっても、小陰唇の長さは医学研究に値するとみなされていた。

一九二六年一一月の『南アフリカ医学ジャーナル』には、アフリカ南西部に住むサンフォンタンの女性を研究した論文が載っている。「この部族の女性に麻の衣服や腰巻を脱いでもらうと、最初は通常の女性と変わらないように見える。……大陰唇を開くと、小陰唇を調べるためにピンセットで簡単に挟んで引きだすことができる。露出が大きくなると、女性たちは非常に恥ずかしがった……」

サールタイ・バートマンの物語

ホッテントットのヴィーナスとして名高いアフリカ女性、サールタイ・バートマン（本名は知られていない）の物語は、女性生殖器をどう見ているかという異なった概念同士の衝突を表わしている。そして、一つの文明が他の文明よりも優れているという前提も表わしている。サールタイの民族（おそらくはアフリカ南部のコイコイ）にとって、長い小陰唇は美しさのしるしだった。ところが、西洋社会の目からは、それは問題であり、人種的な差異を表わしているものと見えたのである。一七八九年に生まれたとされるサールタイは、一八一〇年にヨーロッパに来た。そして、ロンドンとパリで好奇心の対象物として働いた。一八一六年、パリで二〇代前半で死ぬと、フランスの有名な解剖学者ジョルジュ・キュヴィエが遺体を解剖した。解剖を記述した一六ページの報告書の記述は生殖器に集中していた。長さ一〇センチの小陰唇は「しわのある肉厚の花びらのよう」で、小陰唇を開くと、中心にヴァギナの開口部がある「ハート形」になると書かれている。報告書のうち九ページが生殖器の描写に当てられていたことで、キュヴィエがどれほどその部分にひきつけられていたかがわかる。対照的に、脳についての記述は一段落だけだった。

ほかの部分では、キュヴィエの記述は不愉快である。彼がバートマンに与えたホッテントットのヴィーナスという侮蔑的な名前は、ほかのアフリカ人女性にも使用された。発音障害を意味するオランダ語を語源とするホッテントットは、舌打ち音の多い言葉を話すアフリカ先住民に植民者が与えた名前だった。ヴィーナスが付け加えられたのは、暑い気候の土地に生まれた女性は寒いヨーロッパの女性よりも性的な（獣的なという含みがある）性質があるだろうという人種差別的・性差別的な考えからだ。サールタイ・バートマンの生殖器は今日でも論争を巻き起こしている。彼女は、一八世紀と一九世紀の科学が人種差別と性差別に満ちていたことのシンボルとなっているのである。バートマンの小陰唇は、一九八五年までパリの人類学博物館に展示されていた。一九九五年、南アフリカが彼女の遺体の残りを生地にかえしてほしいとフランスに頼んだ。人類学博物館は最初、その展示物が見つからないと答えたが、二〇〇二年に行方を突き止めたと発表し、サールタイ・バートマンはようやく故郷に帰った。

西洋世界が小陰唇の長さの違いをどのように考えるかについては、悲しい脚注がある。本書の写真（図４-１参照）を見てもわかるように、小陰唇は人によって形も大きさも色も嬉しくなるほど違っているし、左右対称とはとても言えない。興奮していないときの小陰唇は大陰唇の脂肪の多い組織に覆い隠されていることが多い。しかし、その長さは人によって違い、大陰唇の外から見える人もいる。標準の長さなどというものはない。それなのに、西洋では、外科手術でふつうと考えられる大きさと形に切りそろえなくてはと感じる女性がたくさんいる。男性が作ったポルノに出てくるような、均一でおとなしい形に切りそろえてくれという要求が多いらしい。自分の生殖器が独特の形であることに誇りを持つのは、西洋の女性にとっては難しいことのようだ。

処女膜ヒステリー

女性の生殖器でかなり注目を集めた部分がほかにもある。ただし、必ずしもありがたい注目ではなかった。それは処女膜――ヴァギナの開口部に張り渡されているという薄い膜である。そして、クリトリスと小陰唇が何度も誤解されてきたように、処女膜も誤解されてきた。処女膜が存在するかどうか自体が論争の種で、何世紀にもわたって問題とされてきた。おおぜいの医師や解剖学者がその存在を確認したいと懸命になった。処女膜は誰かの想像の産物だと考える人もおおぜいいた。女性にしかない特徴だとみなす人もいた。わたしは、一度も目にしたことのないその網だか襞だかにずっと興味を持っていた。ただ、昔は持っていたけれど、今はもうないとなんの根拠もなく信じているだけである。それが破れるところを見たわけではないのだ。

大多数の人にとって、処女膜はつかまえどころのない存在のようだ。たとえば、一世紀の医学者ガレノスは詳しく生殖器の構造を書いているが、そのなかに処女膜についての記述はない。代わりに、もっと大きな、内臓すべてを包む膜組織を指して hymen という言葉を使っている。ギリシャの医学文献で処女膜について初めて書いている文章は、初めての性交で処女膜が破れるという考えを否定することに集中していた。二世紀の科学者ソラヌスは、重要な著書『婦人科学』で次のように書いている。

ヴァギナのなかに薄い膜があって通過の障害となり、初めての性交で苦痛を感じたときや、経血が急に通過するときなどに裂け、また、その膜がいつまでも残って厚くなるとアトレジア［穴なし］という病気の原因となると信じられている。だが、こうした認識はすべて間違っている。

こんなあやふやな根拠しかないのに、処女膜は何世紀にもわたって他のどんな器官よりも社会的・道徳的、さらには法的な重要性を与えられてきた。処女性の象徴となっていたのである（それは間違いだったが）。処女、つまり、一度も性交をしたことがない状態のことだ。花嫁の処女性が重視されたのは、妻から生まれる子どもがたしかに自分の子だということを保証したい男性の願望がもとになっているのだろう。そこから始まって、処女性にはしだいに道徳的な意味が付け加えられ、尊重され崇拝される資産のようになった。

処女膜は女性の処女性を保証するものとみなされたので、ヴァギナの価値を示すしるしともシンボルともなった。その結果、女性の初めての性交では、ヴァギナからの出血が欠かせないものとみなされた。多くの文化で、初夜のシーツに血がつかないと、女性は問題を抱えることになった。聖書時代の花嫁だったら、血のついたシーツの試験にパスしないと石を投げつけられて殺されることもあった。信じられないことに、一六世紀には、処女膜は医学的にも法的にも処女の証拠か出産したことのない証拠とみなされていたのである。

処女膜という言葉も、道徳的・肉体的重要性を反映している。ギリシャの結婚の神ヒュメンが語源だとされ、ヴァギナの膜のなかに宿っていると言われる。ほかの呼び方として、ラテン語では「Membrana virginalis（処女の膜）」、「integritas（完全性）」、英語では「慎みのベール」、「乙女」、「純潔の守護者」などがある。処女膜の比喩は植物にまで広がった。新しいつぼみを覆い、花が開くときに破れる薄くて繊細なさやを記述するのにhymen（処女膜）という言葉が使われたのである。

処女崇拝がたかまり処女膜の重要性が増すと、奇妙な信仰と性習慣が生まれた。キリスト教の中心的な教義のうち二つは処女性に関するものだ。つまり、マリアの処女懐胎と処女出産である。処女膜に関するこの二重の奇跡は、聖書外典で強調されている。マリアがほんとうに処女かどうかを確かめようとしてサロメは指で触って確かめようとした。しかし、マリアのヴァギナに指を入れたサロメは、痛みを感じて指を引っ込めた。どうやら、神の介入によってサロメはマリアに処女膜があることを納得したらしい。奇跡は起きていたのだ。性習慣としては、処女とセックスすれば梅毒が治ると信じられていた。この迷信の変化した形がまだ残っている。南アフリカでは今日でも処女とセックスすればＨＩＶ感染やエイズが治ると信じている人が三六パーセントにものぼっているという。この迷信のせいで少女のレイプが多く、幼児までが犠牲になっている。

処女膜の役割

人間には処女膜がある。それは想像力の産物ではない。しかし、その形は非常に変化に富んでいて、ほとんどないものから、薄い組織が片側にあるもの、あるいはヴァギナ開口部の一部に張り渡されているもの、全体に張り渡されているものまでいろいろだ。処女膜の組織は一人一人みんな違うので、無傷の処女膜という表現自体が間違っている。重要なのは、処女膜は女性に性体験があるかないかの指標にはとうていなりえないということだ。信じられないほど繊細で薄い膜組織なので、処女膜の構造と外見（そもそも見えるかどうかはわからない）は非常に変化しやすい。ダンスをしたり、スキップをしたり、ストレッチしたりと、ふつうに少女としての生活を楽しんでいるだけで、処女膜に変化が起きることがある。

一六世紀のパリの解剖学者アンブロワーズ・パレの文章を読むと、処女膜の損傷しやすさと人による違いの大きさに気づいていたことがわかる。「無教養な人（なかには教養のある人まで）は処女なら誰にでもこの処女膜があると信じている。処女膜はヴァギナの門だと思っている。しかしそれは間違いだ。処女膜が見つかることはめったにない」。一九世紀はじめのフランス人医師ジャック・モロー・ド・ラ・サルトは『女性の博物誌（*Histoire Naturelle de la Femme*）』のなかで、処女膜の弱さについて旧来とは違う説を披露し、「レズビアンはあまり強くこすりすぎて薄い膜を破ってしまうかもしれない」と警告している。

社会と宗教からはその存在を要求されるが、処女膜はまったくあてにならない。そこで新しい商売が誕生した。処女膜再生業である。何世紀ものあいだに、さまざまな方法が試みられた。一六世紀には花婿を騙すのに魚の胆嚢が利用された。ヴァギナを乾燥させて窮屈にするために薬草を使う方法もあった。中世の女性用薬品一覧『トロトゥーラ（*Trotula*）』には、ヴァギナを処女の状態に回復させるための「収縮作用のある」調合が五つ載せられている。たとえば、卵の白身と水とメグハッカを混ぜたものや、セイヨウヒイラギカシの新しい樹皮など。第六番目に推奨されている「処女薬」は、ヒルを使うものなのでギョッとする。『トロトゥーラ』によれば、「結婚式の前夜に次のようにするとよい。ヒルを数匹ヴァギナに入れ（しかし、あまり奥まで行かないように気をつける）、出血させて、それが血のかたまりになるようにする。そうすれば、にじみでた血で男は騙されるだろう」。なかに入ったヒルが迷子にならないように紐をつけておいたほうがいいと忠告する者もいた。

医師たちは倫理学上のジレンマに直面することが多かった。新しい処女膜を求める女性の要求に応えていいものかどうか。一六世紀のスペイン人医学者ファン・アロンソ・イ・デ・ロス・ルイセス・デ・フォンテーチャは医学生に助言を与える著書のなかで、倫理上の問題を明確にしている。もしその女性が結婚することに確信が持て、女性が花婿から汚れていると思われて自分と家族にこの上ない不名誉を引き寄せるのを避けたいと思っているのがわかれば、その女性を助けてもかまわない。もしも女性が単に処女でないのに処女で通そうとしているだけなら、助けるべきではない。

二一世紀の今日でも、まだこの膜の小片を処女性の標識だとみなしている人がいる。そして、なくなると復活させようと努力したりする。日本ではそうした要求が多く、処女膜再生と呼ばれる外科手術がにぎわっている。日本では毎年数万件の手術が行なわれるという。だが顧客は日本人だけではない。処女膜の有無に命がかかることもある中東の裕福な女性たちも手術を受けに来る。

処女膜については、今日でもさらに二つの問題が未解決になっている。ほかの生物種にも存在するのかどうかと、生物学的な機能は何か、という問題である。処女膜は人間にしかないと教える教科書は多いが、そうではない。しかしほかの種の処女膜も人間のものと同じように大きな個体差がある。処女膜、あるいはヴァギナ閉鎖膜、またはヴァギナ狭窄と言われるものは、多数の哺乳類の種に見受けられる。たとえば、リャマ、モルモット、ゾウ、ネズミ、ハクジラ、アザラシ、ジュゴン、それに、ガラゴ、ブッシュベビー、キツネザルなどの霊長類である。では、機能についてはどうだろう。一八世紀に処女膜に押しつけられた機能は道徳的なものだった。しかし、二一世紀には、この小片に生殖上の機能があるのではないかという説が浮上してきた。いくつかの哺乳類の種では、この膜がホルモンの周期と関連している。モルモットでは、発情期にこの組織が消滅し、そのあと再び成長して、一四日から一六日ある周期の残りの期間はヴァギナが閉ざされている。キツネザルの場合には、一年の大部分はヴァギナが閉ざされていて、短い交尾シーズンにだけ開く。

第二の可能性は、処女膜は保護や障壁の役目を果たしているのではないかという説である。この説は水棲哺乳類にとってはとりわけ真実の響きがある。水棲哺乳類は陸生の哺乳類よりよく発達した処女膜を持っている。この説はゾウや人間といった、進化上の過去に海のなかで過ごしていた陸上哺乳類にも適用されると考えられている。少なくとも大部分の時間を水のなかで過ごしていた哺乳類がその生活に適応するために処女膜が発達したのではないかという考え方である。たとえば、研磨性のある浮遊物質や水がヴァギナに入りこむのを防ぐ働きをしていたのだろう。アザラシは敏感な乳首を引っこめて皮膚の垂れ蓋で覆うようになっているが、処女膜もそれと同じように水中向けの改良がほどこされた名残なのかもしれない。

クリトリスはペニスの残存物ではない

クリトリスに戻ろう。クリトリスはいまだに論争の的になっているが、それは主に、役割が満足いくように説明されていないからだ。このY字形の器官に進化上の確固たる地位を与えようとさまざまな理論が持ちだされてきた。すべてが推論で、わたしに言わせれば、納得できる説は一つもない。ある理論では、クリトリスは単に子宮内で両性共通の性的器官だったものの発生上の痕跡であると言う。男の子にはペニスが必要なので、女の子にはその名残がくっついているというのである。これは「クリトリスは退化したペニス」説と呼ばれる。男性の乳首と共通の理論で説明される。乳首は人体の青写真に含まれているから、利用してもしなくても必ず乳首がついているという説明になる。だから、この説をとる人は、クリトリスには独立した目的はなく、ペニスを作る過程でできた副産物であり、女性にとっては予期せぬ幸運な出来事にすぎないと考える。

第二の理論は、時間の霧のなかにさかのぼる。歴史上、クリトリスの黄金時代があったのだという。その頃クリトリスは物理的にも機能上も大きな存在だった。悲しいことにクリトリスはその後（理由はわからないが）恩寵を失い、長いあいだ活動を停止していたため、生殖に果たしていた役割も地位も縮小してしまった。現在、女性がクリトリスからこうむっている恩恵は、以前に得られたもののごく一部にすぎない、というのがその理論である。これは「クリトリスは退化したクリトリス」説と呼ばれる。そのモットーは、「使わなければなくなる」である。

わたしはこのどちらにも賛成しない。理由はいくつかある。まず第一に、クリトリスとペニスを比較するのは解剖学的に正確ではない。これから見ていくように、人間のクリトリスはペニスの相同器官ではないのである。だから、クリトリスはペニスの残存物でもなければ、ペニスが変形したものでも、役に立たなくなったペニスでもない。生物学的ブービー賞などではないのだ。さらに、二つの説の第二の欠点は、どちらもクリトリスのサイズや機能についてこれまでの科学が唱えていた、時代遅れの説に大幅に依存していることである。見てきたように、科学はこれまで何度も間違いを犯してきた。そしてどちらの説も、ほかの生物種のクリトリスを真面目に検討せず、それが人間のクリトリスの役割に光を投げる可能性を考えていないように見える。

クリトリスを所有し、それを楽しんでいるのは人間の女性だけではない。勃起性のクリトリスは、サイズこそさまざまだが、哺乳類のメスに必ず備わっている器官である。ワニやカメなど爬虫類の一部や、ダチョウ、エミュー、ヒクイドリといった飛べない鳥にも備わっている。ゾウのクリトリスはよく発達していて四〇センチほどの長さがあり、勃起するとさらにいくらか長くなる。過去には、クリトリスの長さが誇張されたこともあった。一七九一年、ドイツ人で人類学の父と呼ばれるヨハン・ブルーメンバッハは、浜に打ち上げられたヒゲクジラのクリトリスが一五・六メートルの長さがあったと報告している。鯨の成体の体長が通常は一二～一五メートルしかないことを考えれば、いかにも怪しげな話である。クリトリスの形も種によってさまざまだ。ブタのクリトリスの頂部は非常に長く尖っているが、有袋類には先端が分かれた二股のクリトリスがあり、これはオスの有袋類が二股のペニスを持っているのと似ている。そして、いくつかの種のペニスには骨がある（陰茎骨）のと同じように、骨のあるクリトリスを持つ種もある。クリトリスに骨があるのは、アライグマ、セイウチ、アザラシ、クマ、齧歯類や食肉目の数種、原猿類の多数の種である。メスのセイウチでは、クリトリスの骨が三センチ以上の長さになる。

人間を含む霊長類では、クリトリスのサイズは種によって違う。マンガベイ（オナガザル科）やマンドリルのクリトリスはかなり小さく、ふくらんだ陰唇や会陰部の皮膚にめりこんでいるように見える。対照的に、クモザル、ウーリークモザルには大きなクリトリスがある。クモザルのクリトリスは霊長類のなかでいちばん長い。体から四七ミリも突きだしていて、ブチハイエナのようにペニスと間違われることが多い。古代マヤ族が性的興奮のシンボルとみなし、土器にこのクモザルを描いたのは、おそらくこの大きなクリトリスのせいだろう。リスザルは勃起したクリトリスを使って儀式化されたディスプレイ行為をする。これは群れのなかの順位と所属を伝えるために重要なものと考えられている。構造もやはり種によって驚くほど違う。ロリス、キツネザル、ブッシュベビーなどの原猿類では、ブチハイエナやヨーロッパモグラやトガリネズミの数種と同じように、長くぶら下がったクリトリスのなかに尿道が通っている。

サルと類人猿のクリトリスはヴァギナの入り口かその近くにある。男性の性器がヴァギナに出し入れされる際に繰り返し直接の刺激を受ける場所である。しかし、霊長類のメスは自分でクリトリスに触って快感を得ていることが明らかになってきた（図4‐3参照）。野生のチンパンジーの若いメスはときどき自分の性器を指で触り、そうしながら低く笑っていることがある。アヌビスヒヒの若いメスは、尻尾の先で会陰部やクリトリスを撫でることがわかっている。ゴールデンライオンタマリンも渦巻状の尻尾で生殖器を撫で、ボンネットモンキーも同じことをしながら骨盤を前後に揺する。ニホンザルは人差し指と骨盤を動かしてクリトリスを前後に撫でて楽しむ。

セックスの補助具も人間だけの領分ではないようだ。霊長類の多数の種が物を使ってクリトリスを刺激しているのが観察されている。たとえば、チンパンジーがマンゴーや木のかけらを使っているのが目撃されているし、オランウータンが使った道具は葉っぱや小枝だった。とくべつに才気のあるチンパンジーは念入りに選んだ葉っぱを性器にあて、茎を摩擦して振動を起こし、バイブレーターを作った。メスの自慰は霊長類にかぎらない。ヤマアラシが複雑なやり方でクリトリスを刺激しているところが観察されている。まず棒切れに馬乗りになって片方の端を前肢で持つ。馬乗りになったまま歩き回ると棒が地面で跳ね返って震え、それがクリトリスを刺激する。メスのイルカにとっても、マスターベーションはよくある気晴らしだったし、オス・メス両方のイルカがクリトリスを刺激して遊ぶ。

霊長類のメスがいちばん大きな快感をクリトリスから得ているのは明らかで、それはオス・メス両方に対する態度を見ればわかる。シロエリマンガベイは交尾の最中に手をのばして自分の性器をいじることがある。ある研究では、若いメスが大人のオスに性器をこすりつけ、目の前でマスターベーションをして誘ったのが観察されている。ニホンザルはよくオスの背中に性器をこすりつける。発情期にはメスの背中にこすりつけることもある。霊長類のメスでは、同性間で刺激しあうこともよくある。たとえば、ボノボ、ニホンザル、タラポアン、アカゲザル、ベニガオザルなどがそうだ。同性間の性行為は、片方がオスのようにもう片方にマウント《うしろから乗りかかる》し、相手の背中に自分の性器をこすりつけるのが通常のやり方である。チンパンジーやボノボなどでは、お互いの性器を手で愛撫する。

純粋に快楽のためのおもちゃ？

快感を与えるのにクリトリスが重要な役割を果たしていることは、ボノボやピグミーチンパンジーの社会を見るとよくわかる。チンパンジーとボノボは人間に最も近い種である。そして、ボノボも人間と同じく豊かな性を楽しんでいる。両性を相手にした性行為はボノボ社会の接着剤の役目を果たし、同性の絆を固め、生殖の関係を強化し、食べ物をめぐる争いを緩和している。セックスはまた出合ったときの注意をそらし雰囲気を変えるのにも利用される。全体として、ボノボの性的な行為はグループ内のあらゆる緊張を低める役目をしている。ボノボがほかの霊長類よりもずっと人間に似ているというのは、性習慣だけのことではなく、その知性と脚の長さ（のばして歩く）のこともある。人間以外のほかの

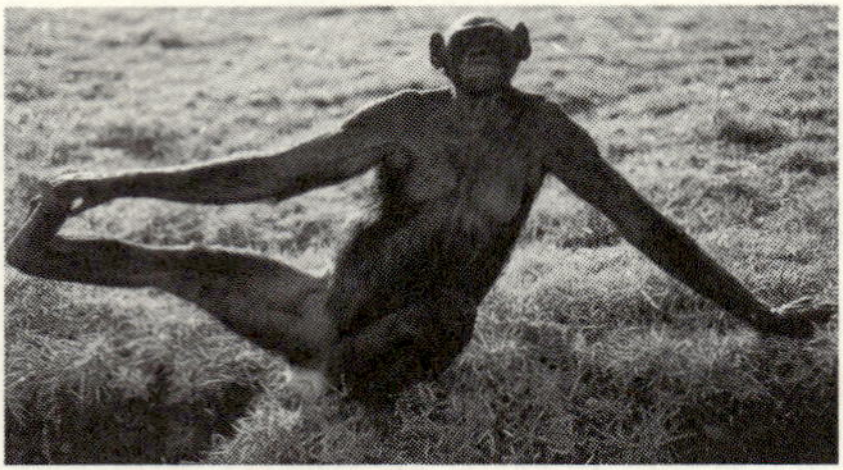

▼a）ボノボの外陰部は前を向いていて、突出したクリトリスがある。

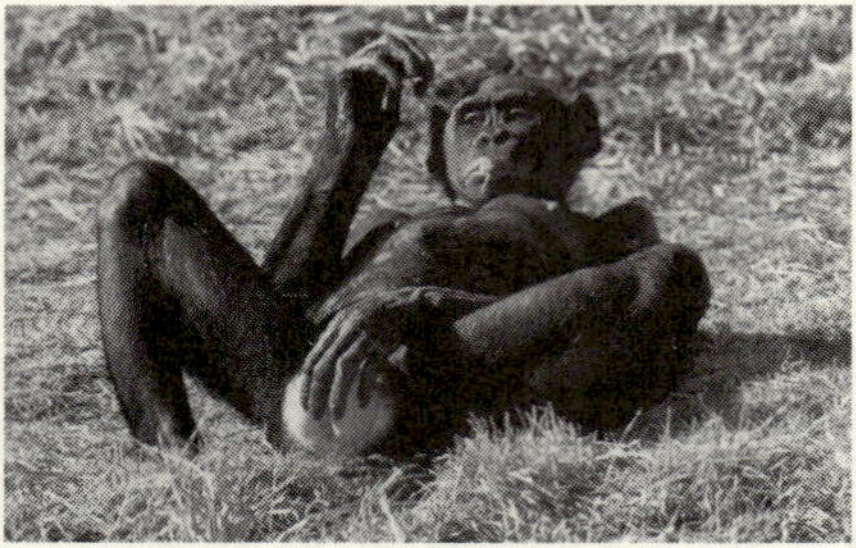

▼b）ボノボも自分で楽しむのが好きだ。

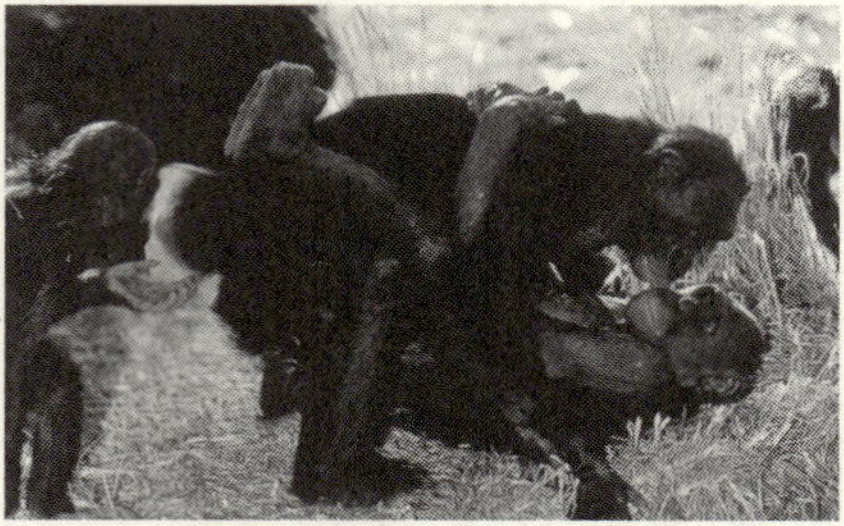

▼c）2匹のボノボが生殖器をこすりつけるGGラブという行為に熱中し、お互いの目を見つめあっている。後ろで若いメスが行為に加わろうとしている。

▼4-3　メスのボノボは自分の生殖器から喜びを得ている。

霊長類とは対照的に、ボノボの外性器は肛門の側ではなく前向きについている（図4-3参照）。クリトリスもやはり人間と同じように前のほうにある。ボノボのクリトリスはとくに突出していて、勃起したときの大きさはほぼ二倍にもなる。実際、勃起したクリトリスをほかのメスの膨らんだ性器に挿入することもあるほどだ。

ボノボの社会では、同性間の性行為は異性間の行為と同じくらいの頻度で行なわれ、パートナーも体位も変化を好む。メス同士で性行為をするとき、二匹はクリトリスを左右に一五秒間ほどこすり合わせる。GGラブと言われる行為である（図4-3参照）。片方のメスが仰向けに寝て、もう片方がそこに馬乗りになる形で行なう。あるいは、片方が立って、もう片方が脚を巻きつけてしがみつくという形もある。両方が骨盤を左右に揺らすタイミングは正確で、二匹は常に反対の方向に骨盤を揺らしている。おもしろいのは、メスがGGラブで骨盤を左右に揺らす動きは一秒間に二・二回だが、これは異性間のセックスでオスが腰を前後に揺らす動きと同じリズムだということである。GGラブのあいだじゅう、二匹のメスはずっと目を見合っている。

ボノボのメスがこれほどGGラブを楽しめるのは、クリトリスの位置のせいなのだろうか。たしかにそのように見える。ボノボの異性間セックスで対面位（人間で言えば正常位）が多いこともそれを示しているようだ。最近まで、対面位でセックスするのは人間だけだと考えられていた。しかし現在では、ボノボ、ゴリラ、フクロテナガザル、オランウータンなど、さらにはイルカ、クジラ、ネズミイルカなどの水棲哺乳類といったさまざまな種がこの体位で性行為をすることが知られている。実際、ボノボの社会では、対面位と後背位の頻度に違いはない。

霊長類の性行動を見ると、クリトリスが非常に敏感で、快楽にかかわる重要な役目を果たしている種がたくさんあることがわかる。しかし、どうしてそうなのだろう。クリトリスに関する第三の理論は、クリトリスは純粋に楽しむだけのおもちゃであるというものだ。快感だけを念頭において設計されているというのである。この説を支持する人は、女性における独特の役割を誇示し、神経の密度の高さをほめたたえる。しかし、この説を批判する人は、クリトリスの位置が性交に関連する場所から(少なくともその人たちの目から見て)はずれていることを反証として指摘する。ただ重要なのは、批判者が持つクリトリスのイメージが相変わらず「小さなボタンとしてのクリトリス」にとどまっていて、生殖区域全体にまたがり内部に深くもぐりこんだY字形の器官とはなっていないことである。性的快感に働きかけるにはヴァギナの開口部から遠すぎると言うのかもしれないが、それは間違いで、クリトリスはヴァギナのほかの部分と密接に関連している。

クリトリスが快感を与える役割については心から支持するが、これが快感だけのためのものだという説には反対である。それには理由が二つある。第一に、クリトリスには快感以外の目的がある。数百万年をかけた進化は無駄ではない。そう、クリトリスが生みだす快感は快感自体が目的ではなく、生理的な理由があるのだ。第二に、クリトリスは女性だけのものではない。男性にもクリトリスがある。そして、男性のクリトリスが果たしている役目は、女性のクリトリスの役目と同じものである。

生殖器を作る

クリトリスの真の機能を理解するためには、時間をいくらかさかのぼらなくてはならない。女の子と男の子の違いがDNAの化学組成にしか存在しない、受胎後数週間の胎児のときまで戻ってみよう。どちらの性も二三組の染色体を持っている。しかし、片方の染色体の組はもう片方より重い。そちらには、非常に大きな染色体が一つ含まれているからである。重さが違うのは性染色体のなかにあるXとYと名づけられた染色体だ。女性は大きなX染色体を二つ持っている。男性は、大きなX染色体は一つだけでそれと組になったY染色体を持つ。Y染色体はX染色体よりずっと小さく、腕が短くて縮こまったように見える。持っている遺伝物質も少ないのでXよりも軽い。この事実が精子の選別に利用される。

人間がY染色体を持たなければ、全員が女性になる。あるいは少なくとも全員が卵巣を持つ。人間の基本的な青写真は女性だからである。卵巣と精巣の出発点は同じだ。性器結節というこぶのような組織が最初の三週間で発達する。そして四〇日後に（正確には四二日）女性と男性の胚は区別がつくようになる。この期間を過ぎると、性別が明確になりはじめる。それは次のような経過をたどる。卵巣にも精巣にもなる可能性のある性器結節の運命は、伝えられた化学的な指示に左右される。その指令を運ぶのが性染色体にある遺伝子なのである。胚がY染色体を持っていれば、四三日から四九日のあいだに、性器結節を精巣にせよという遺伝子からの指令を受けとる。X染色体も性器結節に指令を伝えていることが最近になってわかった。これは生殖腺を卵巣に発達させる指令であると同時に、腎臓の発達にも関係している。この指令は四五日から五五日のあいだに伝えられる。人間がどちらの生殖腺（卵巣か精巣か）を持つかを決めるのはその指令なのである。すべての種が染色体を利用するとはかぎらない。たとえば爬虫類では、違う生殖腺が発達する引き金となるのは気温である。

生殖腺が卵巣になるか精巣になるかは、完全に発達し明確に異なる男性あるいは女性の生殖器を持つための第一歩にすぎない。次に起きることは、胎児が子宮内で経験するホルモンの循環量に左右される。このホルモン環境は胎児の生殖腺と副腎が分泌するホルモンと、母親のホルモンによって作られる。あるホルモンの調合は女性の生殖器（内部と外部）を作り、別の調合だと男性の生殖器を作る。二つの性のホルモンバランスには微妙な違いがあるだけである。だから、内部と外部の生殖器が伝統的な男性と女性のパターンにぴったり合わないのもそれほど異常なことではない。女性の生殖器も男性の生殖器も出発点は同じだ。四週目まで骨盤底に見られる性器結節である。男性と女性の外部生殖器は非常に違って見えるが、実はそうではない。単に同じものの形と配置が違っているだけなのだ。その違いを作ったのは、もう一度言うが、子宮内のホルモン環境なのである。

女性の外部生殖器が形作られはじめるのは、六三日目から七七日目のあいだだと考えられている。男性の生殖器が作られはじめるのはそれよりいくらか遅く、六七日目から七〇日目のあいだである。違う形の生殖器が形作られるプロセスは、八四日目から九八日目（一二〜一四週）で完成する。図4-4は外性器が発達する三つの段階を示している。男女共通の性器結節、一〇週目のいくらか違いの出てきた生殖器、最後に、完全に形ができあがり、男女の見分けがつく生殖器である。一〇週目でもいくらか違いが出ている。女性の生殖器になるほうは開口部が大きく、曲線的な形をしていて、男性の生殖器になるほうはいくらか長く、ペニスと陰嚢になる部分の形がはっきりしている。

この図はまた、男女生殖器の各部分の相似関係を明らかにしている。図4-4を見ると、女性の大陰唇が男性の陰嚢に対応していることがわかる。陰唇と陰嚢になるふくらみに女性のホルモン調合が働きかけ、それは丸く広がって生殖器の区画を縁取り、一方、男性のホルモンによる指示は同じ組織を下のほうに寄せ集めて陰嚢を作らせる。ほかの生殖組織の対応関係を見てとるのはそう簡単ではないが、対応関係はたしかにあるし、そこには一定のパターンもあるようだ。女性では、生殖器の組織は開き、広がるが、男性のほうは同じ組織が引きのばされたり融合したりする。小陰唇にもその傾向が見てとれる。女性の小陰唇は外側に広がっているが、男性では同じ組織が寄り集まって、ペニス陰嚢縫線と呼ばれるものになっている。ペニスと陰嚢の下側に沿って傷跡のように伸びているのがこの線だ。勃起したペニスを初めて見たとき、わたしはこの線のことで混乱した。それは傷跡に違いないと思ったのだが、内気だったのでその男性に恐ろしい事故のことを尋ねられなか

a)

b)

c)

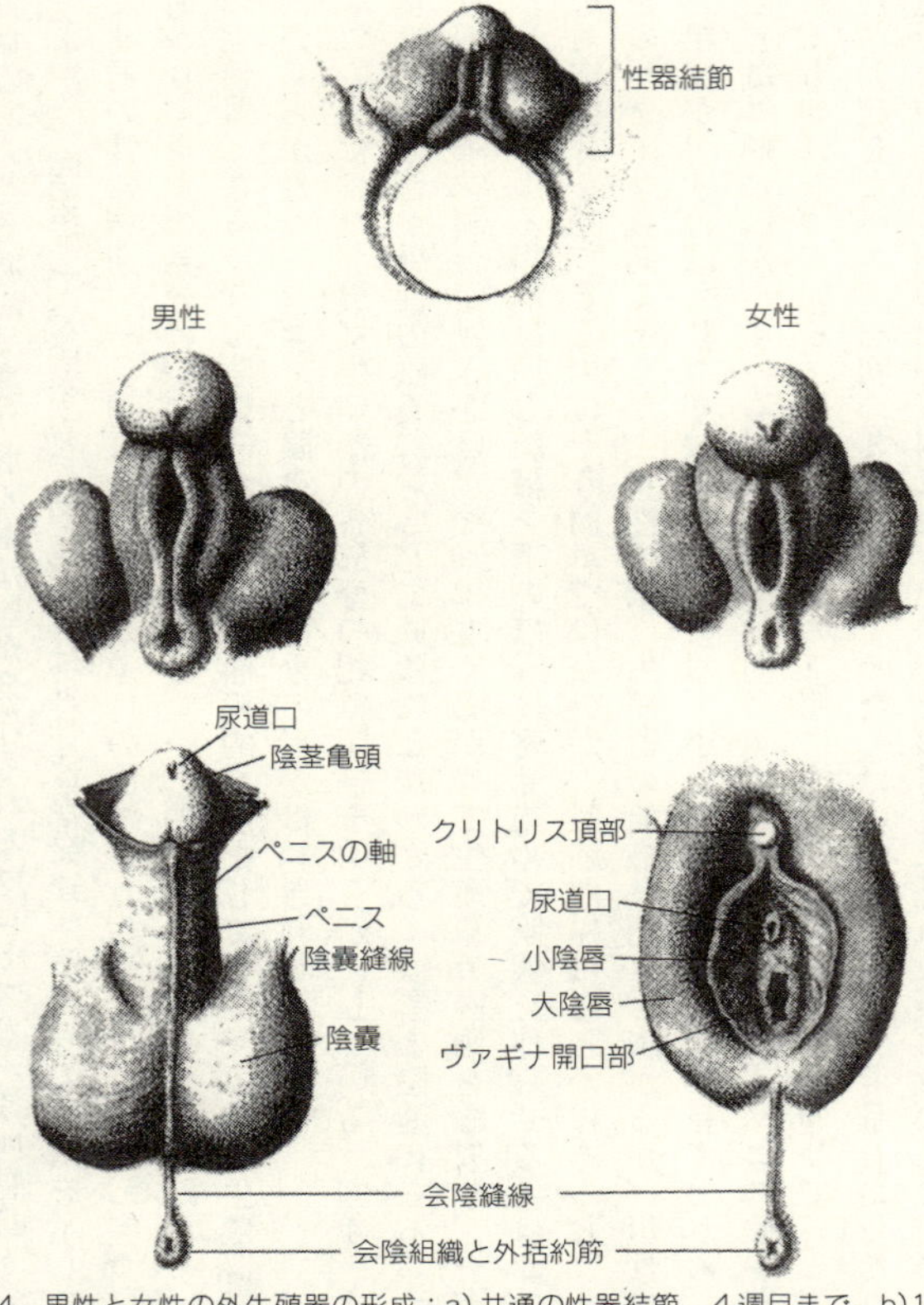

▼4-4　男性と女性の外生殖器の形成：a) 共通の性器結節　4週目まで。b)10週目には男女生殖器の違いが見えはじめる（この時点での大きさは45～50mm）。c)12～14週以降は、違いがはっきりする。

ったのだ。別の勃起したペニスを見たとき初めて間違いに気がついた。ペニスの事故が二つなんて偶然にしてはあんまりではないかと思ったのである。創造の縫い跡を見せているのは生殖器だけである。

男性のクリトリス

図4-4は男性と女性の生殖器が共通の起源を持つことを見事に描いているが、二つの一致点をすべて示してはいない。そうするためには、皮膚の下に隠れているものを見なくてはならない。まず、ペニスを見てみよう。図4-5はペニスの構造を示している。主に三つの部分からできていて、その三つとは、尿道、尿道海綿体、陰茎海綿体である。尿道は膀胱を出た尿が通る導管である。その外側を取り巻いているのが尿道海綿体と呼ばれる組織である。尿道海綿体はペニスの端から端までにわたる長さ一四センチの組織だ。ペニスの根元で洋ナシ形の前庭球になり、下側に浅い溝がついている（胎児の初期に二つの球が融合した名残）。

反対側、先端部分では、図4-5に示されるように尿道海綿体の幅が広がって亀頭となっている（亀頭と尿道海綿体は一続きの構造である）。glans（亀頭）はどんぐりを表わすラテン語で、小さくて丸いものを表わすのによく使われる。勃起したときに胃のほうを向く亀頭のふちには亀頭冠という名がついている（その反対側にあって、舌の裏側にあるも

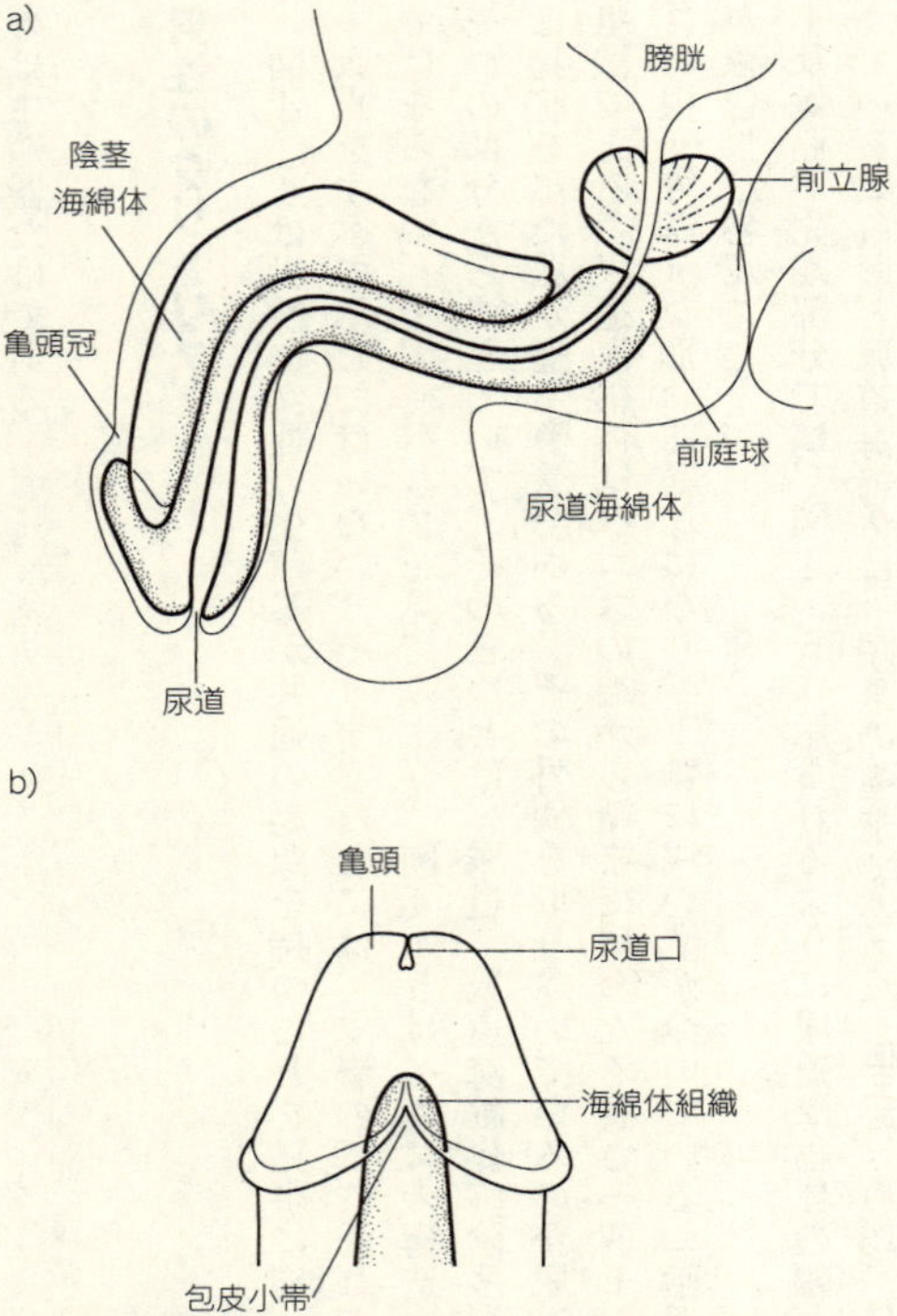

▼4-5　ペニス　a) 三大構造は、尿道、尿道海綿体、陰茎海綿体。b) 正面から見たところ。陰茎海綿体の組織が亀頭の下にあることがわかる。

のと似た細く伸びた皮膚は包皮小帯という）。性的興奮状態にあるとき、尿道海綿体は血液で膨れ上がる。しかし、ペニスを固くする主体はこれではない。その栄誉は第三の構造体である陰茎海綿体のものだ。

陰茎海綿体組織が充血するとペニスが固くなる。つまり勃起である。人間の陰茎海綿体には陰茎骨がないが、これは哺乳類としては珍しいことなのである。霊長類の大半には陰茎海綿体の末端が骨化したペニスがあるし、霊長類のほかにも、齧歯類、食虫類、食肉類、翼手類（コウモリ）の哺乳類はみな陰茎骨を持っている。

陰茎海綿体の先端は亀頭表面に隠されているので目に見えない。しかし、組織内にある神経線維の数が非常に多いために信じられないほど敏感で、間接的な接触、つまり圧力をかけるだけで、甘美な快感を引き起こすことができる。陰茎海綿体はペニスの根元から先端まで伸びていて、一二センチくらいあるのがふつうである。頂部（約六ミリ）、体部（約一〇センチ）、二つに分かれた根あるいは脚部（約二・五センチ）の三つの部分からできている。頂部、体部、脚部の三つ、どことなく聞き覚えがないだろうか。これが男性のクリトリスなのである。これと尿道と尿道海綿体が合わさってペニスとして知られる外部生殖器ができている。

三位一体の外陰部

ペニスと比較して女性の外陰部はどのようになっているだろうか。女性の外部生殖器も三つの部分からできている（ヴァギナは除く）。その三つとは、尿道、尿道を取り巻く組織、クリトリスである。詳しく見るとこの構造がさらに明らかになる（図4‐6参照）。男女生殖器の類似を探すときに気をつけたいのは、女性生殖器の各部分は離れて広がる傾向があり、男性のほうは接近してまとまる傾向があるということである。最初に尿道を見てみよう。女性の尿道口はヴァギナの入り口のすぐ上、クリトリス頂部のすぐ下にある。男性の尿道と同じで、女性の尿道も海綿体組織にくるまれている（図4‐6‐a)参照）。このため、その組織は尿道海綿体とも呼ばれる。

この海綿体組織は球形の構造につながっていて、女性ではその球が二つに分かれている（男性では融合して一つの海綿体球になっている）。これは前庭球（あるいは球海綿体）と呼ばれ、同じく海綿体組織でできている。この球は尿道口の両側で、後方に三センチから七センチの長さにのびている。正面から見ると、この前庭球は上が細くなった三日月のような形で、尿道口の上、クリトリス頂部の下の一点から左右に三日月がのびる。

現在では、女性のこの海綿体組織が男性生殖器の海綿体組織と対応していることがわかっている。両方の違いは、女性の組織のほうが空間的に広がっていることだけである。そしてこの組織は、男性の海綿体と同じように性的興奮状態で膨れあがる。尿道を取り巻く海綿体が膨れるのと同時に、ナス形をした前庭球も充血して膨れ、膣口のまわりをとりかこむ首輪のようになる（図4‐7参照）。この勃起性の球は触ったり押したり震わせたり

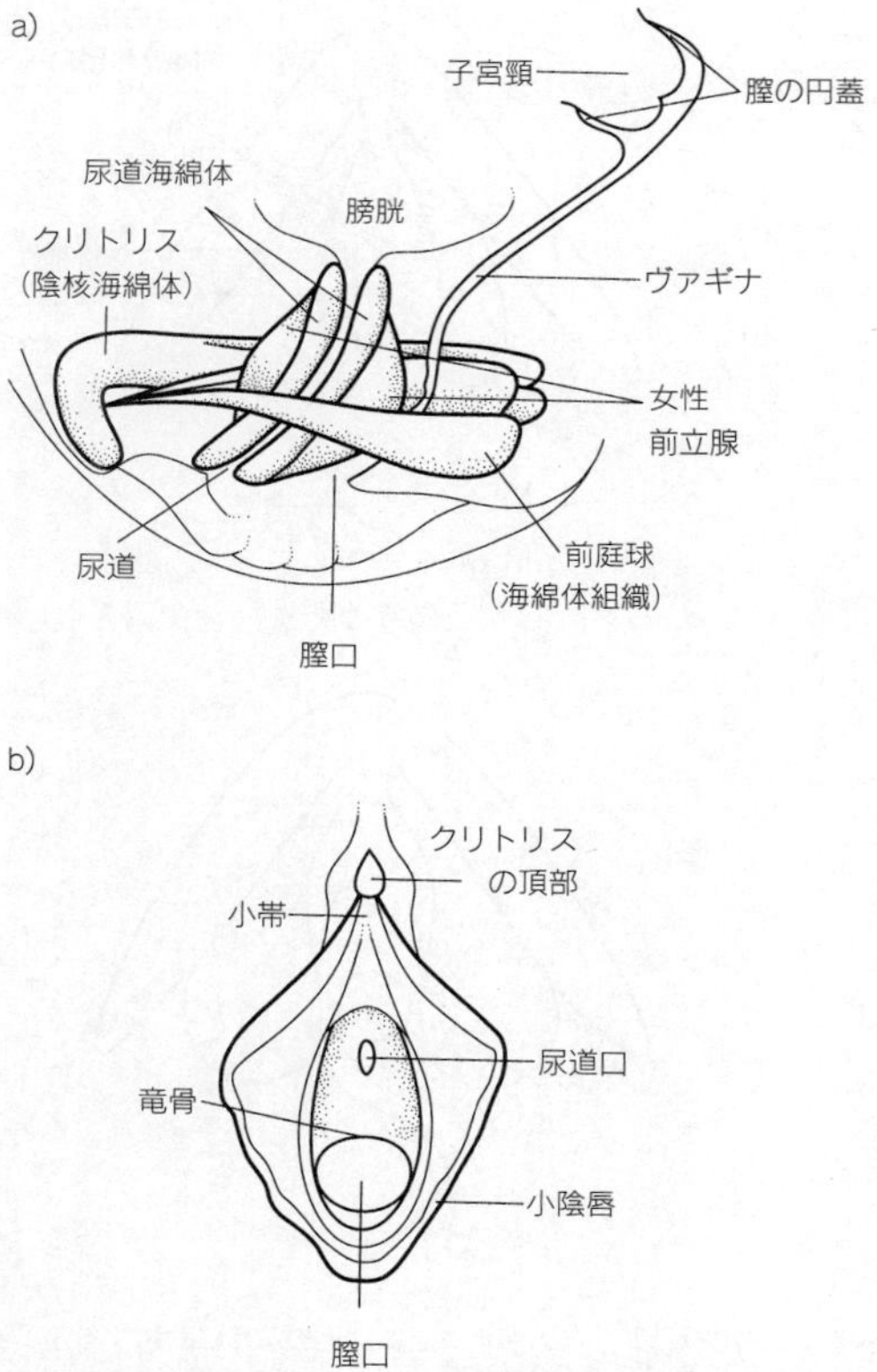

▼4-6　外陰部：a) 主要部分は三つ。尿道、尿道海綿体、陰核海綿体。b) 正面：尿道口（尿道は海綿体に包まれている）の上にクリトリス（陰核海綿体）がある。

a)

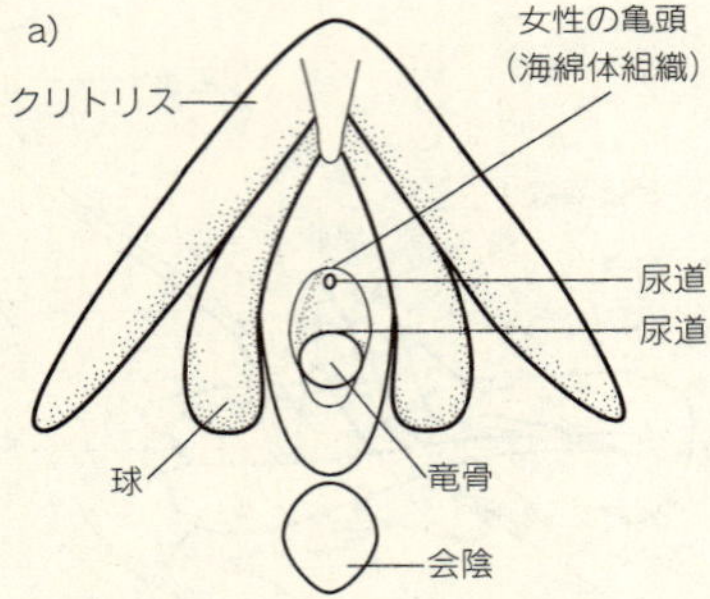

通常状態

b)

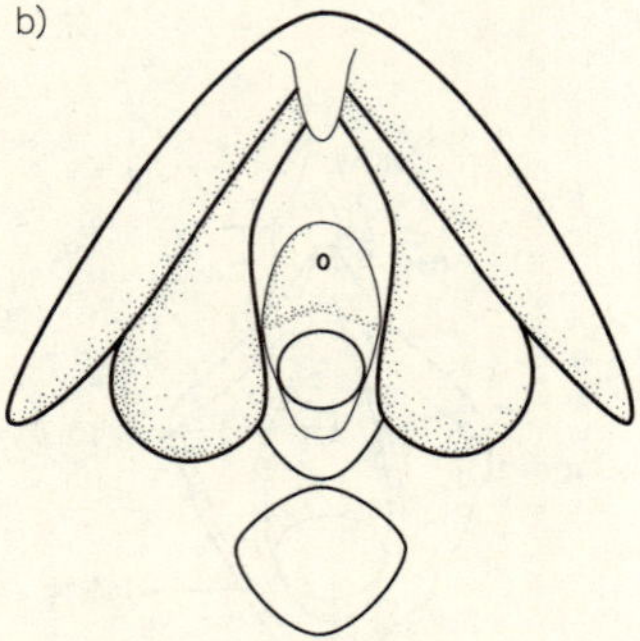

勃起状態

▼4-7　女性のクリトリスの海綿体組織はどのように勃起するか：a) 通常状態。b) 性的に興奮するとこの組織は血液によって膨張し快感を生み出す。

する動きに非常に敏感で、この一帯を刺激したときの快感はここからきている。「この輪型の組織がペニスの首と体部を馬の首をはさむ馬具のようにしっかりとつかむ」とドイツの解剖学者ゲオルク・ルドヴィク・コベルトは一八四四年に描写した。

女性の生殖器でも、海綿体の先端（男性では亀頭）は外から見える。亀頭はどんぐりのような特徴的な形をしているが、女性の尿道口を取り巻く部分も同じような形をしている。とくに性的興奮状態では形がはっきりする。これが女性の亀頭で、やはり接触や圧力に敏感だ。ただ、この部分の性的な可能性はほとんど無視されている。亀頭の下の端であり膣口の上部にあたる部分には親しみを込めたカリナという名がついている。「愛しいもの」という意味である。男性でそれに対応するのは亀頭冠である。この二つは性交のときお互いにこすりあって男女双方に強烈な快感を生みだす。

女性外部生殖器の最後の構成要素は堂々たるクリトリスだ。クリトリスは生殖器のいちばん上に君臨しているが、その脚は深くなかに入って膣の円筒にまたがっている。クリトリスは信じられないほど敏感である。目に見える頂部を直接触っても、体部と脚部を皮膚の上から間接に触っても非常に感じやすい。図４‐６に示すように横から見ると、クリトリスは頂部の近くで膝のように曲がっている。女性が興奮していない状態ではこの部分が下向きになっている。ところが性的興奮状態で充血し勃起したクリトリスは、のびて大きくなると同時に明らかに頂部が上向きに持ち上がる（図４‐８参照）。実際、興奮状態のクリトリスを見れば、頂部が上を向いて、上にかぶさっている包皮がわずかに後退するの

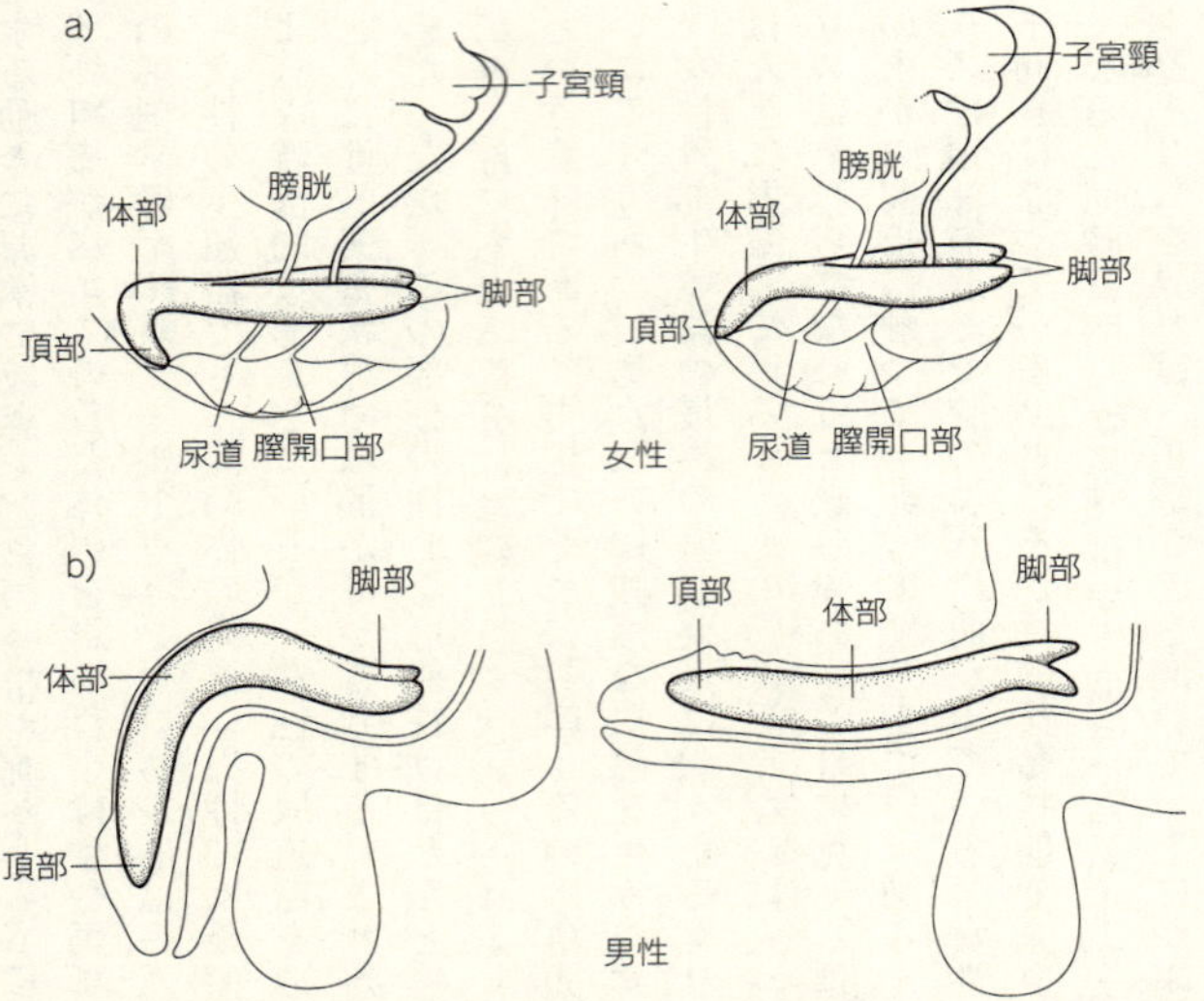

▼4-8　両性のクリトリスの比較：a) 女性クリトリスの勃起していない状態と勃起した状態。b) 男性クリトリスの勃起していない状態と勃起した状態。

がわかる。この時点でのクリトリスは敏感になりすぎて直接触れないほどになる。

女性のクリトリスと、男性の陰茎海綿体はまったく同じ種類の組織でできている。つまり、女性ではクリトリスと呼ばれているのと同じ構造を男性も持っていて、ただ、男性ではそれが陰茎海綿体と呼ばれている。男性にもクリトリスがあるのだ。だから、女性のクリトリスはペニスの名残だとかペニスの相同器官だというのは間違っているのである。この事実は以前から知られていたが、正当に評価されず、一般に広まることもなかった。一九八七年に出版された前出のジョゼフィン・ローンズ・セヴリー『イヴの秘密女性の性についての新しい理論』にはこの上なく明確に書かれている。

図4‐8には類似した二つのクリトリス構造が描かれている。図を見てわかるようにこの二つは驚くほどよく似ている。主な違いは、女性のクリトリスのほうが二股の分かれ方が大きく、広がっていることである。クリトリスの脚部のほうが長く、体部が短い。反対に、男性のクリトリスは中央にまとまって、脚部が短く体部が長くなっている。サイズもほぼ同じで、大きさの比は五対四である。これは体重の男女比と同じなのだ。全体として、男性と女性の外部生殖器は違っているところより似ているところのほうが多い。そしてもちろん発生の起源は同じ生殖組織である。男性の場合、尿道とクリトリスと尿道海綿体と球海綿体はすべて体外でペニスのなかにまとまっている。一方女性のほうは、同じ要素がもっと広がって、一部は体外に現われ、一部は骨盤腔にある。男性と女性の外部生殖器を分けるものは、中身ではなく形なのである。

誕生の時点では、男女生殖器はよく似ていて、混乱やショックを引き起こすことも多い。この点についての知識がないことと、西洋世界の「基準」にかたくなに従おうとする姿勢とがあいまって、生後数日のあいだにクリトリス切除の手術をされてしまう赤ちゃんがたくさんいる。矯正手術という名の下に西洋現代式の生殖器切除が行なわれているのだ。現在の医学的基準では、女性のクリトリスは誕生時〇・九センチまで、男性を示すペニスは二・五センチ以上とされている。〇・九センチから二・五センチのあいだの生殖器は基準からはずれているため切り取られる運命になる。「正常化」するための手術は、新生児一〇〇〇人に一人か二人に対して行なわれているものと見られている。つまりイギリスでは年に七〇〇人から一四〇〇人が異常な生殖器だと診断されて手術されることになる。アメリカでは年に約二〇〇〇人がなんらかの形のクリトリス切除あるいは生殖器再形成手術を受けているということである。

クリトリスはなぜ重要なのか

きわめて敏感で堂々とした頂部から見事な体部を通って優雅な脚部の先端まで、クリトリスという器官は全身で評価と理解を訴えている。わたしの考えでは、男女のクリトリスの機能には二つの面がある。性的快楽と生殖の二面である。この二つを比較しながら機能を見ていこう。最初に性的快楽。性的興奮の引き金となるものは無数にある。特定の相手の姿や匂い、エロチックな出会いの記憶、性器に直接触れることや身体の他の部分に触れること、味や音、こうしたすべてがクリトリスが充血するきっかけとなり、それが性器全体の興奮へのさきがけとなる。

さらに、女性のクリトリス、つまり海綿体組織が充血して勃起する仕組みは、男性の海綿体組織が勃起する仕組みと同じである（バイアグラが女性にも効果があるのはそのためだ）。興奮状態にないとき、クリトリス組織の平滑筋細胞は収縮した状態にあり、血液はまわりの洞様血管《シヌソイド》を自由に出入りしている。しかし、性的刺激に応えて神経が出す神経伝達物質がメッセンジャーとなって筋肉が弛緩する。そうなると筋肉は膨張し広がって、入ってきた血液をすべて細胞のあいだの空洞にためこむ。その結果は勃起である。クリトリスは充血し、膨らみ、長くなり、この上なく敏感になる。

この仕組みは、女性が意識していなくても働いている。睡眠、とくに九〇分から一〇〇分周期に起きるレム睡眠中に、女性は夜間の勃起を経験し、それはクリトリスと陰唇とヴァギナに影響を与えている（子宮の収縮回数も増える）。生殖器への血流が増加することによるこうした性的興奮は、男性の睡眠中の勃起と同じ仕組みで、小さな子どものときから始まってずっと続く。睡眠中に必ずこうしたことが起きる理由は明らかになっていない。これは「バッテリーの再充電」だという説もある。血流が増加するということは、つまり勃起した器官に新鮮な酸素が送りこまれるということである。勃起性の器官に健康な血液を供給して活性化させるのが重要なことはわかっている。血流を損なったり妨げたりする物質や薬物、病気、習慣は、どんなものでも結局はその人の勃起能力に悪影響を及ぼす。しかし、睡眠中の勃起の生物学的な目的がどうであれ、それにはすてきな副次効果がある。甘く楽しい夢である。

エロチックな感受性を強め、性的興奮とオーガズムを引き起こす引き金として働くために、外部生殖器には多数の感覚受容器が備わっていて、神経が豊富に配置されている。クリトリスの頂部だけでも、人間の体じゅうのどの部分よりも多く神経が集中している。とくにクリトリスと陰唇にはマイスナー＝パチーニ小体と呼ばれる特別な感覚細胞がぎっしりつまっている。指や乳首や膀胱の皮下にも存在するパチーニ小体の働きは、圧力の変化を検知することである。パチーニ小体は応答が非常に早く、そのため変化の多い、または振動するような感覚を心地よく感じとることができる。小体は結合組織の玉ネギのような同心性の膜でできていて、膜と膜のあいだはゼリー状の粘液がつまっている。動きがあると膜が歪み、信号を脳に送る（機械的なエネルギーを電気的なエネルギーに変換している）。マイスナー小体はもっと小さく、皮膚の表面に近いところにある。その役割は軽い接触を感じとることで、当然ながら掌や足の裏、舌や乳首にも存在する。低周波の振動を検知することができ、卵形の構造のなかに神経の末端が入り、皮膚表面に平行している。クリトリスの神経にはそのほかにクラウゼ小体、ルフィーニ小体などがある。こうした感覚細胞がいっしょに働くことで、非常に敏感な外部生殖器が作り上げられ、キスや愛撫からくる触感や振動や圧力に応答できるようになっている。

クリトリスと生殖

この章のはじめで見たように、女性のクリトリスはかつて生殖を保証する役割を持つとされていた。女性がオーガズムを感じなくても妊娠できることがわかる以前のことだ。わたしは、この以前の理論が実は正しくて、女性のクリトリスは生殖を確実にするために欠かせない役割を持っていると考えている。男性のクリトリス、陰茎海綿体のことを考えてみよう。この信じられないほど敏感なクリトリスがなければペニスは固くならず、女性のヴァギナに安全に入りこみ、そこにとどまることはできない。それとまったく同じように、女性のクリトリスはペニスが安全に体内に入りこんでとどまれるような準備をする。つまり男女両方のクリトリスは、肉体的損傷や感染を生ずることもなく配偶子を渡し、受け入れるという大仕事をするために、生殖器の準備を整えるという役割を果たしているのだ。性交、つまり一つの身体器官を別の人間の内部に入れるという親密な行為は、基本的に非常に大きな危険を秘めている。

女性にとってクリトリスはヴァギナの門番で、出入りするものを見張っている、生殖器の守護天使なのだ。興奮していないのに性交したことがある女性なら知っているはずだが、その状態でのセックスは痛い。こすられて擦り切れる。血が出てしまう。そして尿道に感染する。さらに、性感染症にかかる恐れもある。興奮せずにするセックス、クリトリスがかかわらないセックスは両脚のあいだに（文字どおり）傷を残し、感染症を繰り返すきっかけとなり、病気や、そう、死に至る道を開くことになる。ところが、興奮したときのセックスはまったく違う。そうなれば痛みも、血も、のちの感染症もない。ただらくらくと滑らかに動き、解放感と快感がある。そして、セックスをこれほど違うものにするのはクリトリスなのだ。

これはクリトリスによる興奮の結果、血流が増加するためである。するとヴァギナへの血流も増加してヴァギナも膨れ、ヴァギナ内部の粘膜表面に液体がにじみでてくる。それが潤滑剤の役目を果たし、セックスのあいだに繊細なヴァギナの表面が傷つかないようにする。ヴァギナが傷つかないことがなぜ重要なのか。たとえばＨＩＶなどは、ヴァギナ内部の粘膜に傷があると感染しやすくなるからだ。そして、ヴァギナに傷ができる理由としていちばん多いのは、興奮しないままに、つまりクリトリスが勃起しないままに行なうセックスなのである。生殖を成功させるのにクリトリスが重要だというのはこうした理由があるからだ。また、性的快感と生殖に果たすクリトリスの役割は切り離せないというのもこのためである。

最近、クリトリスのサイズと構造に関する研究によって、性交のためにヴァギナの準備を整えるというクリトリスの役割にもう一つの機能があることがわかった。まえにも述べたとおり、クリトリスは尿道やヴァギナと密接な関連がある。クリトリスの脚部はヴァギナの筒に巻きついているが、尿道も三方を脚部と体部でとりかこまれている（もう一方の側はヴァギナの前面の壁に埋めこまれている）。このように密接に結びついているので、三つの器官は一体となって働く。その点はペニスと同じである。性的興奮状態にあるとき、クリトリスが勃起すると尿道に圧力がかかり、尿道を締めつけて閉ざしてしまう。これは細菌が尿道に入り込み尿道や膀胱に感染を引き起こすことを防ぐためだと考えられている。ここでも、クリトリスの保護的な役割が裏づけられている。

生殖が（安全に）うまくいくためには生殖器を興奮状態にして準備を整えなければなら

ないのは人間だけではない。ほかの動物もこのテクニックを実践している。これは通常オスがメスを生殖器だけではなく外部から刺激する行為となる。オスは自分の体のいろいろな部分（口、声帯、偽のペニス、本物のペニス）を使ってうたったり、叩いたり、撫でたり、震わせたり、なめたり、餌を与えたりしてメスをその気にさせ、生殖を大成功に導こうとする。まえの章でご紹介したように、オスのダニは何十分も、時には何時間にもわたってメスの生殖器を口で刺激しなくてはならない。口器を動かすことで生殖器をふくらませ、精包を挿入できるようにする。甲虫やハチなどの昆虫は必ずと言っていいほど、メスの生殖器の近くを叩いて興奮させる。カリブミバエでは歌が刺激剤となるが、音の大きさが正しいレベルにならなくてはならない。

哺乳類も、挿入のまえにメスの外部生殖器を刺激しなくてはならない。まえにも述べたように、メスのウサギに性交に必要な前湾姿勢をとらせるためには、オスのウサギは性器を速いピッチで七〇回メスの外性器に押しつけなくてはならない。同じように、メスのネズミに前湾姿勢をとらせるには触って刺激することが欠かせない。オスは前肢でメスのわき腹を押しながら、骨盤を前後に動かしてメスの会陰部を刺激する。発情期にこの刺激がメスの脳幹に伝われば、メスは前湾姿勢で応える。オスの霊長類も、ペニスがヴァギナに包まれるまえには必ずヴァギナの外で素早く小刻みに押しつける動きを見せる。霊長類はメスの外部生殖器を刺激するために、ほかにも指や口や手当たりしだいのものを利用している。

ハタオリドリの仲間（Bubalornis niger）の一風変わった生殖器も、クリトリス刺激の必要性を物語っている。この鳥の場合には、クリトリスへの刺激がメスにもオスにも重要だということが明確にわかる。この鳥もほかの鳥と同じように、総排出腔から排尿し、排便し、生殖する。メスの場合には卵もここを通って出てくる。オスの場合は、精液が排出される通り道となる（ペニスがない）。しかし、意外なのは、この鳥にはオスにもメスにもクリトリスがあることだ。勃起性組織でできた小突起があるのだ。この器官は、オスで一五・七ミリ、メスで六・一ミリの大きさがある。

ハタオリドリの交尾は延々とクリトリスの愛撫が続くことに特徴がある。オスはうしろからのしかかって、自分のクリトリスをメスのクリトリスにこすりつける。この動きは二九分にも及ぶことがあり、最後にオスはオーガズムと形容できるような状態になる。翼を震わせながらゆっくり羽ばたき、足はしっかりとしがみつき、脚の筋肉は痙攣する。そうなって初めてオスは総排出口から（クリトリスからではなく）精液を射出する。研究によれば、射精を引き起こすのは男性のクリトリスへの刺激なのだという。メスが総排出腔をめくり返してオスの精子を受け入れる状態になるのに、メスのクリトリスへの刺激が要因となっているかどうかについては研究の対象となっていない。しかし、この鳥の行動を見れば、生殖をうまくやり遂げるには雌雄双方のクリトリスへの刺激が重要だということがよくわかる。

クリトリスの未来

この章では、セックスを気持ちよくして生殖がうまくいくようにするにはクリトリスが重要だと証明してきた（うまく証明できていればいいが）。しかし、女性の生殖器についてはまだまだ学ばなければならないことがある。女性生殖器の神経分布についてはこれまでまったく注目されてこなかった。おそらくは、性的興奮状態になることが生殖にとって重要だという認識がなかったからだろう。女性生殖器には知覚神経がたくさん配置されていることがわかっている。たとえば、クリトリス、陰唇、膣口、ヴァギナ下部、会陰部への刺激は、最初に陰部神経によって集められ、ヴァギナ、尿道、女性前立腺、子宮頸からの感覚は骨盤神経によって伝達される。下腹部神経と迷走神経も、女性の性的興奮と最終的なオーガズムを開始させたり維持したりすることにかかわっている。

しかし、こうした知覚神経の正確な位置や性質がすべてわかっているわけではない。だから、女性が骨盤周辺の手術を受けると、性的興奮を促進する神経が無事ですむことはない。反対に男性が骨盤周辺の手術をする場合には、神経と、結果として勃起や性的興奮を保持する手順が確立されている。この点でも、女性生殖器官の形態と機能についての知識は、男性のものに遠く及ばない。クリトリスの重要性が理解されてきたことをきっかけに、この状況も変化してほしいものだ。

クリトリスに関して、二一世紀まで持ち越された論争がある。この言葉にもっとほかの部分も含めるように定義しなおすべきだと主張するグループがいる。クリトリスを小陰唇、処女膜、前庭球、骨盤底の筋肉も含む一八の部分から構成されたものとみなすべきだというのだ。これまで機能や地位が過小にみなされてきたことを考えれば、一八もの部分を一つの名前で呼ぶことには賛成できない。それに、そんなことをすれば誤解と混乱が生じるだろう。それは前進ではなく後退であるようにわたしには思える。女性の生殖器に関する知識は、言葉においてもイメージにおいても広がっていくべきで、差別のない呼び方をするためにというので縮小されるのは間違っている。

わたしはまた名前を付け替えようという考えにも不快感をおぼえる。たとえば、卵管は女性のものなのにファロピウスは男性だからというのでファロピウス管を卵管（日本語ではもともと卵管）と呼び替えようという主張があるが、そのような行為は、過去の文化が歴史を好きなように書き換えてきた行為に通ずるものがある。エジプト人は民衆に以前の宗教や思想を忘れさせようとして象形文字を削りとった。今日では、言葉を変えようとしている。だが、解剖学の歴史にせよ言語の歴史にせよ、歴史を正しく認識することは重要だ。クリトリスに関して重要なのは、実際の構造を評価し、クリトリスがほかの生殖器官と見事に協調して働いていることを理解し、女性と男性の生殖器が違っているというよりは似ていること、また生殖と快楽に果たす役割においても似ていることを理解することなのである。

注記　この章で使われているサイズは、研究のために解剖された少数のクリトリスから得た数値である。閉経前と閉経後の女性からの数字を平均している。この数値を絶対不変なものだとか規範だとか思わないようにしてほしい。確かな平均値を出せるほど研究の数は多くない。男性も女性も、一人一人異なっている。

5　愛の液の世界

飢えた顎。貪欲な口。がつがつと貪り食う歯の生えた深い割れ目。ヴァギナ・デンタータ（歯の生えたヴァギナ）は、民話や神話、美術、夢の世界に昔から氾濫する恐怖のイメージである。ヴァギナの出てくる神話や迷信のなかでも、歯の生えたヴァギナのイメージは最も強烈で最もよく知られてもいる。このイメージが世界中にどれほど広がっているかは驚くほどだ。歯をむきだして嚙みつき、男を切断し去勢する歯の生えたヴァギナは、南北アメリカ、アフリカ全体、インドとヨーロッパにも存在する。むさぼり食うヴァギナというテーマは、何千年も生きつづけ、多くの文化で去勢と死のイメージがたっぷり含まれた神話が生まれている。南米チャコ地方のインディオの最初の女性たちはヴァギナに歯を持っていてなんでも食べてしまうので、英雄であるカロウチョがその歯を叩きだしてしまうまで、男は女に近づけなかったという。

南米のヤノマミ人は、最初にこの世に存在した女性のヴァギナが歯の生えた口になり、パートナーのペニスを嚙み切ったと語り伝えている。ポリネシアでは、冥界の女神ですべてのものを産んだ最初の女性であるヒネヌイテポが、ヴァギナを使ってポリネシアの英雄であるマウイを殺す。マウイがヒネヌイテポの子宮に戻って不死を手に入れようとしたところ、稲妻を発する鋭いヴァギナの縁で二つに嚙み切られ、子宮に到達することはできず、そのため人間はすべて死ななくてはならなくなった。

心理学では、民話に歯のあるヴァギナの話が多いのは、ヴァギナの内側にある暗くて謎めいた未知の空間に対する男性の恐怖心のせいだろうと説明している。また、歯のあるヴァギナのイメージは、飽くことのない女性の性的エネルギーの渦を前にした男性の不安を体現したものだと考える人もいる。物語のなかで、生殖器の歯とその破壊的な振る舞いの理由が説明されているとはかぎらない。ある北米インディアンの神話では、「恐ろしい母」のヴァギナに肉食性の魚が棲んでいるとされている。中世のキリスト教会は、魔女が歯の生えたヴァギナで男のペニスを奪うのは、月と魔法のせいだと説明した。

だが、ブラジルの熱帯雨林に住むメヒナクの神話は、ヴァギナに歯が生えたのは男のせいだとほのめかしている。

昔、怒りっぽい男がいて、いつもほかのひとを怒ってばかりいた。ある晩、一人の女が歯のように見えるたくさんの貝を取り、それを小陰唇のなかに入れた。暗くなってから、男はセックスがしたくなった。「ああ、あの女はきれいだ」と男は思った。女は寝たふりをしていた。「セックスしよう」と男は言った。だが、ああ、彼のペニスは大きい。入っていく……どんどん入っていく……あ痛っ！　ヴァギナは男のペニスを切りとり、男はその場で、ハンモックのなかで死んだ。

この話は、ほかの多くの話と同じように、男の去勢と死で終わる。ナヴァホやアパッチなど、いくつかの民話では、歯の生えたヴァギナがさらに一歩進んで体から切り離された器官として描かれ、一人で歩き回って行く先々で嚙みついたりする。まえに紹介したバウボ像のように、人格を与えられたヴァギナなのだが、こちらは歯を持っていてもっと恐ろしい。たとえばニューメキシコ・アパッチのヒカリーヤ族には、ヴァギナを持った女性が世界で四人しかいなかった時代の話がある。「ヴァギナ・ガールズ」という名のその四人は、女の形をしていたが、実はヴァギナだった。また、「キッキング・モンスター」という残忍な怪物の娘でもあった。

伝説によれば、四人が住む家にはヴァギナがいっぱいあって、みんな壁にかかっていた。そして、ヴァギナ・ガールズとたくさんのヴァギナがある家の噂を聞いたらしい男たちが、次から次とその家を訪ねてやってきた。しかし、その男たちはキッキング・モンスターに家のなかに蹴りこまれ、二度と出てこなかった。男たちはその家に飲みこまれたように、次々と姿を消した。そこにやってきたのが「敵殺し」というすばらしい英雄だ。

敵殺しはキッキング・モンスターの裏をかいて家へ入った。すると四人のヴァギナ・ガールズがセックスをしようと迫ってきた。だが彼は尋ねた、「家のなかに蹴りこまれた男たちはみんなどこへ行った?」「みんな食べちゃったわよ」と四人は答え、彼を抱こうとした。しかし、彼は「近寄るな」と叫んでそれを拒んだ。「ヴァギナは使わせない。まず、君たちに薬をあげなくちゃならない。今まで飲んだことのない味のする薬で、すっぱい木の実で作られたものだ。それを飲んだら君たちの頼みを聞いてやろう」。そう言って敵殺しは四種類のすっぱい木の実を女たちに与えた。「これが気に入れば、ヴァギナはいつも調子がよくなるよ」と彼は言った。木の実は口をしぼませたので、ぜんぜん嚙めなくなり、飲みこむだけになった。女たちはその木の実がたいそう気に入った、が……敵殺しがセックスしようとすると、それまでたくさんの男たちを食ってきた強い歯がすっかりなくなっていた。

勇敢な男の英雄によってヴァギナの歯が取り除かれることは、歯のあるヴァギナ物語の中心的な要素となっている。歯のあるヴァギナを服従させ、すなおな女を作りだすのに使われるのは、ペンチ、石、紐、木の実の薬、鉄のヤットコ、そして岩、棒など、ペニスのように太くて長い道具である。いくつかの物語では、女が歯を抜かれてから、つまり、飽くなき性と精神を破壊され従順になってからやっと、男が女と結婚する。その意味で、ヴァギナの歯を抜くことは、女を弱く従順にして自分たちの考える形に作り直そうという男の願望を表わしている。こうした物語では、女のセクシュアリティを飼いならすのに、恥じさせるのではなく、物理的な手段が使われている。次の抜歯の描写はインドのものである。

ラクシャサ［悪魔］の娘はヴァギナに歯が生えていた。男を見ると、娘は可愛い女の子に変身し、誘惑して男のペニスを切り取り、ペニスは自分で食べ、残りは飼っていたトラに与えていた。ある日娘はジャングルで七人の兄弟に出会い、一番上の兄と結婚した。そうすれば全員と寝られるからだ。しばらくしてから、彼女は長男をトラを飼っている場所に連れて行き、いっしょに寝てペニスを切りとり、ペニスを食べ、体をトラに与えた。同じようにして兄弟を六人殺し、最後に末っ子だけが残った。彼の番になったとき、守護神が夢に現われた。「あの女と出かけたら、鉄の管を女のヴァギナに入れ、その歯を折ってしまいなさい」。末っ子はそうした……。

女性生殖器の前でけっして萎えたりしない固いペニスのような武器を身につけることも、「歯の生えたヴァギナ」物語に共通の筋書きである。男は萎えるまえにどうにか一度しかオーガズムを経験できないというのに、女のほうは何度もオーガズムを感じることができる。女性の飽くことを知らないように見える性への恐怖が、この筋書きには関係しているのだろう。女性の選びとった武器が鋭い歯で、不能で柔らかいペニスへの男性の恐怖と明確な対照を見せているのは偶然ではない。七人兄弟と歯のあるヴァギナにまつわるもう一つの物語では、代わりになる道具を作りだすことが筋書きの中心になっている。これは、北米先住民族であるプエブロ・インディアンの神話で、一一世紀の陶器にも描かれている(図5‐1参照)。その神話では、末っ子が樫とヒッコリーで偽のペニスを作り、ヴァギナの歯を取り除こうとしている。いくつかの文化では、ヴァギナの歯を折る行為を再現した儀式がある。ナヴァホとアパッチの神話では、歯のあるヴァギナのなかでも最も恐ろしい種類の、サボテンで性交する「満たされたヴァギナ」を、怪物が棍棒で殺す。今日、プエブロやほかの北米先住民は、木を削ったファルスを使ってヴァギナの歯を折る儀式を行なっている。

穴のなかに潜む怪物

女性の穴のなかにある恐ろしい物体は歯だけではない。民話や伝説のなかでは、ヴァギナの深く暗い穴からはヘビも出てくる。ヴァギナヘビは男のペニスを食いちぎったり、毒を注ぎこんだり、男を殺したりもすると言われている。なかには処女のヴァギナだけにいて、入ってくる最初の男だけを刺すヘビもいる。テンブー族では、性的快感を強く望む女性はインヨカと呼ばれる悪魔的なヘビを引き寄せると言われている。そのヘビはそうした女性のヴァギナに棲み着き、快感を与えるのだという。ヘビを棲まわせている女性は、嫌な男や自分に関心を持たない男がいると、ヘビを遣わして噛ませることができる。ヘビのいないポリネシアでは、貪欲なヴァギナうなぎが登場する。トゥアモトゥ諸島のある話では、ファウメアという女性のヴァギナにいるうなぎは男をぜんぶ殺してしまう。しかし彼女は、英雄のタガロアにうなぎをどうやって外におびきだすかを教え、おかげで彼は安全に彼女と寝る。

ヴァギナのなかにあるものへの恐怖心が、何世紀にもわたって男の想像力をかきたててきた。マレクラ島の男たちは「わたしたちを引き寄せ、貪り食ってしまう」ヴァギナの精のことを謎めかして語っている。神話や伝説のヴァギナのなかには、飢えたドラゴンもいるし、英雄が鋭い歯を持つドラゴンを退治するというたくさんある伝説は、もともとヴァギナに棲むドラゴンの物語が変形したものではないかと考える人もいる。もしそのとおりなら、かの有名な聖ジョージはイギリスのヴァギナの精を退治したということになる。ヴァギナの歯は、イスラム教世界で信じられている、視線を断ち切る能力の暗喩

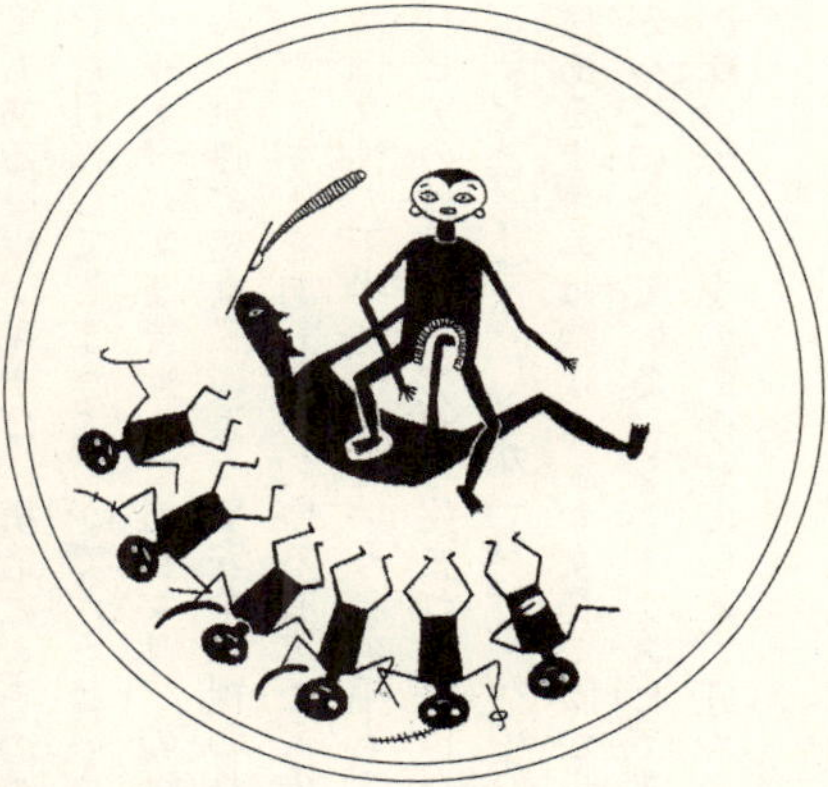

▼5-1　歯の生えたヴァギナ：恐ろしい歯の生えたヴァギナに入りこんだりすれば、どんな最期を迎えることになるかを物語る美術や神話が、世界中に存在する。

でもある。ヴァギナは、勇敢にもその深奥をのぞきこんだ男の視力を「食いちぎり」、男を盲目にしてしまうことができるという。ダマスカスのスルタンはこうして視力を失い、サルディニアまで旅して処女マリアの奇跡によって癒された。マリアのヴァギナはもちろん、永遠の処女膜によって安全に覆われているからだ。

ヴァギナをありとあらゆる有害なもので武装させただけでは飽き足らないらしく、上半身は女性で下半身は獣という身の毛もよだつ生物が登場する神話は数多い。ギリシャには、リビアの蛇神ラミアから生まれた好色な女の怪物の話がある。その娘たちの名前はラミナ、「淫らなヴァギナ」とか「食いしん坊の口」という意味だ。それに、インディアンの神話にあるナギニは腰から上が女神で腰から下がコブラだし、エチドナは可愛い妖精の下半身がヘビになっている。シェークスピアまでがリア王で女性の下半身は悪だと罵って女性への深い恐怖心をのぞかせている。狂ったリア王は次のように叫ぶ。

半人半馬のケンタウロスだ、腰から下は馬で
上半身だけ女なのだ。
帯のところまでが神々の治めたもうご領地で、
それから下は悪魔のものだ。
そこは地獄だ、暗闇だ、硫黄の穴だ、
燃えあがり、焼きこがし、……

（小田島雄志訳、白水社、一九八三年より）

女性と女性の下半身、脚のあいだにあるものについてのこうした怒りと恐怖に満ちた思いは、大きな不安を生じさせるものなのに、何度も繰り返し語られてきた。また、ギリシャ神話のパンドラの話を解釈するときにも、この考え方が引き合いに出される。パンドラという名は「すべてを与える」あるいは「すべての人への贈り物」という意味である。ギリシャ神話によれば、パンドラは原初の女性で、「人間を悩ますすべての悪」は彼女のせいなのである。パンドラは何をしたのか。彼女は世の中の邪悪がすべて入っていた箱の蓋を開け、邪悪をぜんぶ外に出してしまい、箱のなかには希望だけが残されたのだという。パンドラの箱は性的なものに関連しているのだろうか。箱を女性生殖器のシンボルだと読みとる人はたしかにいる。アブラハム・ファン・ディーペンベークは、パンドラの箱を意味ありげに彼女のヴァギナに重ねて描いた。それに、もちろん、箱（box）というのはヴァギナのスラングでもある。この古い謎にパウル・クレーが出した答えは、もっと明白だった。彼はパンドラの箱を真正面から女性の生殖器として描いたのだ。楕円形の彫刻がついた宝石箱で、生殖器の割れ目からは邪悪な瘴気が立ち昇っている（図5-2参照）。この容器についている取っ手はファロピウス管（卵管）のようで、基部はヴァギナ内部の筋肉のようにうねが刻みこまれている。

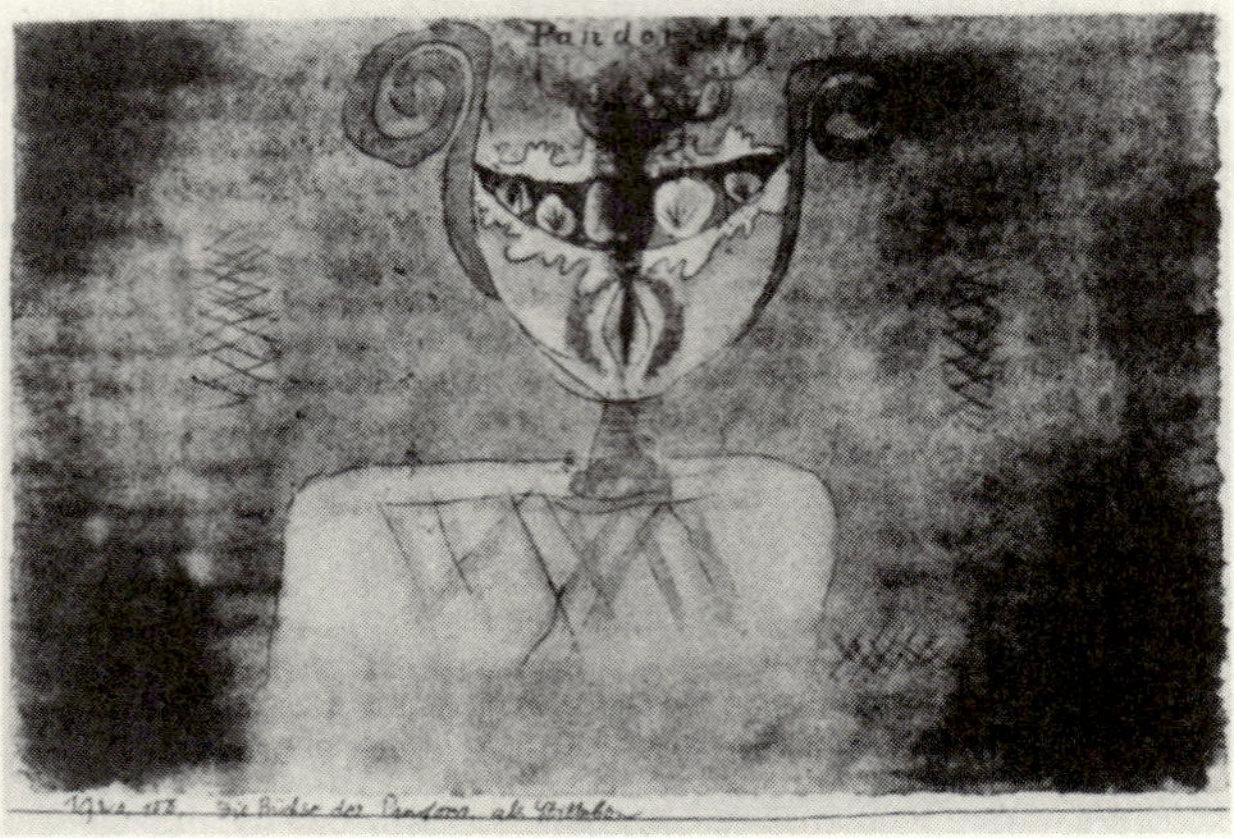

▼5-2　パウル・クレーの描いたパンドラの箱。

ヴァギナのスープ

内幕はどうなっているのだろう。神話が鋭い歯のついた口のことを物語ろうが、男が恐怖に満ちた空想を語ろうが、科学にはヴァギナの内側について ほかに語るべきことがあるはずだ。ヴァギナは長いあいだ誤解され、あるいは無視されてきた。王の道と呼ばれたり、受動的な器だと言われたり、感覚がないとまで言われてきた。しかし、新しい見方が出てきている。科学が明らかにしたのは、敏感で伸縮する驚くべき筋肉組織で、そこには多数の性感帯が肩を並べ、がっちりした病原体防御システムが備わっている。固い歯ではなく、柔軟性と流動性がヴァギナの基本デザインなのだ。

ヴァギナには生命が満ち溢れていると考えたことがあるだろうか。あるいは、巧妙にバランスのとれた環境で生物学的なスープができているというふうに。たぶんないだろう。けれど、実際はそのとおりなのだ。どうしてそうでなければならないのか。ヴァギナとはそもそも何かということを考えれば答えがわかる。口やほかの開口部と同じで、病原体が体内に入るときの通り道なのだ。それだけではない、種の生存には欠かせないほかの生殖器官へと続く入り口なのである。だから、口に唾液という防御システムがあって粘膜と扁桃と歯が援護しているのと同じように、ヴァギナも非常に強力な防御機構を備えている。それだけではない。ヴァギナは病気から体を守るだけではなく、もう一つ重要で明確な役割を担っている。それは、すべてではなく、一部の侵入者が入りこむのを許すということである。ヴァギナは状況に応じて、ボディガードとして働いたり、門番として働いたりしなくてはならない。その仕事を完全に均衡のとれたやり方で遂行するために、ヴァギナの内部には不思議な環境が必要なのである。必要なのはヘビや鋭い歯ではない。ヴァギナが用意しているのは、湿った流動的な環境なのである。

粘液の喜び

ヴァギナの主要な道具は粘液である。保護分泌液と定義される粘液は、ヴァギナの内部が外部からやってくるものに対して自分の完全性を維持するための手段となっている。常にじみでているこの液体がなければ、ヴァギナは効果的に機能を果たすことができない。性行為の最中に潤滑剤として働くだけではなく、病原体に対しては障壁となり、必要な有機体が増えるのを助ける。しかし、そうした必要不可欠なものなのに、粘液は悪く言われることが多い。ぬらぬら、どろどろ、ねばねばと穴や割れ目から出てくるもの、鼻から出ると「洟汁」と言われるが、ヴァギナから出てくるものは卑しめて「下《お》り物《もの》」と呼ばれる。ヴァギナからの分泌物は汚いものとみなされ、そのような言葉で呼ばれることが多い。湿って濡れてよく潤った生殖器に嫌悪を感じ、不潔で避けるべきだと考える人もいる。

アフリカ中央部から南部にかけてのいくつかの国では、乾いたヴァギナが男性の目から見て理想形とされている。女性はこの奇妙な願望に応えるために塩と薬草から作った薬を使う。ジンバブエでの調査では、八五パーセントを超える女性が、少なくとも一度はこの調合薬を使用したことがあるとわかった。しかし、男が求める乾いたセックスをすれば、ヴァギナの内壁が切れたり割れたりするのは避けられず、女性は感染の危険にさらされる。まえにも述べたように、ヴァギナの内壁に傷や損傷があるとＨＩＶのようなウィルスが感染しやすくなるのである。ジンバブエのＨＩＶ感染率は驚くほど高いが、潤いのないセックスの流行も理由の一つだということに疑問の余地はない。

もう一つ非常に不安なことがある。ヴァギナに入れる避妊薬のすべてとは言わないまでも多くは、ノノキシノール９（殺精子剤）などの化学成分を含み、ヴァギナの粘膜に損傷を与えるので感染が起こりやすくなる。ノノキシノール９は避妊ゼリーのような避妊薬の主成分なのである。ペッサリーといっしょに使用されると、ノノキシノール9は子宮頸にじかに接触することになるが、子宮頸の粘膜は非常に薄く（細胞一個の厚さしかない）、ヴァギナよりずっと損傷を受けやすい。ずっと厚くて丈夫で弾力のあるヴァギナの内壁（ヴァギナ内壁は扁平上皮細胞一六個から三〇個の厚さがある）でも損傷を受けるのだとしたら、子宮頸はどれほどの損傷を受けることになるだろう。わたし自身の経験からは、ノノキシノール9が主成分の避妊ゼリーとペッサリーを合わせて使った場合、子宮頸に擦り傷ができて繰り返し出血した。避妊ゼリーがじかに子宮頸に接触するような使い方をやめたら、擦り傷が治り、出血が止まった。

粘液の源泉は一つだけではない。さまざまな源から湧きでて流れ、合わさって分泌物のカクテルを作りだしている。外部生殖器からも内部生殖器からも出ている。たとえば、膣口五時と七時の位置にあるバルトリン腺や、近くの膣前庭小腺、性的興奮状態になると、女性の前立腺（スキーン腺あるいは尿道腺と呼ばれることもある）やヴァギナ内壁からも液体が出る。子宮頸から周期的に流れでる粘液は、子宮や卵管からの液体と合流する。膣粘液の大部分を占めるのがこの液体である。小陰唇の滑らかな皮膚にある汗腺や皮脂腺からの分泌物もそこに混じり、新たに発見された陰唇のあいだにある腺から出た液体も混じっている。この新しい腺についてわかっていることはほとんどない。こうしたすべてが混ぜ合わされて、強力で活力のある液体ができている。

ヴァギナ粘液の正確な構成や性質がわからないのは、この部分についてほとんど研究が行なわれていないことにも原因がある。しかし、その粘液のなかには多数の微小な有機体が含まれている。糖、蛋白質、あらゆる種類の酸、アルコール、細菌、抗体などである。そのほか正体のわからないものも含めてたくさんの分子がヴァギナに流れこみ、粘液様の環境を維持している。この豊富な液体は女性の月経周期、性的興奮状態、肉体的精神的な状態、摂取した食べ物にも応じて常に流動している。いろいろな意味で、ヴァギナ粘液は女性自身とその生活状態のバロメーターなのである。

粘液のある環境にとって重要なことは、この温かく湿った環境が病原体の繁殖地とならないように防御することである。実際、女性の生殖器には独自の免疫システムがあるとも言われている。粘液は潤滑油としてヴァギナの組織を守るだけではなく、ほかの方法でも体を保護している。下に向かう流れが物理的な障壁となって、微小な有機体がヴァギナ内の細胞壁にとりつくのを妨げている。また間接的には、細菌に偽の受容体や目標を与えてそれと結びつかせて感染を防御している。

粘液には一流の防御チームもいる。この警備隊には、細菌の細胞壁を溶かすリゾチームや、ある種の微小有機体の成長に必要な鉄を集めるラクトフェリン、ウィルスを無害化するいくつもの抗体、抗菌性のペプチド、精子をはじめあらゆる侵入者を飲み込む食細胞などが含まれる。子宮頸で作られる分泌型抗体である免疫グロブリンＡ（ＩｇＡ）は侵入者を殺す牧羊犬のような働きをする。細菌を追いこんで一塊にまとめ、食細胞が攻撃する準備を整える。子宮頸から出る液体に含まれるもう一つのものは、分泌型白血球分解酵素抑制蛋白質で、傷を治すために重要な役目を持つ。炎症を抑え、真菌、細菌、ウィルスに対抗する働きがある。

酸っぱいヴァギナ

ヴァギナのペーハー（pH）が生まれてくる子どもの性別を決めるのに重要だと考えられていたのは何世紀もまえのことだ。酸性（ペーハーが低い）だと男の子で、アルカリ性（ペーハーが高い）だと女の子だと言われた。これはまだ証明されていない古い科学理論である。しかし、ヴァギナのペーハーは女性にとって非常に重要だ。ただ、ヴァギナの健康にとって重要なのである。ペーハーを保つことで病原体を寄せつけないようにできる。閉経前の健康な女性では、ヴァギナのペーハーは低く、四・〇近辺に保たれていなくてはならない。つまり、酸っぱいのはいいが、レモンほど（ペーハー二・〇）酸っぱくてはだめということだ。上質の赤ワイン程度の酸味と言ったほうがいいかもしれない。これが重要なのは、ヴァギナ粘液中の微小有機体の健康なバランスを保つのにペーハーが鍵となるからだ。アルカリ度が高くなるとある種の微小有機体が増えすぎて病気を引き起こすもとになりかねない。ペーハーが低いのは子宮頸にも好影響をもたらす。薄くて傷つきやすい子宮頸の細胞を保護するからである。

このペーハーを保つ番人は、自然状態でヴァギナに存在する乳酸桿菌という種類の細菌である。細菌は悪く言われることが多いから、これが番人だと言うと驚く人もいるかもしれない。実際、一九世紀末に初めて発見された当時、ヴァギナにいるたくさんの細菌は病気を引き起こす原因となる不潔なものとみなされた。しかし、ヴァギナにあるものかどうかは別にして、細菌は悪者にされすぎている。ほかのことでもそうだが、重要なのはバランスなのだ。ヴァギナの乳酸桿菌が少なすぎるとペーハー値が上がってアルカリ性になり、微小有機体が増加する（数が増えると病気を引き起こすものもある）。乳酸桿菌を最も健康的なレベルに保ついちばんいい方法は、健康的な生活をすることだけである。残りの仕事はヴァギナがやってくれる。いわゆる膣洗浄や脱臭剤などに入っている人工的な化学薬品をヴァギナにふりかけるのはけっしてお勧めできない。ヴァギナの自然に備わった防御力を奪ってしまうからだ。

精子ボディガードと追いだし係

女性の生殖器に入った精子がどうなるかを見れば、ヴァギナ環境の重要性がよく理解できる。望まない精子や余分な精子を取り除くには、ヴァギナはどうしても酸性でなくてはならない。人間の精子にとって、ヴァギナはこの上なく敵対的で致命的なもので、精子がこの酸性の環境でいつまでも生きていることはできない（最大限二〇分）。一回の射精に含まれる六〇〇〇万個以上の精子のうち、ほとんどはヴァギナで死んでしまう。精液は酸性環境で精子を保護する働きを持つが、その効果はかぎられている。ヴァギナに精液が射出されると、ペーハーは五・五から七・〇まで上がる。しかし、精子に優しいこの変化は一時的なものでしかない。少なくとも二時間以内には、乳酸桿菌の一隊がヴァギナのペーハーを女性に有利な値に戻してしまう。

いったんヴァギナに入った精子で、酸性の環境に殺されたり、食細胞に飲みこまれたり、体外に排出されたりしなかったものには、また新たな試練が待っている。子宮頸の粘液である。主に子宮頸の上部にある腺で作られた子宮頸管粘液は濃い粘液となって栓をするように子宮頸を塞いでいる。そこからヴァギナに向かって粘液が絶え間なく流れでている。その量は一日に約二〇〜六〇ミリグラムである。この粘液が生殖に果たす役割は、生物学的な障壁、精子追いだし係なのである。

この粘液を前にして、精子は困難に陥る。通り抜けることも、回りこむことも、乗り越えることも、潜り抜けることもできそうにない。この大きな障害を乗り越えることができず、精子はヴァギナの外へと排出される。しかし、この筋書きには一つ難点がある。子宮頸管粘液は移り気で、いつもいつも追いだし係として働くわけではない。月のうち数日間は劇的に変身して正反対の役割を果たす。

毎月たった数日だが、子宮頸管粘液は生殖のために精子の大きな味方になる。一般的には排卵の二、三日前から二四時間後までの期間である。ヴァギナ内のほかの要素は精子を排除しようと殺到するのに、子宮頸管粘液はボディガードとなって精子を包みこむ。追いだし係の粘液とボディガードの粘液との違いは、ほかの面にもはっきり表われている。濃度と光沢と色の変化は驚くほどだ。弾力性の小さい（二・五センチほどしかのびない）乳白色の膠《にかわ》のようなかたまりが、どこまでものびそうな透明で光沢のある滑らかな物質（卵の白身のようだと言う人もいる）に変化する。長さ七センチから一〇センチにのびる粘液も珍しいことではない。

このように長く糸を引くのが月経周期中間の頸管分泌物の特徴で、その性質を表わすのに「牽糸性（spinnbarkeit）」という言葉まで生まれたほどである。科学者が指摘するもう一つの特徴は、この粘液は乾いたときにシダの葉の模様を残すということだ。これは含まれる塩分の濃度が高いせいである。月経周期を監視しようとする女性が気をつけなくてはならないのは、粘液が卵白のようになり、糸を引くようになれば排卵が近いということだ。もう一つは粘液の量が増えることである。月経周期中間では、そのほかの期間の一〇倍、日に六〇〇ミリグラムもの粘液が分泌される。排卵のまえに粘液量が増加し、それに伴って子宮頸内部にも変化が起きる。排卵の二四時間から四八時間前に子宮口が直径四ミリほどに口を開ける。受胎の可能性を高めるための動きだと考えられている。

ボディガードの粘液は、精子をとりかこんで子宮頸を通してやるのと同時に、安全なアルカリ性の環境も作りだしていることがわかった。運よく子宮頸管粘液のそばに放りだされた精子は、粘液の管のなかに吸いこまれるように見える。そして精子が粘液にくるまれると、生殖器が収縮して粘液ごと子宮頸と子宮に引き寄せると考えられている。子宮頸管粘液はかなり長いあいだ精子を生かしておくことができるようだ。子宮頸管内の精子を調べたところ、五日から八日後にも運動能力を保持している精子がみつかっている（子宮からの粘液も役割を果たしているらしい）。

粘液の変化は分泌されるホルモン量の変化によって引き起こされると考えられている。排卵のまえにエストロゲンが増加すると、粘液は長い繊維が平行に並ぶ構造になり、あいだに溝ができて精子はそこを通って運ばれる。しかし、排卵のあとにプロゲステロンが増加すると、この整然とした構造が壊れ、繊維は絡み合ったかたまりとなって精子を通さなくなる。

月経周期中間の粘液は生殖にもう一つ重要な役割を果たす。選別するという役割である。選別がどのように行なわれるかは細かい構造を見ればわかる。平行する粘液の繊維同士を分ける溝は非常に細い。〇・五から〇・八マイクロメートルで精子の頭よりも幅が狭いので、ここを通って動くには体をねじこむようにしなくてはならない。実際、人間の粘液を使っての実験では粘液が精子のまわりで膨らんでのびるのがわかった。精子を子宮頸管粘液にそれほど密接に接触させる必要性について、正確なことはまだわかっていない。

ただ、おもしろい仮説がある。受精の準備として、精子の表面から精液の成分をこそげ落とす必要があるのではないかというのである。もう一つの仮説は認知にかかわるもので、粘液をフィルターとして、形の正常な精子と異常な精子を選別しているのではないかというのだ。しかし、認知は形態だけにとどまらず、補完性のある遺伝子を選別することも、この子宮頸管粘液がやっているのかもしれない。粘液も含めた女性の生殖器全体がどのように「正しい精子」を選んでいるのかについて、科学の知識はまだ出発点に立ったばかりである。

読むヴァギナ

ペニスのサイズは、すべてとは言わないまでも多くの男性の関心事である。しかし、生殖器のサイズへの男性のこだわりはペニスだけにかぎられてはいないようだ。世界中で、ヴァギナ内径のサイズを測り、分類する欲求に抗しきれなかった男たちが、びっくりするようなおもしろい結果を発表している。西洋では、分類した女性生殖器にすばらしい医学的名称をつけた。「ショーのひだ」、「ダグラスの袋」、「ひだのある管」、「慎みのうろ」、「サッピーののびる袋」など。こうした名前は、もちろん、男性によってつけられた。こうした名前は現在では滑稽に見えるし、ほとんどは使われなくなっている。

西洋以外の、アラブ、インド、日本、中国の社会では、ヴァギナの内部について美しく描写され、創意に富む情報が存在する。たとえば、アラブの性愛指南書、マホメッド・エル・ネフザウィによる『匂える園』は、ヴァギナの変化形三八種とペニス三五種を詳しく説明している。たとえば、エル・アリデ「大きいもの」は太く肉厚のヴァギナで、エル・ハッラブ「はかないもの」は小さく狭く短いヴァギナ、エル・マカウール「底なし」は他のものより長く、深いヴァギナである。大きなヴァギナの持ち主は、性的に興奮し、完全に満足するためには特別なパートナーか特別な体位を必要とすると『匂える園』では指摘されている。

古い日本の文化では、真言立川流の秘密の経典に、ヴァギナのサイズを地、水、火、気、天の五要素に対応させて分類した記録がある。地のヴァギナはペニスを包みこむ。水のヴァギナは最も潤いがあり、入り口は狭く中が広い。天のヴァギナは最も美しく、龍の玉という名もあり、幸運にもこのヴァギナに入ることができた者は恍惚の叫びをあげるという。

インドの有名な性愛教典『カーマ・スートラ』には、男女の生殖器がとくに詳しくとりあげられている。古代インドの性愛科学を記述したこの本は、男女をセックスの特徴に応じて組み合わせている。男女は、生殖器のサイズ、情熱、性欲の大きさ、性的欲動の状態（時間的要素）によって分類される。男性によって書かれた女性生殖器の分類は四階層、三質、三種に分かれる。この一〇分類それぞれに当てはまるヴァギナの特徴が記述され、その特徴に応じた男女の性的適合性が助言されている。ヴァギナの深さによる分類は次のようになっている。

1「カモシカ」あるいは「シカ」の女性のヴァギナは、指六本分の深さで月のように冷たく、蓮の花のような心地よい香りがする。

2「ウマ」の女性のヴァギナは指九本分の深さで、黄色い愛液が流れだし、ゴマの香りがする。

3「ゾウ」の女性のヴァギナは指一二本分の深さで、麝香の香りの豊かな愛液がある。

ヴァギナを描写したり分類したりする方法はほかにもたくさんある。タントラ教の教典はヴァギナを六つに区分して、それぞれが別の女神に支配されているとした。その女神とは、カーリー、タラ、チンナマスタ、マタンギ、ラクシュミ、ソダシである。一方、いくつかの東洋の文献にはヴァギナの特徴が次のように記述されている。「第一に、それはゾウの鼻の先端に似ている。第二に、貝のようにねじれている。第三に、なにか柔らかいもので閉ざされている。第四に、蓮の花のように開いたり閉じたりする」

ヴァギナを読みとりたいと思ったら、中国の古い技術である反射術を利用する手もある。この観点から見ると、ヴァギナの下三分の一と開口部（膣口）は腎臓に対応し、中央の三分の一は肝臓、上三分の一は脾臓と膵臓に対応する。子宮頸は心臓と肺である。この見方は同時に、生殖器のすべての部分を刺激することの重要性も強調している。女性がほんとうに満足し、セックスから活力を得るためには、腎臓から心臓や肺までのすべての部分を、浅く深く、隅から隅まで刺激しなくてはならないのだという。いい感じではないか。

ヴァギナを測る

ヴァギナの内部を知り、分類するために何世紀にもわたって使われてきたさまざまなシステムを眺めると、ヴァギナの計測を専門とする職業がなかったというのが信じられないほどだ。道教の教典『素女妙論』のような中国の性愛指南書では、ヴァギナを八種類に分けてある。内部の長さによって分けられ、一段階ごとに二・五センチ長くなっている。しかし、琴の弦などというのは驚くほど短いように思えるのだが、北極になるとかなり長い。八つの谷間は短い順に以下のとおりである。

1　琴の弦　○〜二・五センチ
2　菱　五センチ
3　平和な谷間あるいは小さな流れ　七・五センチ
4　黒真珠あるいは謎の真珠　一〇センチ
5　谷間の種あるいは谷間の祈り　一二・五センチ
6　喜びの宮殿あるいは深い寝室　一五センチ
7　奥の扉あるいは繁栄の門　一七・五センチ
8　北極　二〇センチ

中国の性愛指南書は外陰部の位置も分類している。上（前面に近く位置している）、中、下（会陰部の下のほう）と三種類に分かれる。

ところで、ヴァギナの平均的な長さはどれくらいだろう。右のサイズ表で言われていない重要なことは、ヴァギナの内部はこんなふうに一つの長さで測ることはできないということである。ヴァギナの前面（腹側）は、後面（直腸側）よりも短い。それは、ヴァギナの最上部にある子宮頸がヴァギナの内部に突きだしているからだ。ヴァギナの前壁と子宮頸にはさまれた空間を前膣円蓋、後壁と子宮頸にはさまれた空間を後膣円蓋といい、弓形の空間が二つならんでいる。

では、膣口から円蓋と子宮頸までの平均的な長さは？　最近の数字では、ヴァギナの平均的な長さは（性的に興奮していない状態で）七〜一二・五センチのあいだで、後部が前部より一・五〜三・五センチ長いとされている。ペニスのサイズが一人一人大きく違っているのと同じように、ヴァギナの長さも人によって違う。標準と言えるものはない。そして、性的に興奮して勃起したペニスの長さが長くなるように、ヴァギナも同じ状態になる。

驚くほどの形態の変化

サイズは個々に違うと言ったが、ヴァギナの構造も変化する。ヴァギナの特徴はなんと言っても柔軟性にあり、その柔軟性は、ヴァギナが繊維性筋性の管であることからきている。戦略的に配置された筋肉がヴァギナを縦横に取り巻いている。そのためヴァギナは、収縮することもできるし、広がったり、内圧を変化させたりすることもできる。実際、神経が豊富に分布し、敏感な筋肉を持つことは出産という奇跡によって見事に証明される。出産のときに、ヴァギナは少なくとも一〇倍に広がる。それと同時に子宮頸も広がらなくてはならない。そのために、出産前になると子宮頸の組織は柔らかくなり、出産後には、その経験が目に見える形で残る。ヴァギナからの出産を経験していない女性では、子宮口が非常に小さく、子宮頸の中央にある小さな凹みのように見える。出産のあとは、この凹みが微笑んだ口元のような、またはウィンクした目元のような、上向きの曲線になる。微笑んだ子宮頸は、ヴァギナを通して出産したことのある女性のしるしなのである。

ヴァギナのすばらしい柔軟性は、性的興奮状態と性交のときにも明らかになる。この事実は三〇〇年以上もまえに西洋の科学者によって認められていた。レニエ・ド・グラーフはヴァギナの長さを「指六、七、八、九本分の長さ」と述べているが、その一方で、先駆的な著作である『女性の生殖器官について』のなかでは、「性交のあいだ、ヴァギナはペニス全体に密着し、ペニスの凸部とヴァギナの凹部がぴったりと合うように変化する……出産のあいだは、また別の形に適応する……」と書いた。また、「性交の最中は多かれ少なかれ女性の興奮の程度に応じて短くなったり長くなったり、収縮したり拡張したりする」と書いて、ド・グラーフは先見の明を見せた。そして、「ヴァギナについて」の章では、次のように熱狂的に語っている。

女性のヴァギナは実際非常に巧妙にできていて、どんなペニスにも適応できる。短いペニスにはまえに出て、長いときには後退し、太いものには拡張し、細い場合には収縮する。どんなペニスにも対応できる。だから自分のナイフにぴったりの鞘を探し求める必要はない……だからどんな男性でもどんな女性ともうまくやれるし、どんな女性でもどんな男性ともうまくやれる。ほかの点で一致すればのことだが。

女性の生殖器が形態変化する高い能力を持っていることは、ほかの多くの種でヴァギナの筋肉をどのように使っているかを見ればよく理解できる。たとえば前に紹介したブチハイエナは、強力な骨盤の筋肉を利用して、長いクリトリスを引っこめてヴァギナを作る。多くの昆虫種では、強力なヴァギナ（嚢）の筋肉を使って望まない相手との交尾を防ぐ。ミツバチのヴァギナの筋肉はオスの射精を引き起こすと考えられているし、カメムシの一種（Hebrus pusillus）のオスは、メスの生殖器の筋肉が精子を搾りとる強い力に頼らなくてはならない。また、昆虫の種では、精子を貯蔵か廃棄か受精する場所に導くにも生殖器の筋肉が役割を果たしている。

ヴァギナの筋肉にできること

ヴァギナの筋肉の強さは目を見張るほどになることもある。今日ではヴァギナの筋肉コントロールがはっきり見られるのは性産業においてである。タバコを吸う、ピンポンの球を発射する、メモを書く、瓶の蓋を開けたりまでします。しかし、こうした芸当で女性が金を稼ぎ、男性が興奮したとしても、ヴァギナの筋肉が強く作られているのは瓶や球やタバコのためではない。

東洋の昔の教えには、もっと肉感的で男女両方の快楽を追求するための役割が語られているものがある。タミル語でPompoirあるいはサンスクリット語でbhaga asanaと言われるのは、ヴァギナの筋肉だけの力でペニスをガッチリとつかみ、勃起を長引かせることだ。動くのはヴァギナの筋肉だけなので、男性にとっては受動性のいい練習になる。骨盤底の筋肉をこのように利用することは、男女両性の性的快楽を強化する方法として何世紀もまえから推奨されてきた。女性が一人で性的快楽を得る方法としても利用されてきた。インドのベラガートにあるカメシュヴァリという女神の有名な像は、そのポーズをとっているところだと考えられている。

一六世紀インドの性愛指南書『アナンガ・ランガ』を書いたカールヤナマルラという女性は、骨盤底の筋肉を自在に操って性的な快楽を追求でき、「握り締め」とか「締めつけ」という意味のアラビア語kabbazahという別名があった。一八八五年にリチャード・バートンが翻訳した『アナンガ・ランガ』には、「締めつけ」について次のように書かれている。

これは女性が最も追い求める技術である。女性はヨニ（ヴァギナ）を閉じ、収縮させて、指でつかんでいるのと同じようにリンガ（ペニス）をつかみ、自在に開いたり閉じたりして、乳搾り女の手のように動かす。これを身につけるには長い修練が必要で、望みの場所に意志を送りこまなくてはならない。そうなれば夫はその女性を大切にし、世界で最も美しい女王とさえも取り替えようとは思わないだろう。

イスラム教の預言者モハメッドでさえ、次のように言ったと伝えられる。「アラーは性交を心地よく魅力あるものとして作りだされたのだから、あらゆる神経と筋肉を使って、セックスを楽しまなければならない」

ヴァギナを収縮させる能力は歴史や文学に描写されてきた。古代ギリシャのヘタイラと呼ばれた有名な高級娼婦たちは、粘土でできたペニスをヴァギナの筋肉で割ることができたと伝えられている。これは、ヘタイラとなるための筋肉の強さと技術のテストだったのだ。フランス王アンリ二世の愛人で、王より二〇歳も年上だったディアーヌ・ド・ポワティエ（一四九九～一五六六年）にもこうした能力があったと言われている。フランスの作家ギュスターヴ・フローベールはエジプトのエスネーの町で出会った娼婦のことを熱狂的に語っている。「ペニスを締めつけるヴァギナはまるでベルベットのようだった——猛烈に感じた」。上海の娼婦シリホンはヴァギナの筋肉を自在に操れることで評判だった。ヴァギナの筋肉を収縮・弛緩させるだけでペニスを出し入れでき、その動きは吸いこまれるような感覚を与えた。イギリスが一九三六年に王を失ったのは、ウォリス・シンプソンの

「上海締め」も一因だったと言われている。エドワード八世は離婚歴のあるシンプソン夫人とどうしても結婚したくて王の地位を捨てた。シンプソン夫人は「マッチ棒をハバナ葉巻のように思わせる」能力の持ち主だったという。

ヴァギナの訓練と性の技術

ヴァギナの筋肉を駆使するエロチックな技術は今日でも見ることができる。ただ、それができるのはヴァギナの筋肉を訓練しようと決意した女性だけだ。インドでは、ヴァギナの訓練はサハジョリと呼ばれ、一部の女性は、小さいうちは母親から、のちにはタントラ教のグルから教えられる。サハジョリはインド寺院の踊り子デヴァダシスの訓練にも含まれている。タントラ・ヨガの信者も実践しているこのようなヴァギナの訓練は、性的快感を高めるように考えられている。

ポリネシアのマルケサス諸島の社会では、筋肉を自在に動かせるのがよいヴァギナの条件とされている。締めつける力はナミナミと言われ、セックスのあいだに繰り返し締めつける力を持つ女性は、当然尊敬される。さらに、性交のときの特別な骨盤の動きも重視されている。その動きは性交の快感を得るのに大きな働きをすると言われている。マルケサスの言葉では、この骨盤の動きをタムレと言う。性交のように腰を動かすタヒチダンスの名前からきている。

骨盤をこのように動かす能力は女性だけのものではない。マルケサスでは男性もこの動きができるとされていて、たいていの場合、両方がオーガズムに達することができるのはそのせいだと思われる。マルケサスの女性は、同時かどうかは別にしても、簡単にオーガズムに達することができるようだ。ヴァギナの筋肉コントロール（それと男性の参加）が重要なのはもちろんだが、性教育も大きな要因である。思春期になると、子どもたちは性教育を受ける。女の子は祖母や祖母の年代の女性から、男の子は年上の女性から。教育は、体位、愛撫の技術、一般的な衛生法などである。しかし悲しいことに、こうした教育は衰退してきているようだ。

性の心臓

ヴァギナの強さや器用さの可能性を考えると、その筋肉が複雑だと聞かされても不思議はない。交差し、とりかこみ、引き寄せ、つかみ、押したり引いたりしながら、この筋肉のネットワークは、尿道、ヴァギナ、子宮、直腸といった骨盤内の器官を正しい位置に保ち、その機能を果たしている。筋肉はヴァギナ壁をとりかこみ、なかに入りこんで、ヴァギナを骨盤内構造に結びつけている。現在、ヴァギナ全体をとりかこんでいる筋肉として知られているのは三つのグループである（図5－3と表5－1参照）。その筋肉は、下から順に会陰体（ヴァギナ底部と直腸のあいだにある小さな筋肉のかたまり）、尿生殖隔膜

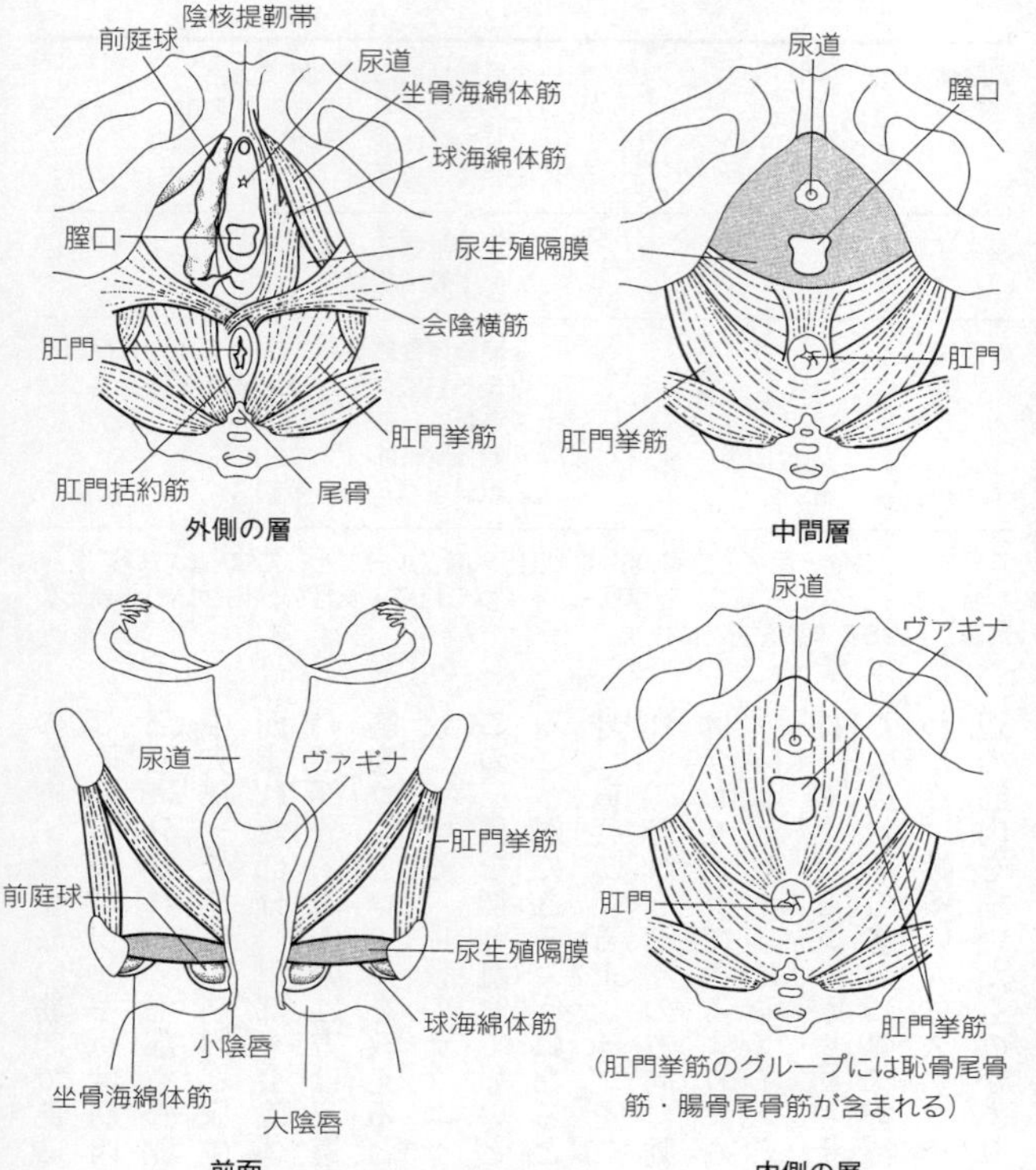

▼5-3　ヴァギナの筋肉は複雑で強力ですばらしい。三つのグループに分かれている。失くさずに利用しよう。

表 5-1　ヴァギナの筋肉組織

会陰体	・肛門括約筋（「城の門番」） ・浅会陰横筋（横方向の支持） ・球海綿体筋 ・坐骨海綿体筋（クリトリス筋）
尿生殖隔膜	・深会陰横筋（横方向の支持） ・尿道膣括約筋
骨盤底	・恥骨尾骨筋（ＰＣ筋）、恥骨から尾骨に走る筋肉。一部は恥骨直腸筋と名づけられている ・腸骨尾骨筋（ＩＣ筋） ・尾骨筋

ＰＣ筋とＩＣ筋と尿道と直腸の筋肉は肛門挙筋グループとして知られている。

ジョゼフィン・ローンズ・セヴリー、『イヴの秘密　女性の性についての新しい理論』（1987 年）をもとに作成。


の筋肉、骨盤底の筋肉である。

その結果、ヴァギナは筋肉によって三つの部分に分かれる。上部：骨盤底より上の部分。中央部：骨盤底の筋肉と尿生殖隔膜の筋肉に囲まれた部分。下部：会陰体の筋肉と結びついた部分。この分け方は、道教でヴァギナの筋肉コントロールを教えるときの分け方と一致している。道教のテクニックを身につけて、この三種を切り離して思いどおりに収縮させることができるようになると、小さな金属球（直径二・五センチ）を二つヴァギナに入れて、それを別々の方向に動かしたり、ぶつけ合わせたりできるようになる。

レオナルド・ダ・ヴィンチのスケッチからは、ダ・ヴィンチがヴァギナ下部の筋肉、とくに会陰部の筋肉に興味を持っていたことがわかる。数多い人体スケッチのなかに肛門周辺の筋肉を描いたものがあり、花びらのような外見が中心となっている。彼はこのあたりの筋肉を「城の門番」と呼んでいたと言われている。その会陰体の筋肉には、ヴァギナを横方向に支持する筋肉や、肛門を収縮させる筋肉、クリトリスの体部と脚部を覆う筋肉、前庭球を覆う筋肉などがある。この前庭球を覆う筋肉は膣口も取り巻いていて、これが収縮するとヴァギナの下部が収縮し、とくに、膣口を収縮させる。これは現在球海綿体筋と呼ばれているが、陰門収縮筋と呼ばれていた。クリトリスの筋肉（坐骨海綿体筋）も性的興奮状態で変化し、クリトリスが勃起するにつれて収縮する。この動きによってクリトリスはヴァギナの近くに引き寄せられ、頂部は持ち上がり、包皮の下で反りかえる。会陰体の上には尿生殖隔膜の筋肉がある。これもヴァギナを横方向に支え、尿道を収縮させる。

骨盤底あるいは骨盤隔膜と呼ばれる部分の筋肉は最も関心を持たれてきた。出産後、性感を高めるためあるいは失禁の問題に対処するために運動するよう推奨されてきたのがこの筋肉である。骨盤底は、骨盤内器官の中央部をぴったりと包む筋肉の網のようになっている。横から見ると漏斗状の構造になっているのがわかる。骨盤底の筋肉で最もよく知られているのが恥骨尾骨筋で、頭文字をとってＰＣ筋と呼ばれる。恥骨から始まり、尾骨で終わっているのでこの名がある。動物では、尻尾を動かすのに使われるのがこの筋肉だ。ほかの筋肉と一緒になって骨盤内の器官（女性では尿道、ヴァギナ、直腸）を支え、咳やくしゃみや筋肉の動きなどで腹腔内の圧力が高まったときに尿が漏れるのを抑制する。妊娠中は、骨盤底の筋肉で子宮と胎児の重さも支えなくてはならない。

PC筋はこのグループで中心となる筋肉だが、一つだけで働くわけではない。まわりにある筋肉と見事に協力して働く。生殖器の筋肉はみんな力を合わせてヴァギナの優しくあるいは強く握り締める動きを作りだすのである。その動きはたとえばこんな風になる。PC筋が収縮すると、骨盤底筋肉のほかの部分、密接に結びついた恥骨直腸筋も収縮する。すると、ヴァギナの下三分の二がせばまり、長くのびてまっすぐになる。こうなると、子宮頸のまわりの円蓋も含めたヴァギナの上部が広がり膨らんで、下に向かう圧力が生まれる。膣口の近くにある球海綿体筋も収縮する。この筋肉は膣口のまわりを取り巻いているので、ヴァギナ下部の圧力は中部の圧力より高く、中部の圧力は上部より高い。全体として見ると、三つの部分が収縮したり拡張したりしていて、ヴァギナが性の心臓と言い表わされてきたわけがわかる。

会陰計測器

しかし残念なことに、何十年もあまり動かない生活を続け、しゃがむ代わりに手近な椅子やソファにだらしなくすわっているうちに、骨盤底の筋肉が緩んでしまう。こうなるのは女性ばかりではなく男性もそうだし、また出産後の女性ばかりではない。ほかの筋肉と同じで、使わなければなくなってしまうのだ。規則的に運動すれば上腕二頭筋や胸筋が強くなりくっきりと浮きでるように、骨盤底の筋肉も同じことができる。そうした訓練の結果、見事な筋肉コントロールができるようになる。

この訓練は健康にもいい。骨盤底の筋肉を強くしてコントロールできるようになれば、尿や便の抑制もうまくできるようになる。性感も強化される。実際、ヴァギナの筋肉が強ければ、単に筋肉を収縮・弛緩させるだけでオーガズムを得られる女性も多い。男性では、骨盤の筋肉を強くするだけで、勃起障害が治ることもある。女性の骨盤筋肉の強さは二～三マイクロボルトから二〇～三〇マイクロボルトまでと幅があるという研究結果がある。平均すると、収縮の強さは九～一〇マイクロボルトである。平均から下に行けば行くほど、失禁の可能性が高くなり、平均を上回れば、筋肉の強さに応じて複数回のオーガズムを得られる可能性が高くなる。

ただし、筋肉のトレーニングに関して注意したほうがいいことがある。とくに、ほとんどの女性は自分の筋肉が動いているのを見ることができないのだから。女性によく推奨されるのがキーゲル訓練法だ。しかし、一九五一年にカリフォルニアの産婦人科医であるアーノルド・キーゲル医学博士が考案した独特の骨盤底訓練は、今日よく推奨される訓練とはまったく違っている。キーゲルのもともとの運動には、圧縮できる装置をヴァギナに挿入することが含まれていた。骨盤底の筋肉を収縮させると装置の体積が減少し、それが外から操作できる計測器に表示される。これがキーゲルの会陰計測器である。骨盤の筋肉への意識を高め、筋肉が強くなっていくことを評価して喜べるようにするには、働きかけるときの抵抗力を与え、内部で起きていることをなんらかの形でフィードバックする必要があるとキーゲルは主張した。キーゲルは、彼の計測器の効果を証明するためにヴァギナの石膏型までとった。キーゲルの会陰計測器は世界最初のバイオフィードバック装置と言われた。

今日では電子的なバイオフィードバック装置や専門の物理療法士が、特別に筋肉の弱い人を助けてくれる。やはり、効果が表示できる抵抗のある装置が推奨されている。さもなければ、パートナーのペニスで確かめてもいい。しかし、キーゲルという名がついてはいても、何もなしで単に筋肉を収縮させるだけの運動だとそれほど効果はない。それに進歩しているのかどうかもわからない。違うグループの筋肉まで収縮したり、正しい筋肉グループが収縮することはするが弛緩させられなかったりすることが多く、骨盤の緊張が続いて痛みが起きたりしかねない。

興奮したらどうなるのか

ヴァギナの筋肉を収縮させることは性的快感にどうしても必要である。この動きで、循環する血液の道筋を変え、素早くヴァギナを取り巻く毛細管に引きこむことができる。血液の流量が増えると、ヴァギナの壁が血液で膨れあがる。これをヴァギナ壁のうっ血という。うっ血すると即座に現われる効果が二つある。ヴァギナ壁が潤い、長くなる。まず、潤いだが、ヴァギナが濡れることと性的興奮はずっと以前から結びつけられていた。小陰唇は一世紀の頃からギリシャの水の女神ニンフの名で呼ばれていたし、古代ギリシャの喜劇では、女性の役を演じる男優は、性的興奮を表わすのに、水の入った袋を身につけた。日本では、性交を表わすのに、「濡れる」という言葉を使うことがある。

ところが、こうした歴史があり、そのうえ、一六七二年にはレニエ・ド・グラーフが正確な描写をしているにもかかわらず、性的興奮状態にあるヴァギナの壁が液体をにじみださせるという事実が広く受け入れられるようになったのは、三〇〇年以上もたってからのことだった。見方が変わりはじめたのは、一九五九年にウィリアム・マスターズが「女性の性反応：ヴァギナの潤滑」という独創的な論文を書いたときである。マスターズは、肉体的あるいは精神的な活動によって性的興奮が起きると、ヴァギナの壁の表面に「汗をかく」反応が起きると書いた。

膣のひだ一面に潤滑性の物質のしずくが点々と現われる。一つ一つのしずくは、見たところ額に現われる汗の粒に似ている。性的な緊張が高まるにつれ、しずくは寄り集まって、滑らかで光沢のある膜となってヴァギナ壁を覆う。この汗をかくような反応は、女性の性反応周期の早い段階で完成し、ヴァギナが潤い滑らかになる。

ヴァギナ壁が潤滑化する反応は信じられないほど素早く起きる。潤滑液は性的興奮が知覚されてから一〇秒から三〇秒のあいだに現われるが、興奮がなくなったときに消えるのも早い。この潤滑液は、ヴァギナ壁が充血する結果作られるということがわかっている。しかし、潤滑液を出させるのは性的興奮だけではない。骨盤の筋肉の動きが伴う運動にも、同じ効果がある。わたしは、土曜日の朝、起きてすぐジムで運動すると必ずヴァギナが潤うという体験をしている。性的に興奮していないのは確かなのに、肉体的に興奮し、汗をかいて濡れると、ヴァギナも濡れるのである。

性的に興奮したときや性交のときに女性のヴァギナ壁がのびることは、最近になってようやく完全に（つまり、目で見て）確認された。一九六〇年代にマスターズとヴァージニア・ジョンソンによって行なわれた実験で観察されたのだが、このとき人工のペニスを使ったことで、結果の正当性に疑いがもたれた。一九九〇年代はじめには超音波を使った実験が行なわれ、ここでもヴァギナ壁のサイズがのびたことが観察された。とくに、前壁（腹側）がのびている。しかし、ヴァギナの形態変化が初めてはっきりと映像化されたのは二〇世紀に入って磁気共鳴映像（ＭＲＩ）が利用されるようになってからである。ＭＲＩは人体の内側を軟組織も含めて静的・動的に映しだし、しかも非侵襲的（体を傷つけない）で、ヴァギナのなかに検知・記録装置を入れる必要もないほどだ。現在のところ、性的興奮のヴァギナへの影響を最も正しく示すものだと言える。これまで行なわれた研究はわずかだが、ヴァギナの柔軟さと勃起能力が裏づけられた。一つの実験では、ヴァギナの前壁が通常の七・五センチから、興奮状態では一五センチにまでのびたことが記録されている。後壁ものびていて、一一センチの状態から一三～一五センチになった。参考に例を挙げると、チンパンジーでは、正常状態で一二・六センチが興奮状態では一六・九センチになる。

興奮状態でのヴァギナ組織の変化は、潤いを増し長さがのびるだけではない。尿道を取り巻く勃起性の組織も充血して変化する（男性の尿道を取り巻く勃起性組織の変化と同じ）。女性の尿道は通常三～四センチの長さがあり、膀胱の出口から、クリトリスの下で膣口の上にある体外への出口まで続いている。勃起性の海綿体組織がそこを取り巻き幅は二・五～三・五センチで、膀胱の出口に向かっていくらか厚みを増している。

女性が興奮しているとき、海綿体が膨れているのはヴァギナの前壁を通して感じとれる。これは尿道組織がヴァギナと密接につながっているからだ。尿道の下の端は膣口の上端にあたり、尿道組織の下部はヴァギナ壁の一部に含まれている。実際、尿道とそれを取り巻く海綿体組織と筋肉は、ヴァギナと一体となっていると言ってもいい。

快感が宿る場所

男性の尿道を取り巻く海綿体が圧力の変化（たとえば手やヴァギナの握り締めるような動き）に敏感なように、女性の海綿体組織も敏感である。ヴァギナ壁を介して、あるいは直接接触により、尿道を刺激されることで強い快感をおぼえる女性は多い。尿道の亀頭とカリナ（亀頭の下の端）は信じられないほど敏感で、注意深く愛撫するとこの上ない快感である。浅い前後運動をして男性の亀頭を女性のカリナにこすりつける愛撫は、女性にとってとりわけエロチックな刺激となる。尿道内を刺激して快感を得る女性もいる。ただし、注意が必要だ。ヘアピンのような道具はオーガズムのあいだに手から離れ、膀胱に達して深刻な結果を引き起こすことがある。また、医学記録には、ライフルの弾丸で尿道を刺激していた男性の症例も残っている。弾丸が膀胱に入ってしまったのである。

女性の尿道組織のエロチックな可能性については、女性自身からは、自分のセックスの一部として理解されていたが、こうした感覚が学術的な場で記述されたのはやっと二〇世紀半ばを過ぎてからだった。これを指摘したのはエルンスト・グレーフェンベルク、進歩的で柔軟な考え方のできる婦人科医である。一八八一年生まれのドイツの産婦人科医で、女性の生殖と快楽に関する研究の先駆者だった。彼は、生殖の生理をさまざまな側面から研究した。卵胞の成長による刺激と子宮内膜との関係を初めて記述したのはグラーフェンベルクである（しかし、グラーフ卵胞のグラーフは、レニエ・ド・グラーフの名前である。グラーフも卵胞の成長について研究した）。ヴァギナの分泌物の酸性度が周期的に変化することについて初めて触れたのもグレーフェンベルクで、二九ページの論文を書いて一九一八年に発表した。排卵を確認するテストを初めて開発したのも彼だと言う人もいる。さらに、彼は避妊法研究の先導者でもあり、一九二八年にグラーフェンベルク・リングという子宮内避妊器具（ＩＵＤ）を開発し、のちにはプラスチック製の子宮頸キャップの開発にも加わった。

しかし、女性の尿道とまわりの構造に関して革新をもたらしたのは、晩年になってからだった。一九五〇年、『国際性科学ジャーナル』に革新的な論文を発表した。タイトルは「女性のオーガズムにおける尿道の働き」。そのなかで彼は、この器官を刺激することで女性が得る快感について指摘している。「女性の尿道は男性の尿道に類似し、勃起性の組織がまわりを取り巻き……性的刺激を受けると尿道は大きくなり、触れてすぐわかるようになる。オーガズムの最終段階では大きく膨らむ」。グレーフェンベルクはまた、尿道の「床」がヴァギナ前壁の「天井」になっていて、「ヴァギナ前壁の尿道に沿って性感帯がある。ヴァギナ全体が感じやすくなっているときでも、この特別な区域は、指での刺激にほかの部分よりも反応しやすい」と書いている。

グレーフェンベルクは、ヴァギナ前壁で最も感じやすいのは、内部に三〜四センチ入った部分で、ちょうど尿道が膀胱の出口に達するあたりだということを発見した。これが三〇年後に名前を付けなおされてグレーフェンベルク・スポット、通称Gスポットと呼ばれるようになった部分で、『Gスポットほか、人間のセクシュアリティに関する発見（*The G Spot and Other Discoveries About Human Sexuality*）』というベストセラーのなかでほめたたえられている。

ヴァギナ感覚についての腹の立つ疑問

グレーフェンベルクの論文には論議を呼ぶ部分が二つあった。一つは、女性の尿道が男性の尿道と同じように勃起性の組織にとりかこまれていると指摘したこと。もう一つは、ヴァギナの内部が敏感だと強調したことである。ヴァギナが敏感だという指摘は、当時の考え方に反していた。当時、ヴァギナと尿道は無感覚だと思われていたのだ。今日でもまだ、ヴァギナは無感覚だと主張する人は多い。その間違った主張は、偏見のある偽の科学に基づいている。そもそも、ヴァギナが無感覚だという考えは、女性には性感がないという一八世紀と一九世紀の男尊女卑で偽善的な概念がもとになっている。反対のことを示す証拠が山ほどあるのに、このような見解がまかり通っていた。

残念なことに、二〇世紀になってからも、ヴァギナが無反応で無感覚だという考えになんらかの根拠を与えた研究がいくつかあった。こうした研究は、綿棒テストというとんでもない試験を根拠に、ヴァギナは敏感ではないという結論を出した。綿棒の先をヴァギナの壁に押しつけたからといってたいした感覚を引き起こさないのは確かかもしれないが、乱暴なテストである。セックスは綿棒を押しつけるのとはまったく違う。この研究で証明されたのにもかかわらず無視されたことは、ヴァギナが振動と圧力に敏感だということだった。

尿道とヴァギナが敏感だとグレーフェンベルクが主張したのは正しかった。最近の研究では、女性の生殖器には神経がたくさん配置され、振動、触感、圧力（とくに深部の圧力）の変化を感じとれることがわかっている。非常に敏感な外生殖器の表皮への触覚刺激による感覚と、深部の圧力による感覚は違っているが、会陰部とヴァギナの筋肉内にある深部圧力の受容体も強い感覚を生みだす。どちらの感覚もペニスや指やバイブレーターなどによって筋肉が収縮したり拡張したりして生じる。内臓にある感覚受容器も興奮やオーガズムを脳に伝える働きをしていると考えられている。つまり、ヴァギナはゆっくりしたリズムの低振動の動き、持続的な深部への圧力、あるいは筋肉への単なる圧迫によく反応するということである。

ヴァギナ前壁のとくべつな敏感さに関してグレーフェンベルクが言ったことも正しかった。最近の研究で、ヴァギナ内部の神経配置に偏りがあることがわかっている。奥のほうに行けば行くほど神経線維が多く、また、後壁よりも前壁のほうが密に配置されている。そして、前壁のなかでも、膀胱の出口に隣接している部分は神経線維の数も性質もとくに異なっている。そこには、豊かに神経の配置された無数の脈管や、まだよく正体のわかっていない、螺旋形の小体などがある。

ヴァギナがこれまで考えられてきたよりも敏感だということを示す微小構造がわかってきたことは意外ではない。性的に興奮しているときには、どんなわずかな動きでも感じとれることをわたしも経験として知っているからだ。相手がわたしのなかでオーガズムに達するときの、脈打つような微妙な感覚は、この世で最高に甘美な感覚の部類に入る。それが精液の射出による感覚なのか、自分のオーガズムによる収縮による感覚なのかどちらかわからないが、どちらにしても最高である。

女性の前立腺

けっして変わらないように見えるものもある。たとえば、女性の尿道を取り巻く組織は、グレーフェンベルクが先駆的な論文を発表してから五〇年以上たった今もまだ論争の的になっている。しかし今日、議論の焦点となっているのは、敏感だとか勃起性だとかいうことではなく、その機能である。全体に腺が埋めこまれた構造となっているため、この組織は分泌性でもある。こうした腺と、尿道に続くその導管、分泌性の構造と関連する平滑筋の全体が女性の前立腺として知られるものだ（図5 - 4参照）。しかし、二一世紀はじめの現在、この説明をすべての科学者が受け入れているわけではない。女性前立腺の物語は、クリトリスの物語に一部重なっている。発見され、見失われ、再び発見された器官なのである。そして、クリトリスと同じように、反証はたくさんあるのに、この器官が女性の生殖機能の一部を担っているという考えは否定されてきた。

女性前立腺の存在が常に否定されてきたわけではない。実際、ほぼ二〇〇〇年もまえから存在は受け入れられてきたのだが、論議の的となったのは一九世紀の末になってからである。ギリシャの解剖学者ガレノス（一二九～二〇〇年頃）は西洋人としては初期の頃に女性前立腺の特徴を探り、『人体の器官の用途について』の一四巻に、女性と男性には「前立腺」があると書いている。ガレノスはまた、その器官と分泌が生殖においてどんな機能を果たしていると思われるかについて、次のように書いた。「前立腺の液体は濃縮されていなくて薄い。これは子孫を作るにはなんの役目も果たしていない」。さらに一五〇〇年以上あとのレニエ・ド・グラーフは、『女性の生殖器について』という画期的な本に、女性前立腺の最初の解剖と詳細な説明を記録し、女性の前立腺は男性の前立腺に類似しているというガレノスの主張に同意した。

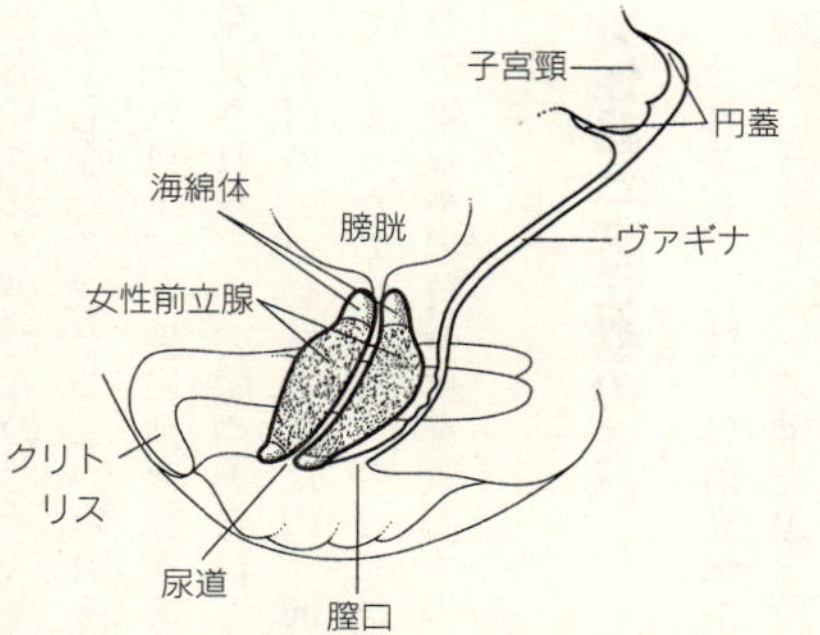

▼5-4　女性の前立腺：一群の腺と導管が尿道に沿って不規則に広がっている。

実際、一八八〇年になるまでは、女性の前立腺を構成している腺と導管に関する医学的な見解に変化はなかった。それまで、女性にも前立腺があるというのは一般に受け入れられていたのである。アメリカの産婦人科医アレクサンダー・スキーンの記述が変化のきっかけだった。それが、女性前立腺の名称も変えてしまったのである。スキーンは、理由はわからないが、前立腺の多数の腺のうち二つの腺だけに注意を集中することにした。彼の選んだ二つはほかの腺より大きく、一六七二年に描かれたド・グラーフのスケッチにもはっきりと描写されていたものだ。スキーンはそのスケッチを無視することにして、自分が発見したと主張して、その二つの腺を（独創的にも）スキーン腺と名づけた。

それ以来、女性に前立腺があるという考えはすたれてしまった。のちに尿道のまわりで発見されたほかの腺や導管は、尿道腺と名づけられた。それだけではない。女性の前立腺は名前の上で降格されたのと同時に、なんの機能も果たしていない痕跡器官だと分類されてしまったのである。今日では、尿道を取り巻く勃起性の海綿体組織とその組織に含まれる分泌腺や導管全体を表わすのに、「尿道海綿体」という言葉が使われることもある。

男性器と女性器の違い

それでも、女性には前立腺があり、生殖器官としてちゃんと機能している。きちんと機能し、分泌している前立腺を持つのは人間のメスだけではない。少なくとも哺乳類の四つの目《もく》のメスには、発達した前立腺が見られる。食虫目（トガリネズミ、モグラ、ハリネズミなど）、翼手目（コウモリ）、齧歯目（ネズミ、ハツカネズミ、リスなど）、ウサギ目（ノウサギ、ウサギ）である。前立腺のサイズはさまざまだが、どれも分泌液を出している。ただし、その液体が生殖にどんな役割を果たしているかはわかっていない。

一九九〇年代の終わりに、女性の前立腺は単なる痕跡器官なのかどうかについて論争が起きた。成人女性の前立腺には、成人男性の前立腺と同じく、ホルモンに依存する分泌性の基底細胞が存在することがわかったからだった。最近の研究では、女性の前立腺も男性のものと同じく神経伝達セロトニンを分泌し、神経内分泌作用があることが指摘されている。また、尿道と前立腺の組織には周期性があることもわかった。三〇日プラスマイナス五日という周期で、月経周期の黄体ホルモン分泌期（排卵から次の月経までの一四日前後）には尿道組織の厚みが減り、尿道を閉ざす仕組みを弱めることがわかった。しかし、そのような構造的、組織学的な証拠があるのに、女性には機能する前立腺があることを否認しつづける科学者は多い。

男性の前立腺には女性の前立腺にない何かがあるというのだろうか。男性の前立腺の存在が認められて、女性の前立腺の存在が疑われるのはなぜなのか。男性の前立腺は、基本的には、小さなクルミかクリの実のような構造体で、膀胱の出口で尿道をとりかこんでいる。ヴァギナを通して触り、刺激できる女性の前立腺とは違って、男性の前立腺は直腸からしか触れない。膀胱と直腸のあいだに位置しているからだ。直腸を通して前立腺を刺激するのは、多くの男性にとって性的快感の重要な一部となっている。性交のときの前後運動でも間接的に刺激され、射精のあいだにペニスの根元で脈打つのを感じとることができる。男性前立腺を刺激すると、前立腺液が射出される。女性の前立腺と同じように、腺と導管と平滑筋とでできている。構造が似ているのは当然で、どちらも発生段階では胎芽組織の尿生殖器腔という同じ部分から発達している。

男女の前立腺の違いは、腺と導管の数と分散具合である。女性の前立腺にある腺の数は少ないが、導管の数ははるかに多く、四〇かそれ以上である。尿道全体に沿って広がっている（図5‐5‐a）参照）。一方、男性前立腺の腺と導管（一〇〜二〇）は寄り集まって平滑筋の組織と絡み合い、大きな射出力を生みだしている（図5‐5‐b）参照）。こうした配置の違いは、（まえに述べたように）男女の外生殖器全般に言えることだ。女性では生殖器の組織が発達するにつれて広がり、クリトリス、尿道、ヴァギナ、陰唇などを形成するが、男性のほうはすべての構成部分が寄り集まって、ペニスという一つの構造を作り上げている。

その結果、男性の前立腺は腺と導管からなる二・五センチほどの小さな構造を作り上げ、中身は一カ所に排出される。逆に、女性の前立腺は尿道海綿体の組織全体に腺と導管のネットワークとなって広がり、尿道のいくつかの場所に開口部がある。性的に興奮すると、こうした腺や導管が膨れてヴァギナの壁を押し、手で触れることができる場合もある（図5‐6‐b）参照）。この突きでた部分が小さく、豆くらいの大きさの人もいるし、もっと大きい人もいて、刺激を受ければ受けるほどサイズが大きくなるとも言われている。

研究では、腺と導管が膀胱の出口の辺りに集中している人や、尿道口のそばに集中している人、尿道に沿って比較的均一に配置されている人など、三つのタイプがあることがわかっている（図5‐7参照）。いくら時間をかけても自分のGスポットを探り当てられない女性がいるのは、おそらくこのせいだろう。ヴァギナ前壁の一カ所に性感が集中している女性もいるが、もっと広範囲にわたっている女性もいる。なかには、前立腺組織がほと

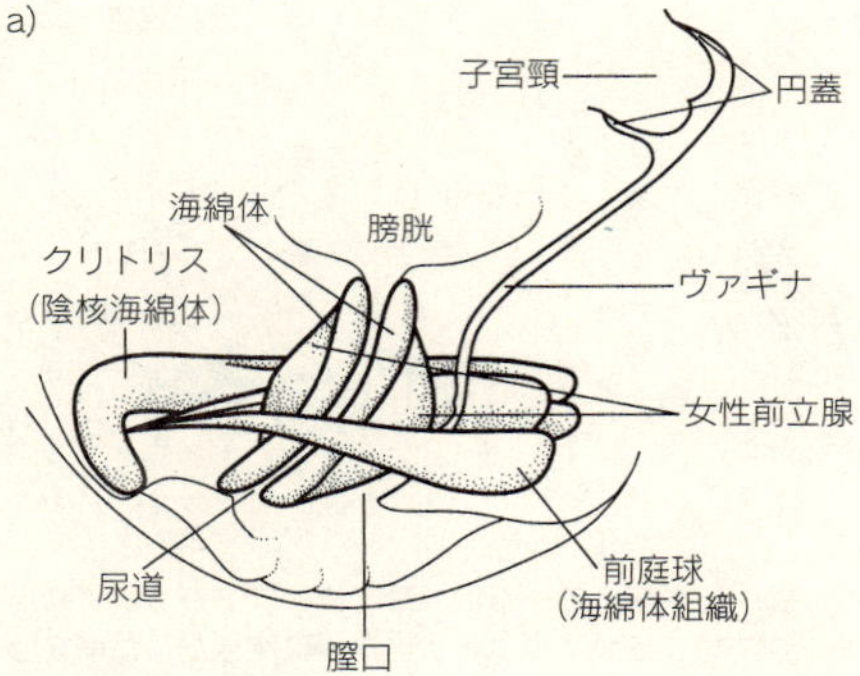

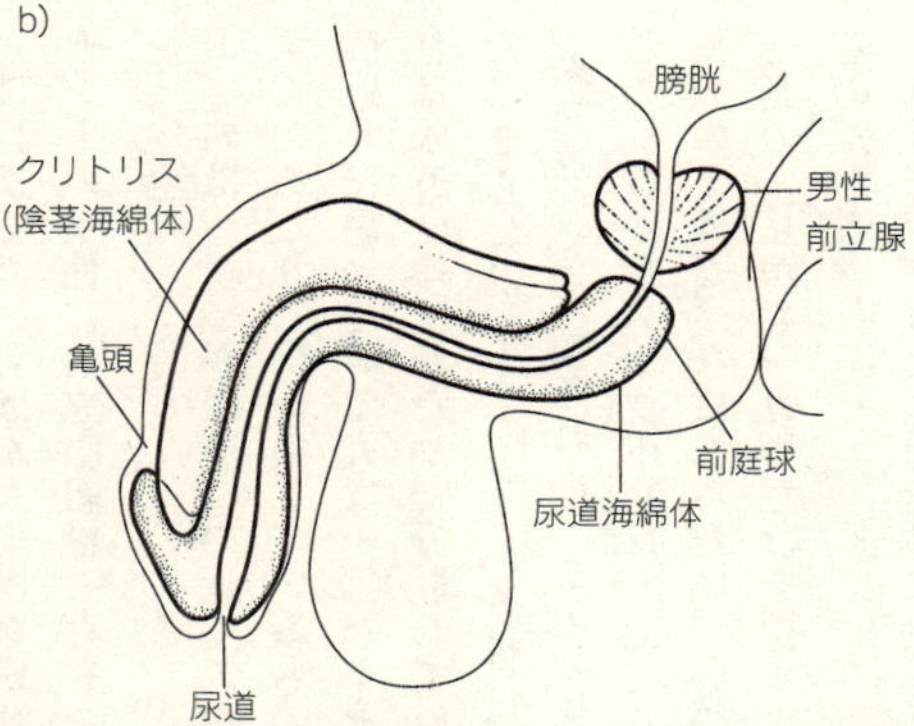

▼5-5　男女前立腺の比較：a) 女性の前立腺は広がっていて、b) 男性の前立腺はまとまっている。どちらも尿道をとりかこんでいる。

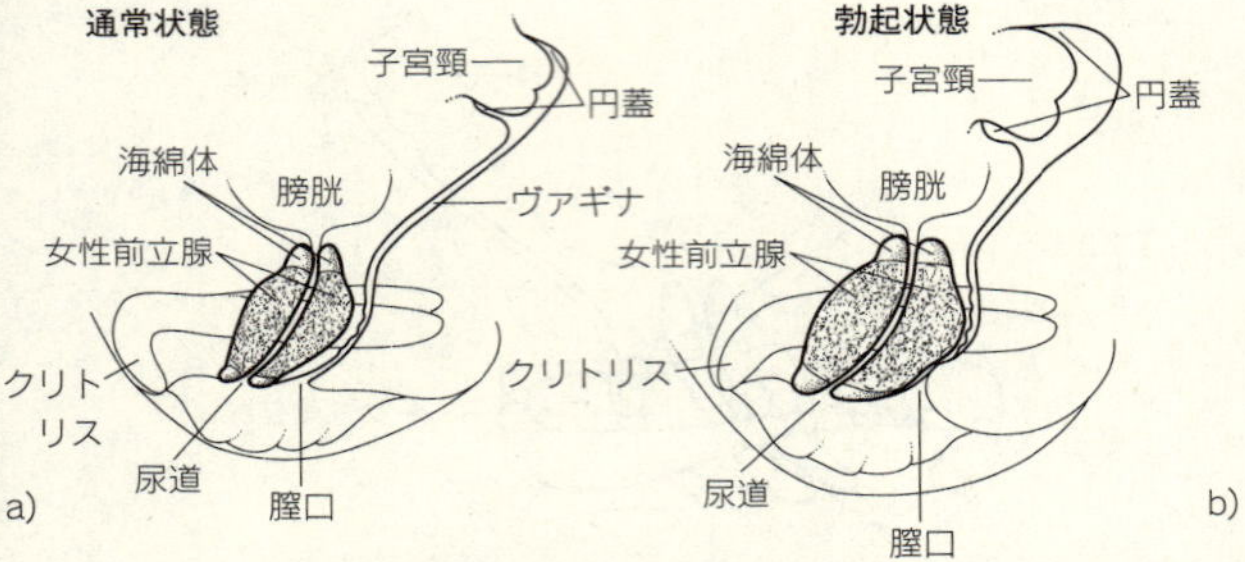

▼5-6　女性前立腺：a) 興奮していない状態では、ヴァギナ前壁から触るのは難しいが、b) 興奮状態では、膨れてヴァギナのなかに突きだした前立腺を触ることができる。

んどない女性もいるだろう。それも不思議ではない。一人一人違っているのだから。

　これまででいちばん大規模な研究では、九〇パーセントの女性に前立腺組織の存在を確認している。三つのタイプのうちいちばん多い（六六パーセント）のは、組織が尿道口の近く（ヴァギナに入ってすぐのあたり）に密集しているものである。膀胱出口近くに偏っている人は一〇パーセントだけで、残りは尿道全体にわたって分散していることがわかった。さらに八パーセントの女性は、前立腺組織が「未発達」と分類された。この結果を見ると、大多数の女性がGスポットを探り当てられずにいるのも当然のようだ。なにしろたいていの手引書ではずっと奥の、しかも一カ所だけを探すように指示しているのだから。

　ヴァギナ前壁と尿道全体に勃起と性感の可能性があることを知るほうが、快感を求める女性（と男性）にとってはずっと役に立つだろう。

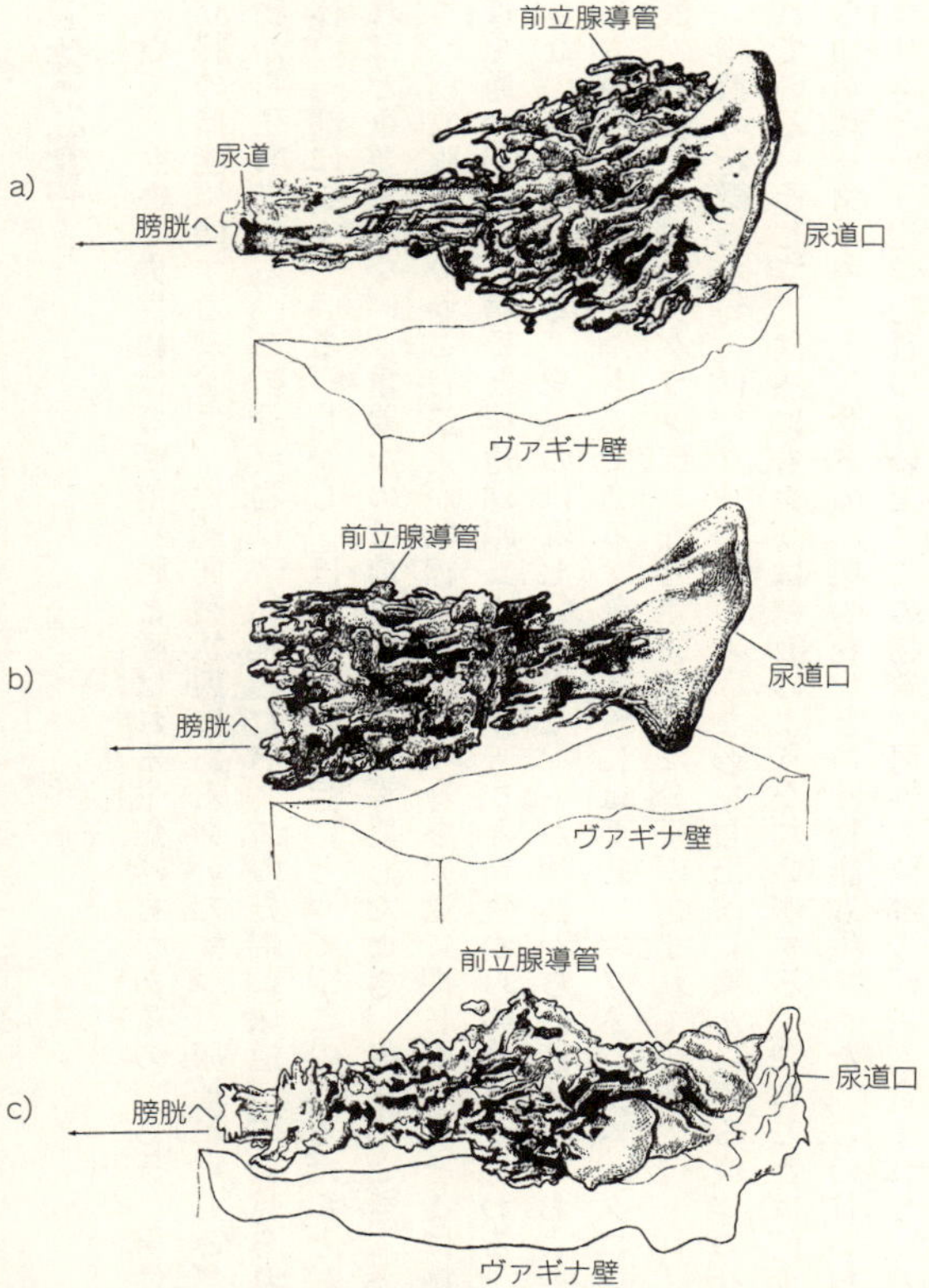

▼5-7　女性の前立腺組織分布の３タイプ（1948年のハフマンによる女性前立腺のC模型のスケッチをもとに作成）：a) 最も典型的な分布は、尿道口の近くに密集しているタイプ（66パーセント）。b)10パーセントの女性は、膀胱の出口の近くに組織が集中していて、c)6パーセントは尿道全体にわたって組織が分散している。

液体の魅惑

さて、女性と男性にはなぜ前立腺と呼ばれる生殖器官があるのだろう。男性の場合、前立腺の機能に関する理論は、性的興奮状態にあるあいだずっと尿道ににじみでている分泌物から生じている。この分泌物は、勃起したペニスの先端（尿道口）に見られる透明な液体の一部になっている。しかし、ほとんどの男性にとって、このだらだらと続く分泌はそれほど重要ではない。重要なのは前立腺がフル稼働したとき、射精のときである。そのとき、前立腺をとりかこむ筋肉が収縮し、腺の中身を尿道に押しだす。そこに精巣から（精管を通って）来た精子と尿道球腺（カウパー腺）と精囊からの液体が加わる。こうしてできたのが精液である。総量のほぼ七〇パーセントが精囊からの液体で、およそ三〇パーセントが前立腺から出たものである。前立腺液には亜鉛、マグネシウム、クエン酸、アミノ酸、酵素、プロスタグランジンなどさまざまな分子が含まれている。

精液の特徴ある匂いは、クリの実のような形をした前立腺から出る液体のせいだと言われている。そして、偶然にもクリは精液のような匂いがする。このことは何世紀もまえから知られ、マルキ・ド・サドの「栗の花」という物語も生まれた。この甘い匂いは1-ピロリンという化学物質のせいで、この物質は男性の陰部の汗にも含まれている。前立腺液の役割としてはいくつかの説がある。たとえば、尿道にある尿の毒性やヴァギナの酸性の環境から保護したりその影響を和らげたりするのではないかという説。あるいは、前立腺液は精子が尿道に引っかかってしまわないようにして、精子の運動性を高める役割を果たしているのではないかという説もある。オスのメクラネズミの前立腺には性誘引特性があることがわかっている。しかし、男性の前立腺液が生殖に果たす正確な役割はまだわかっていない。

　女性の前立腺液はどうだろう。見たところそれは透明あるいは乳白色の液体である。性的興奮状態では、尿道の亀頭にしずくとなってついているのが見られる。男性の前立腺液がペニスの亀頭についているのとちょうど同じようだ。化学的組成も男性のものに似ている。前立腺特異酸性ホスファターゼ（ＰＳＡＰ）酵素がたっぷり含まれ、それに加えて、ほかの酵素や尿素、クレアチニンなどが入っている。正確な組成はまだ明らかになっていないが、男性の精液にも入っている糖分やフルクトースも含まれている。一九八〇年代に女性の前立腺からＰＳＡＰが多量に出ていることが確認されたことは、法医学に重要な影響を与えた。それがわかる以前は、女性がこの酵素を作るとは考えられていなかったので、ヴァギナ内にＰＳＡＰがあるとレイプや性的暴行があった証拠だとされていたのである。今日では、ＰＳＡＰの存在がその証拠として使われることはない。

　男女の前立腺から出るもう一つの分泌物、前立腺特異抗原（ＰＳＡ）は病気の診断に役に立つことがわかった。男性前立腺がんの初期にＰＳＡ値が上昇することが発見され、男性のがん検診にはＰＳＡ検査が欠かせないものになった。女性の前立腺がんでもＰＳＡ値が上昇するが、女性の前立腺にがんができるのはまれである。また、尿道の感染症や膀胱炎を繰り返しているときには、前立腺炎も起こしていると考えられている。

女性が噴出させるとき

この器官の微細構造を調べた最近の研究によって、女性における前立腺の存在に関する論争はほぼおさまったが、まだ決着のつかない大問題が残っている。それは、グレーフェンベルクが一九五〇年の論文で主張した女性のオーガズムにおける尿道の役割に関する問題である。この論争は、女性が快感のあるときやオーガズムのときに尿道を通して前立腺液を多量に噴出させることができるかどうかということである。グレーフェンベルクはこの現象を次のように描写した。

ときおり、液が大量に生産されて、ベッドのシーツを汚さないためにバスタオルが必要になることがある……そのような女性のオーガズムを観察すれば、透明な液体が大量に、ヴァギナからではなく尿道から噴出するのを見ることができる……我々が観察した事例では、その液体は尿ではなかった。女性のオーガズムで尿が排出されると伝えられているのは、尿ではなく、ヴァギナ前壁に尿道に沿って存在する性感帯にある腺からの分泌物ではないかとわたしは考えるようになった。

その液体は、「性交の相手が男性の射精になぞらえるほど」非常に量が多いこともあるとグレーフェンベルクは付け加えている。

二一世紀はじめの現在でも、女性の射精、つまり前立腺液の尿道からの噴出はいまだに激しい論争の的である。かたや女性の射精を支持する論文を発表する科学者がいて、また、女性の射精は存在しないという学者もいる。こちらの側の学者は、たいていは女性前立腺の存在も否定している。映画や文学にも、女性による射精を支持するものがある。たとえば、二〇〇一年の日本映画、『赤い橋の下のぬるい水』（今村昌平監督）には、オーガズムのたびに「モービー・ディックよりもすごい量の潮を吹く」女性が出てくる。

それに、女性の射精を直接体験している男女がいる。わたしも実際に見たことがある。初めてそれを見たとき、目からウロコが落ちた。液体の豊富さ、勢いの強さ、麝香のような香り、すべてに感嘆するばかりだった。こんなふうに驚いたのはわたしだけではない。女性が性的興奮状態で前立腺液を噴出させるというのは、はるか昔から考えられていたことで、二〇〇〇年以上もまえに書き留められている。

東洋では、中国、日本、インドの古い性の教典にこのことが書かれている。単に濡れているとか潤滑液でぬるぬるしているというのと、噴出する液体の違いがはっきり書かれていることが多い。性の相手の選び方や、性的接触のあらゆる側面や、誘惑のしかたについて助言を与えている『玉房秘訣』という本では、こんなことを言っている。

［黄帝は尋ねた］「女が喜んでいるのはどうすればわかるのか？」。率女は答えた、「五徴、五欲、十動がございます。こうした変化をよく見れば、相手の体に何が起きているかがわかります。五つの徴のうち最初のものは『赤らんだ顔』でございます。これを見たら、ゆっくりと抱き寄せます。二番目は、『固い胸と鼻の汗』です。こうなったら、ゆっくりと玉茎［ペニス］を挿しいれてください。三番目は『のどと口の渇き』です。そのときはゆっくりと揺り動かします。四番目は『ぬるぬるしたヴァギナ』です。そうなったらゆっくりともっと深く入りこみます。五番目は『送りだされた液体』です。そうなったらゆっくりと離れてください」

『素女妙論』にも同じような一節がある。「女の『玉門』が潤み、滑らかになる。そうなったら男は深く挿しこまなくてはならない。最後に、女の『芯』から液体が豊かに噴出してくる」。中国人が「小さな流れ」や「黒真珠」と呼んでいる部分は前立腺を指しているものと思われるが、日本では「みみず千匹」として知られている。中国語にはほかにも、オーガズムのときの分泌物「月花薬」が宿る場所を指す「陰宮」という言葉もある。

一六世紀インドの性の教典にも女性の前立腺と液体の噴出のことが書かれている。『アナンガ・ランガ』は女性の生殖器をある程度詳しく描写しているが、ヴァギナのとくに性感の強い部分を指して「サスパンダ・ナディ」と呼び、興奮すると大量の「愛液」を出す場所としている。女性の射精の描写は七世紀のカーマ・スートラ注釈書にもある。タントラ教の教典にも、女性の生殖器から分泌する液体として、ヴァギナの潤滑液と、子宮頸粘液についで三番目に挙げられている。

女性の精液の問題

ヴァギナから出る液体には、西洋世界も長いあいだ魅せられてきた。アリストテレス(紀元前四世紀)以来の医学文献には、女性が大量の精液を出すことについて書かれている。アリストテレスの時代には、肉体的な証拠から、女性も男性も性的興奮状態で生殖器から液体を出すことが知られていた。問題は、それをどう解釈するかである。そこで出た答えは、精液であれ、汗であれ、乳や血液であれ、体から出る液体は体内のバランスをとるために出てくるのだというものだった。だから、たくさんの液体が流れでる性交は、体の調和と平衡を達成するのに非常にいい方法なのである。

古代の人たちはまた、体液は転化させられると考えていて、その源や性質を突き止めようとしていた。アリストテレスは、肌の白い人のほうが黒い人よりたくさん体液を出すと主張した。水気のあるピリッとした食物を食べている人に比べて、乾いた、刺激のない食物を摂っている人は射精が困難になるとも書いている。アリストテレスは射精を観察し、違いを記述したあとで、女性も男性も射精すると疲れると付け加えている。ガレノスは、男性の精液は女性のものより熱くて濃いと言っている。女性のほうが生まれつき熱が少なく、不完全だからというのである。

こうした昔の記述が不正確なものだったという主張の根拠となるのが、女性の種子、精液、精子という言葉で指しているものが、生殖器（子宮頸、ヴァギナ壁など）からの分泌物のどれでもありうるということだ。しかし、西洋の文献にも、女性の射精とその液体の源を詳しく書いていて何を指しているかについて疑問の余地のないものもある。たとえば、アリストテレスの次の文章を見てみよう。

女性の精液が出てくる通り道は次のようなものである。女性には管がある――男性のペニスと同じようなものだが、体内にある。女性は、排尿する場所の上にある小さな管を通して排出する。そのせいで、その場所は、性交しようとはやっているときには、興奮していないときとは違った状態になる。

ガレノスも、性的興奮によるヴァギナ粘液の増加と、興奮が高まったときやオーガズムのときの液体噴出とを区別して、『人体の器官の用途について』で、次のように述べている。

女性の「前立腺」の液体は濃縮されていなくて薄い。これは子孫を作るにはなんの役目も果たしていない。正しくは、役目を果たし終えたので外に流れでてくるのだろう……この液体は性的行為を刺激するだけではなく、流れでるときに通り道を濡らして快感を与える。女性が性交から最も強い快感を得たときに流れでてくるのは明らかだ。そのとき液体は男性の外陰部にふりかかる。こうした流出物は、去勢された男性にさえもある程度の快感を与える。

レニエ・ド・グラーフの考えは最も明確だった。「女性の『精液』について」という一章をまるまる使って女性の精液問題を扱い、「女性は男性と同じくらい夢精に悩まされ、ヒステリーのある未亡人や未婚の女性も、生殖器に刺激を受けたりすると、大量の濃い精液が出る」と書いた。しかし、ド・グラーフは尿道と前立腺についても記述している。ヴァギナから出るすべての液体のそれぞれの源を認識し記述すると同時に、前立腺からの液体が尿道を通してどんなふうに外に出るかも描写している。

彼は、前立腺液は「一度に噴出する」と描写し、この液体の出所については、「最初に述べた導管［のちにスキーン腺として再発見された］……尿道からは、女性の『前立腺』あるいは尿道のまわりにある厚い膜組織からの液体が出てくる」と書いた。ド・グラーフはまた、女性の射精の機能を見つけだそうと努力して次のように書いている。

「前立腺」の機能は粘性の薄い液体を作りだすことで、その液は刺激性のある成分と塩分によって女性の欲望をかきたて、性交のあいだ性器を潤滑にする。この液体は尿道を潤すためにできているのではない（そう考える人もいるようだが）。導管は尿道の出口に位置しているが、その液体は噴出するときに尿道には触れない。

ド・グラーフは、「女性の『前立腺』からの排出は、男性の『前立腺』からの排出と同じくらいの快感を引き起こす」と付け加えている。

女性の治療と医者の倫理

女性の精液をめぐって、西洋の医学者のあいだに興味深い論争が起きた。それは、長年にわたって激しく議論され、バイブレーターの発明にもつながることになる。処世訓では液体を出すのは健康にいいとされていた。反対に、液体を体内にとどめることは病気を引き起こしかねないとされる。一九世紀になるまでこのように信じられていたので、女性の精液と、それを上手に解放する方法について書かれた医学文献がたくさんある。精液を体内にとどめることによって引き起こされる病気は、子宮の窒息、ヒステリー、萎黄《いおう》病などと呼ばれ、代表的な治療法は、産婆が香油でヴァギナの内部をマッサージすることや、ペニス型の物体をヴァギナに挿入することのほかに、性交が処方されることもあった。

精液滞留で苦しむのは、若くして夫を亡くした人や、結婚可能年齢の処女が多いという記録がある。「ディルドゥルを求める乙女の嘆き」という伝承歌謡は、一六歳の処女が、「ディルドゥル、ディルドゥル、ディルドゥルドゥル」のためならなんでもすると歌っている。一七世紀末には「萎黄病の薬」という歌があった。

すてきに豊満な娘が
ベッドであえいでる
草みたいに顔は真っ青
苦しそうにこう言った
この苦しみをなくしてくれる
元気な若者がいなければ
あたしは死んでしまいそう
これじゃ生きてるかいがない

女性に快感を与える医療は深刻な倫理上の問題を引き起こした。若い、未婚の女性に精液を排出させるときには、性的快楽やオーガズムを伴うのだから、医師がそうするのは倫理的に正しいのだろうかという問題である。一七世紀の考え方では、滞留した精液は狂犬やヘビやサソリの毒と同じくらい強い毒に変わるわけだから、医師は単に職業上の責務を果たしているにすぎないのだろうか？　一六〇〇年代はじめの医学界では、女性の精液を排出させる治療をほどこすべきかどうかをめぐって活発な議論が交わされた。一六二七年、フランス人医師フランソワ・ランシャンは、「ヒステリー発作を起こした女性の陰部をさすることは許されるかどうか」という論争は「非常に深刻で重要な問題」だと書いた。しかし、「それは有効性が立証された治療法」で、「有益な方法を使わないように勧めるのは人道に反する」と書きながらも、ランシャンは道徳の側に立つことにした。「それでも我々は、神学者の教えに従い、忌まわしい、憎むべきものともなりかねないこうした摩擦を控えることにする。とりわけ、処女に対しては行なわない。処女性を損なう恐れがあるからである」

女性はみな射精するのか?

女性の射精を否定しようとする人が論拠とすることはもう一つある。それは、なぜすべての女性がこの現象を体験しないのかという論議である。女性の反応は一人一人違っているし、やむをえない理由もある。まず言っておきたいのは、何パーセントの女性が射精を経験するかについて、統計の数字はさまざまだということである。アメリカの研究では一〇パーセントだというものもあり、四〇パーセント、六八パーセントの数字もある。出てくる液体の量に関しても数字は一定せず、三～五ミリリットルというものもあるが、一〇～一五ミリリットルが一般的だ。すべての女性に見られないからといって、それが存在しないということにはならない。

女性が射精することを指摘しているのは、医学的・歴史的・性的な著作だけではない。女性の性的興奮において尿道と前立腺が果たしている役割に気づいていた文化は多い。ウガンダに住むバトロの女性たちは、村の年上の女性から射精のしかたを教わっていた。この習慣はカチャパチ（壁にふきかける行為）と言われる。アメリカ西部のモハーヴェ族は女性が射精すると信じているし、南太平洋トロブリアンド諸島とチューク諸島の人々もそう信じている。チューク諸島の性習慣を調査した研究では、「何人もの情報提供者が性交を男女の競争として語っている。男は女がオーガズムに達するまで自分のオーガズムをこらえなくてはならない。女性のオーガズムはふつう排尿によってわかるが、ただしそれがなくても、女性はオーガズムの適切な徴候を示す」としている。

チューク諸島やほかのミクロネシアの人たちは、女性の性的興奮は「オーガズムの最中かそのまえの排尿」で示されると考えている（女性の射精が排尿と混同されるのはめずらしくない）。マンガイア島（クック諸島）の男性は、女性のオーガズムと、「女性が排尿していると思っている（ほんとうは違うものなのだが）」非常に大きな快感のある瞬間とを区別している。それは「別の種類の」感覚なのだと言う。

すべての女性に射精が見られないのは、骨盤筋肉の強さも理由になっている。筋肉の強い女性は、性的興奮状態とオーガズムのときに筋肉が力強く収縮し、その力によって前立腺から液体が飛びだすと思われる。このことは研究によって裏づけられている。射精する女性のPC筋はしない女性よりも強力（ほぼ二倍）だということがわかった。男性の骨盤筋肉の強さも影響を与えているかもしれない。理論では、男性の骨盤筋肉が強ければ、勃起したペニスの角度は胃のほうに近づく。その角度は、女性のヴァギナ前壁を刺激するのに効果的なのである。

性交の体位と角度

性交の体位も女性が射精するかしないかにかかわってくる。人間の正面を向き合う体位は、たいていの四足動物が用いる後背位よりも不利だと言う人もいる。ヴァギナ前壁への刺激が少なくなるからだ。大半の四足動物は、尻尾のすぐ下に膣口があるので、後背位が自然な体位である。だが、これまで見てきたように、哺乳類すべてがそうではない。ゾウやボノボや人間などはヴァギナの位置が違う。背骨のほぼ延長上にあるのではなく、体の前面に寄っていて、入り口の角度が変わっている。立っている女性では、ヴァギナの傾きは、下五分の二は垂直から後方に約三〇度（興奮していない通常の状態）、真ん中の五分の二は五五度、最後の五分の一は一〇度となり、ほぼS字形を描いている。女性が生理用タンポンを入れるのに困難を感じることがあるのは、こうした角度の変化のせいだ。最初に先端を人差し指で差しこんで、残りを親指で押しこむというやり方がある。これだとヴァギナの角度に合うのでうまくいく。お試しあれ。

人間やボノボがさまざまな体位で性交することができるのは、ヴァギナの角度に変化があるせいだ。女が上、男が上、後背位、ほかにもたくさんの体位がある。おもしろいことに、ボノボは対面位を好むようだ。メスのボノボが相手を操って好みの体位をとらせるところが観察されているし、驚くべきことに、ボノボは望む体位を伝えるための身振り言語を持っているのである。だが、体の大きなゾウが体位を変えるのはそれほど簡単ではない。メスのゾウの会陰は五〇センチほどの長さがあり、それによって難しい挿入角度を強いられるために、ゾウにとってセックスは複雑で危険の多い行為となっている。水のなかでセックスすることが多いのはそのせいだろう。

前壁の刺激不足は女性が射精できない一因だと考えられるが、対面位では、体位による刺激不足よりも、刺激時間の短さが元凶となっている可能性が高い。性交のＭＲＩを見ると、予測に反して、前壁がとくに刺激されていることがわかった。対面式のセックスでは、言ってみれば円を描くような刺激がある。男女両方が（両方であることが重要）腰を前後に動かすと、その運動は生殖器を通して圧力や触感として感じとられる。男性はヴァギナのつかむような動きや前後の動きを海綿体組織を通して感じとり、深い圧力の感覚は前立腺に伝わる。女性のほうは、ペニスが子宮頸や前壁を押しつけるときに触覚と圧力の刺激を受け、その圧力は前立腺、海綿体、尿道を通ってクリトリスまで伝わり、クリトリスはそうした内側からの刺激と同時に、男性の体によって頂部がこすられることによって、外側からの刺激も受ける。ＭＲＩによる研究では、刺激が増えるにつれてヴァギナの前壁が膨らみ、ヴァギナ内部に突きだしていく様子がよくわかる。

最後に、女性の射精に関する新しい革新的な理論をご紹介しよう。その理論によると、ぜんぶとは言わないまでも、ほとんどの女性は射精するが、その液体の一部またはぜんぶが、外に出ずに膀胱に戻ってしまうことが多いのだという。言い換えれば、射精されるのだが、向きが逆なのだ。男性にはこの逆向きの射精がよくある。これは骨盤筋肉の弱さに直接結びついている。筋肉が弛緩していると、膀胱の弁が閉まらず、射精された精液が膀胱に入ってしまうのである。これが女性にも起きているのだろうか？

逆向きの射精が起きているのかどうかを調べるために、オーガズムまえとあとの尿に前立腺特異抗原（ＰＳＡ）が含まれているかどうかを検査した。女性二四人が協力し、そのうち六人は射精した液体も分析した。女性たちは少なくとも二日前から男性との性的接触を断ち、実験の際はマスターベーションでオーガズムに達した。驚くような結果が出た。オーガズム前の尿からＰＳＡは検出されず、七五パーセントの被験者のオーガズム後の尿からはＰＳＡが検出された。ここから、女性の前立腺は性的興奮状態やオーガズムの時に活発に液体を分泌し、前立腺液が逆向きに排出されるのがまれではないことがわかる。射精の標本を提供してくれた六人全員の射出液からＰＳＡが検出され、その値は平均六・〇六ナノグラム／ミリリットルだった。オーガズム後の尿中のＰＳＡ値は〇・〇九ナノグラム／ミリリットルだった。

精子を洗い流す

　女性の射精に関してもう一つ残っている大きな問題は、その進化上の目的である。女性の前立腺液は、ヴァギナを潤滑にするには塩分が多すぎるし、興奮しはじめたときから分泌されるのではなく、オーガズムやオーガズム直前に噴出する。しかし、女性の射精はオーガズムと一致するとはかぎらない。排出のタイミングに一般的なパターンはないが、排出には圧迫するような、押しだすような筋肉の動きが伴う。子宮頸とヴァギナが下に向かって押しだされ、液体ばかりではなく、時には挿入されたペニスや指まで飛びださせるほどの力がある。

　さらに、前立腺液が射出されるのに必要な刺激に関しては大多数が合意している。リズミカルな深部で感じる圧力の刺激が必要だ。これはヴァギナの前壁を押しつけたりこすったりすることで生じる。おずおずとした愛撫などではだめだ。このような刺激は、男性の前立腺が必要とする刺激と同じ種類のものである。これは、性交のあいだに突く動きでも得られるし、直腸を通して直接に指やペニスやなんであれ思いつく物で押しつける動きによっても得られる。

　女性前立腺の役割に関しては、精液そのものの性質に重要な手がかりがある。あらゆる動物の精液は、化学物質と精液が複雑に入り混じった粘り気のある液体だ。男性の前立腺は、精液に成分を提供するたくさんの腺のなかの一つにすぎない。人間では、前立腺、精巣、カウパー腺が液体を提供している。ほかの種ではそれより多いこともあれば少ないこともある。こうした腺から出る液体は、男性の生殖能力を高めるための機能を持っていることが知られている。尿道から出て行くときに精子を保護する機能を持つ成分もある。たとえば、尿が通ったあとで酸性になっている尿道を中性化する役割を持つものがある。ほかの、たとえば果糖のような成分は、精子の運動性を高め、男性生殖器からうまく出て行けるようにするし、女性生殖器の筋肉を収縮させるきっかけを作ったり、排卵を刺激して女性の生殖能力を高めたりする成分もある。

進化上の観点から見ると、男性生殖腺の分泌物は、自分の精子を捨てずに使ってくれとメスを説得する手段を提供しているのだと言える。種の生存のために生まれた生物学的な適応なのである。しかし、まえに詳しく述べたように、あらゆる動物のメスには、望まない精子を追い払うたくさんの手段が備わっている。こうした意味合いから、女性の前立腺は男性の分泌物への対抗策を提供しているのだろうか。女性の前立腺液は、余分な精子や望まない精子を取り除くのに役立っているのだろうか。

性行為のあとや最中に生殖器から液体を排出するのは人間の女性だけではない。ほかの種のメスも同じことをしている。実際、哺乳類、昆虫類、クモ類、鳥類の大半では、受精に対する最初の反応は、強力な筋肉で精液を逆噴射させることである。ところが、メスが噴出させている液体が正確には何かという問題が残っている。たいていの研究では、その物質は精液のようだとか、精液と思われると述べている。その物質を分析しても、精子の存在を探すだけなのである。女性の前立腺液が含まれているのではないかと思われるが、全成分の詳しい分析はまだ行なわれたことがない。それでも、嬉しいことに、メスの生殖器から出る液体の役割についての研究で、排出される液体にはメスも貢献していることが発見された。この研究はミバエが精子（この場合は精子嚢）を排出する液体に関するものである。ネズミも、精子のかたまりを排出するのを助けるために、ヴァギナの粘膜をはがして外に出している。

多くの種でメスから排出された物質に生殖器の液体が入っているのだとすれば、その液体の役割はなんだろう。精子を洗い流すのを助けているという可能性が高い。接触したことがある人ならみんな知っているが、精液は濃くてねばねばしていて、メスの生殖管のひだや割れ目にうまくへばりつけるようにできている。実際、そのねばねばした性質は、メスに排出されないための適応だと考えられているのだ。もしそうだとしたら、メスの側の共進化的な対抗策は、精子の排出を助けるなんらかの「潤滑剤」を作りだすことだろう。女性前立腺液の塩分の多い性質は、この粘つく精液を取り除くのに役立つ。とくに、その液体が勢いよく噴きだし、外に押しだす生殖器の動きと組み合わされるので効果がある。果糖やPSAといったほかの成分も精子を取り除く役割があるようだ。オスの前立腺液にある果糖は、生殖器から精子が支障なく出るのを助け、PSAは精液が液状化する役割を持つとされている。

女性の前立腺や生殖器の液体が望まない精子を排出する働きを持っているとするなら、

そのことには生殖戦略上で重要な意味がある。哺乳類の多くは多数の相手と性交し、人間のように単婚主義を実践している種はめずらしい。相手が一人だけなら、この働きは役に立たないが、セックスの相手が複数なら、射精して当面の相手あるいはまえの相手の精子を洗い流すかどうかは、誰の精子を残すかどうか、ひいては誰の精子で卵子を受精させるかどうかに直接の影響がある。もしそうだとしたら、男性のほうは自分の精子を入れるまえに以前の男性の精子を排出するように女性を説得して（つまり刺激して）、バランスを自分の有利な側に傾けようとするかもしれない。おもしろいことに、多くの種のオスが、まさにそのとおりのことをやっているのが観察されている。メスがまえに溜めこんだ精子を排出するまで刺激しつづけるのだ。

ヨーロッパカヤクグリとイトトンボがそのいい例である。メスのヨーロッパカヤクグリは一度の産卵ごとに数百回交尾を繰り返す。オスは父親となるチャンスをものにするため、ほかのオスの精子を排出させようと、精子を入れるまえに充分な前戯をするのに必死になる。ヨーロッパカヤクグリの前戯というのは、赤っぽく膨らんだメスの総排出腔を押したりつついたりすることだ。オスが刺激を続けると、総排出腔はピンクの色を増し、さらに膨張して時おり上下の動きを見せるようになる。精子と思われる小さなかたまりが出てくるのはその動きをしているときだ。オスはそのかたまりが現われるのを見ると、よく観察し、確認してから初めて自分の精子を注入する。イトトンボについての詳しい研究で、複雑なメスの生殖器の構造には、物理的刺激を受容する角皮の板が含まれていることがわかった。オスがこの板を挿入器（昆虫のペニス）で歪曲させることができれば、それができたときだけ、メスは以前に貯蔵した精子を排出する。これはイトトンボのGスポットなのか？

自分こそ子どもの父親になろうとするヨーロッパカヤクグリとイトトンボの行動は、複婚を実践しているポナペ島に伝わっている妊娠のアドバイスを思いださせる。「ポナペの男が妻を妊娠させたいなら、最初に妻がおしっこを漏らすまで刺激して、それから性交するとよい」

おそらくポナペの知恵は正しいのだ。生殖における女性前立腺の役割は、さまざまな動物種の前立腺分泌液についての研究がさらに進まなければ、確証されることはないだろう。麝香のように豊かで濃厚なその香りについても研究が必要だ。ヴァギナの粘液の組成が性の健康と生殖にどんな役目を果たしているかを理解することも助けになるだろう。悲しいことに、今のところこうした研究は男性の精液の研究に比べてはるかに後れている。しかし、女性の液体は注目されていないが、確かなことが一つある。ヴァギナは歯でも、鋭い縁でも、ヘビでもなく、あらゆる意味で液体と同じ特質を持つ――柔軟で、流れるようで、変わりやすく、波のように曲がりくねり、形が変化し、変幻自在で、濡れている。

6　匂える園

姦通は、はるか昔からどんな社会においても眉をひそめられる行為だった。この不行跡への罰は、罪を犯した性器を切りとるという明白で直接的なものから、姦通者の鼻を切りとるという、表面的にはいくらかわかりにくいものにまで及ぶ。しかし、一見してこの犯罪とは関係のなさそうな鼻の切除という罰は、歴史や人類学の記録によれば、配偶者以外の相手とセックスを楽しむという行為に対して驚くほどよく見られる罰なのである。

ローマ時代の詩人ウェルギリウス（紀元前七〇～一九年）は、叙事詩『アエネーイス』のなかで、男女の姦通者が鼻を切りとられて罰せられる様子を描いた。二〇世紀はじめの人類学文献には、ガーナのアシャンティの人々のあいだやアフガニスタンでは姦通者が鼻を切られることや、サモアでは裏切られた夫が妻の鼻を嚙みちぎることが書かれている。北米先住民の伝統的習慣では、鼻ばかりではなく、耳、唇、頭皮も加わる。北インドのバイガの女性は、怒り狂った夫から鼻とクリトリスを切りとられる。古代インドでは鼻の切除があまりに多かったため（姦通への公式な刑罰だった）、インドの医師は鼻の再形成手術を発達させたほどである。昔の医学書には、新しい鼻を作るのに額の皮膚を持ってくる方法が詳しく記述されている。

鼻と性器の結びつきは、こうした姦通と切除の結びつきにかぎられていない。美術、文学、科学において、この二つは何世紀にもわたって結びつけられてきた。アリストテレスの名で書かれた偽書とされる『人相学』では、鼻の形と好色さには関連があると主張されている。ローマ時代には、鼻は生殖器の象徴とみなされてきた。大きな鼻を持つ男性は同じくらい大きなペニスを持つとみなされた。今日でもその名残がある。そんなふうに考える人にとっては、男性の顎の割れ目が陰嚢をならべたように見えるのは偶然とは思えない。性的放縦の代名詞ともなっているローマ皇帝ヘリオガバルス（在位二一八〜二二二年）は、自分のセックス・クラブに「鼻の（nasuti）」男しか受け入れなかったという。つまり、女性に喜ばれるペニスを持っていることをうかがわせるような鼻の持ち主という意味らしい。昔の戯画がはっきりとペニスに見えるように鼻を描いているのも不思議ではない。

一七世紀に入ると、レニエ・ド・グラーフのような解剖学者がその間違いを示そうと努力したが、こうした考え方は相変わらず強かった。ド・グラーフは『男性の生殖器について（*The Generative Organs of Men*）』で、鼻と生殖器のサイズが対応するという考え方は、「死体を解剖していて反対のこととよく出会う」と言い、「たとえそうであっても……性的能力はペニスの大きさに左右されない」と付け加えて自分の見解を明らかにした。鼻の形と結びつけられるのは大きさだけではない。セックスの強さも関係があると言われる。だが、どんな形にどんな意味があるのかという点について、人相学者たちの意見は一致していない。ゾウの鼻のようにぶら下がっている鼻の持ち主はセックスが強いという人もいるし、絶倫男のしるしはしし鼻だと言う人もいる。

しかし、鼻で推し量られるのは男性だけではない。女性にも同じことがあり、さらに、鼻と生殖器の関連付けは西洋に限られたことではない。中国の観相術では、男女の鼻は、その持ち主の活力や精力の強さと、性的能力の高さを測るのに利用できると記述されている。鼻は「生命の中心」なのだという。また、女性の鼻の状態は、性的興奮の程度を示しているともいう。中国古代の性の教典『玉房秘訣』では、女性の欲望の兆候は五つあって、その第二のものは「固い胸と鼻の汗」だとされている。さらに、鼻と口を広げているのは「女がペニスを入れてほしいと思っていることを意味する」と付け加えられている。

また、古い中国の経絡術でも、生殖器は鼻と上唇に対応すると教えている。キスしたり匂いをかいだりするのが心地よく、セックスの前戯になるのはそのためだ。この結びつきをさらによく説明するのがタントラ教の教典である。その教えによると、女性の上唇は微妙な神経によってクリトリスと結びついているので、最も敏感な性感帯の一つだという。「賢い貝のような神経」と名づけられたこの神経は、貝殻のような形をしていてクリトリスにしっかり結びつき、オーガズムのエネルギーを伝える。だから、女性の上唇を吸ったりキスしたりするだけで女性がオーガズムに達することもよくあるのだという。

西洋の考え方は、女性の性行動の証拠が鼻に現われるというものだ。中国の教典では、女性が興奮しているかどうかを確かめるために鼻を見るが、西洋の男性は女性が処女かどうかを確かめるために鼻の状態をうかがう。一三世紀に観相術について著したミカエル・スコトゥスは、女性の鼻の軟骨を触ることで、道徳的に堕落したと疑われている女性の性的な状態を言い当てることができると主張したのである。今日でも、鼻の形の変化から女性が妊娠しているかどうかを言い当てることができると主張する医師がいる。

鼻と生殖器が結びついているという考えは、子宮内の胚の発達に関する昔の理論にも表われている。その理論によれば、太陽系の惑星が人の形態の発達を支配していて、それぞれの惑星が胚の発達にどんな役割を持つかが割り当てられている。火星は妊娠三カ月目を支配していて、頭の発達に影響を与え、太陽は四カ月目で心臓の形成に影響を与える。昔から性の快楽を伝えるものとされてきた金星（ヴィーナス）は、当然ながら、五カ月目に発達している胎児に性欲を与えると考えられている。中世後期に著された『女性の秘密』には、「五カ月目には金星が外に出ている部分を形作ったり仕上げたりする。その部分とは、耳、鼻、口、男性ではペニス、女性では外陰部と乳房などである。またこのときに、手と足と指も分離される」とある。金星の次は水星で、声と眉毛と目を支配し、髪の毛を作り、爪を伸ばす。

文学と言語もやはり、鼻と生殖器の結びつきからは逃れられない。ペニスと鼻の類似は、ローマ時代の文学でもよくほのめかされている。さらに、女性生殖器と鼻の付属品の類似は、ラテン語の語彙に明確に表われている。ラテン語では鼻をnasusと言うが、これは当時の隠語でクリトリスを指す言葉としても使われていた。ジョアニ・ブランクの『フェマリア』にある挿絵には、クリトリスの頂部がしし鼻のように見えるものがある。鼻とクリトリスの言語学的な結びつきはほかの文化にも見られる。ブラジルに住むメヒナクの言葉では、クリトリスをヴァギナの鼻と呼ぶ。メヒナクの言い伝えでは、ヴァギナの鼻（クリトリス）は獲物を嗅ぎだす動物のように、「食べ物（ペニス）を探して」うろつきまわるのだという。生殖器のほかの部分も額や唇などの顔の部品に対応づけられ、ヴァギナ全体は象徴的に口になぞらえられている。

メヒナクの人たちはセックスそのものを食べることと同じようにみなしていて、それが言語にも反映され、その結果、食べるという動詞はセックスするという意味にもなっている。だから、男女どちらかの生殖器はもう片方の食べ物でもある。メヒナクの神話と儀式にも、ペニスと鼻の対応をうかがわせるものがある。ほかの文化にも、こうした結びつきを示す儀式がある。たとえば、セックスできるほどに勃起できなくなった男性、つまり性的能力を失った男性をからかう古いやり方は、女性がその男性の鼻に穴をあけ、コヤス貝（ヴァギナと女性の性能力のシンボル）を取りつけるのである。

上の穴、下の穴

鼻と生殖器はどうしてこれほどまでに結びつけられるのだろう。鼻を見ればほんとうにヴァギナのことがわかるのだろうか。鼻と生殖器が結びついているという考えは、医学の歴史に起源がある。ヒポクラテスの教えによると、鼻は体のほかの部分に起きている病気の診断に利用でき、とくに、生殖器の病気がわかるという。なかでも、鼻孔は健康の指標となる。男性の鼻孔が湿っていると、精液がたっぷりとある健康な状態だとわかる。性交が過ぎると鼻汁が干上がると言われる。しかし、ケルスス（三〇年頃）は男性に、風邪気味だったり鼻水が出たりしたら即座に温かくして女性を慎むようにと助言している。性的な行為は鼻を刺激して炎症を起こすからだという。

おもしろいことに、ヒポクラテスの医学では、鼻と生殖器の結びつきは男性よりも女性のほうがずっと近いと言われている。ヒポクラテスは、性的に成熟した女性の体には管や「道（hodo）」があって、それが鼻や口（頭部の穴）と生殖器の穴であるヴァギナとを結んでいると考えていた。ヒポクラテスの医学を学んだ医師たちは、その管の両方の端に口があると考えていたので、両方が似ていると思ったのである。その名残は現在の医学用語に残っている。頭にも生殖器にも頸（子宮頸）や口（子宮口）や唇（陰唇）がある。ヴァギナが第二の口であるという考え方は、まえに述べたメヒナクのように、他の文化にも存在する。経絡術でもこの二つを結びつけていたし、驚くべきことに、西洋医学でも結びつけているのではないかと思われるふしがある。というのは、分娩の最終段階になると、妊婦は口元を弛めるように言われるのだ。そうすればヴァギナから赤ん坊を出すのが楽になるからだ。「彼女は二本の脚のあいだにものを言わせる」ということわざは、ヴァギナが女性の第二の口であるという考えからきているのだろう。

ヒポクラテスの「道」という考えに従って、管の両端にある穴（鼻、口、生殖器）はさまざまな用途に使われる。片方の端は、反対側の端にある問題を見つけだすのに利用されるし、どちら側の端も、管それ自体の状態を読みとるのに利用できる。また両端は、適切な治療をほどこすための場所としても利用できる。「上からの」治療か「下からの」治療である。さまざまな鼻・生殖器診断法がある。「曲がって、乾いて詰まった鼻は、子宮の口が閉じて傾いているしるし」である。自然に湿った鼻孔は、濡れて、（女性の）精液がたっぷりあることと結びつけられ、健康的な状態だとみなされる。

月経の状態も「道」理論によって読みとることができる。たとえば、喉の痛みは月経期間の始まりを示す。鼻血も思春期や月経の開始と結びつけられたり、出産と結びつけられたりする。また、ヴァギナと鼻が直接結びついているので、鼻血は月経の回数が少なかったり出血が少なかったりする女性の経血が鼻から出てきたものだとみなされる。『ヒポクラテスの金言集（*Hippocratic Aphorisms*）』によれば、「月経に困難があれば、鼻から血が出るのはいいことである」。

このようなヒポクラテスの考えは長く生き延びた。千年以上たったあとでも、女性の不調を手当てするにはこの考えが基礎になっていた。それは中世ヨーロッパで最も権威のあった女性用薬品一覧『トロトゥーラ』を見ればよくわかる。たとえば「出産する女性のための養生法」に関して、『トロトゥーラ』は次のように助言する。「出産のときがきたら……食いしばった口と鼻にくしゃみをさせる……力と気持ちを子宮のほうに向けるためである……また、ガルバヌム、阿魏《あぎ》、没薬《ミルラ》あるいはヘンルーダを混ぜた丸薬を作り、くすべて鼻から嗅がせるとよい。寒くして、芳香を嗅がせてはならない。だがこれは、子宮の穴に行なうほうが安全だろう……」

中世には、ヴァギナや子宮の薫蒸がよく行なわれていた（図6-1参照）。経血が少ないとか出ないといった症状はこの方法で治療された。『トロトゥーラ』は次のように書いている。

生姜、月桂樹の葉、ビャクシン。それらを粉にして飾りのない壺に入れ、炭の直火にのせる。女性を穴のあいた椅子にすわらせ、下の器官を通してその煙を受けさせる。そうすれば月経は戻ってくる。これを三回か四回、あるいはもっと頻繁に行なう。しかし、この治療を度々行なう女性には、熱し過ぎないようにヴァギナの内側に冷たい軟膏を塗らなくてはならない。

女性の健康に関する考え方で、この「道」の理論の影響を受けているものは多い。たとえば「さまよう子宮」という考え方である。子宮は、その「道」に沿って上や下に動き回るとされていた。そして、子宮の移動はのちにヒステリーとして知られることになる子宮栓塞のような病気を引き起こすと考えられていた。子宮栓塞は、子宮が胃や胸や心臓や喉

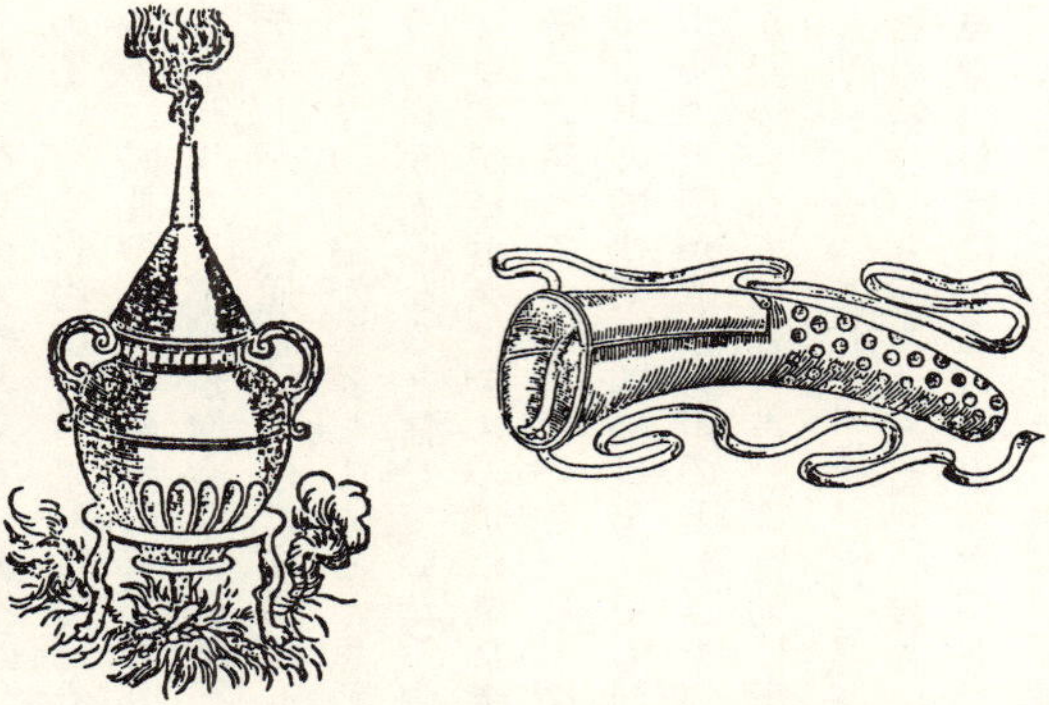

▼6-1　ルネサンス時代のヴァギナ薫蒸の道具：患者は小さなコンロの上方にすわり、引き寄せる芳香か不愉快な匂いのどちらかをヴァギナに送りこむ。右側にある穴の開いた道具は、治療のための煙をよく受けられるようにヴァギナを開いておくためのもの。

のほうに動いて行ったときに起きる病気だとされる。その症状は、『トロトゥーラ』によれば、「心臓のこわばりから起きる食欲不振……ときに……声の機能を失ったり、鼻が歪んだり、唇が固く結ばれ、歯を食いしばったりする……」。

子宮があまり上まで行きすぎたときの治療は、芳香のある薬剤を使うことで、それが子宮をなだめて正しい位置に返してくれる。『トロトゥーラ』では、「子宮は甘い香りに誘われ、悪臭から逃げる」とされている。そこで、上がりすぎた子宮の治療には、ヴァギナの内側と外側にアイリス、カモミール、麝香、甘松香などのオイルを塗ったり、「カストリウム、松やに、焦げた羊毛、焦げた麻、焦げた革」といった悪臭を嗅いだりすることになる。鼠蹊《そけい》部や恥骨付近に吸角法をほどこしたり、くしゃみを引き起こす薬品を嗅いだりすることもある。

ヒポクラテスの考え方によれば、女性の生殖器から頭に向かう道は精液がヴァギナと脳のあいだを自由に行き来する道でもあった。結婚がきちんと執り行なわれたかどうかを知るのに婚礼の前後に新婦の首まわりを測るという古いテストは、この考え方からきている。首まわりのサイズが増えていれば、結合がうまくいったというしるしだった。同じようなテストが、姦通を見つけだすのにも使われた。性的快楽にふけると声が変わるという通説にもこの理論が影響していると思われる。ギリシャ・ローマの著作家は、女性が処女を失うと声が太くなると信じていた。中世とルネサンスの著作でも、ディオゲネス・ラエルティウスがヒポクラテスの娘の処女喪失を声の変化から知ったという逸話を著者たちは嬉しそうに語っている。おそらくヒポクラテスへのいやみだろう。

声と性的快楽の関係は男性でも同じだと見られていた。たとえば、一七世紀の本には、声楽の教師が歌手の声の美しさを守るためにペニスを封鎖（紐などで封じこめる）した話が記録されている。声が性行動に影響されるという考えは、二〇世紀まで生き延びていた。一九一三年、『ニューヨークメディカル・ジャーナル』に載った「性的器官と耳、鼻、喉との結びつき」という論文の著者は、「ヴィーナスにささげた一夜のあとでは、以前から鼻や口や喉になんらかの異常があった患者は、必ずその状態が悪化する」と述べている。もっと深刻なものでは、声帯に異常のある女性の三〇パーセントは子どものときに性的虐待を受けたことがあるという最近の研究もある。

香りと官能

鼻とヴァギナを結びつけるのは形態や生理学的な類似性だけではない。鼻の機能、つまり嗅覚も二つを結びつけている。嗅覚は常に性的感覚の一種だと考えられてきた。それも、最も親密で、最も動物的な性的感覚である。ルソーに言わせれば、嗅覚とは「記憶と欲望の感覚」なのである。匂いは強力な性的刺激剤であるとみなされてきた。その催淫効果は香水に利用され、詩にもうたわれたが、一方で哲学者や政府などは悪影響を非難した。アフリカジャコウネコの尿生殖器嚢から出るマーキング分泌物である霊猫香《シベット》は、催淫効果のある香りとして珍重された。中世の著作家ペトルス・カステルスによれば、「シベットは女性に性交への強い欲望を起こさせ、絶えずといっていいほど夫とセックスしたがるようになる。とりわけ、男性がその気になって、ペニスにこのシベットを塗って用いれば、女性に最大の快楽を引き起こすだろう」という。

麝香も強力な「性欲刺激剤」と考えられてきた。一九世紀の作家ゾラは麝香と女性について次のように書いている。「麝香の助けを借りると、彼女は禁じられた喜びに身をまかせる。彼女はひそかにそれを嗅ぐ習慣を身につけた。興奮に我を忘れる状態になるまでその香りを嗅ぎつづける」。一七世紀のある作家は、生殖器に麝香をつけて性交のあとで体を離せなくなったカップルの話を書いて、麝香を乱用する危険性について警告した。

香りと官能を美しく結びつけてうたった詩は多い。はっきりと口に出せないことも詩句のなかで連想や暗示によってほめたたえられている。欲望と愛と性器の匂いを深くしみこませた詩は人を魅きつけ陶酔させる。たとえば、旧約聖書の愛の詩「ソロモンの雅歌」のなかのもうすぐ結婚する二人は、没薬《ミルラ》と乳香の山のことを書いて、お互いの匂いの強さ豊かさに感じる喜びを詳細に描いている。新郎となるべき人が、彼女のいまだ閉ざされた「園」(ヴァギナ)の豊かな香りを情熱を込めて描写するのに心を昂ぶらせて、花嫁は北風と南風に呼びかける。

我園《わがその》を吹きてその香気《かをり》を揚げよ
ねがはくはわが愛する者のおのが園にいりきたりてその佳き果《み》を食《くら》はんことを

(「雅歌」第四章一六節)

隠れた女性の香りへの陶酔は、一七世紀のイギリスの詩人ロバート・ヘリックが「衣を紐解くジュリア」と「全身に愛が匂う」で何度も繰り返した主題だった。

アンシアの胸に口づけると
不死鳥の巣の匂いがする
唇はおごそかな香りの祭壇

手と腿と脚のすべてが
豊かにかぐわしい
麝香と竜涎香の匂いは
イシスよりも強く
横たわる姿は
ジュノーよりも悩ましい

しかし、嗅覚と性の結びつきがいつも良いこととみなされていたとはかぎらない。昔の哲学者たちは、動物が交尾のまえに生殖器に鼻を押しつけるのを見て、嗅覚を下等な感覚と位置づけた。視覚や聴覚のように、美術や音楽で人間を創造性の高みに連れて行くことができない、動物の感覚なのである。中世の哲学者たちは、嗅覚を下品な感覚とみなし、人間の知性をのばすのにはぜんぜん役に立たないものだと考えた。古代や近代の政府は、おそらく人々を支配するにはその性意識を支配しなくてはならないと気がついたにちがいないが、香水を危険で害のあるものだとして禁止したり使用を制限したりしてきた。紀元前一八八年、ローマでは社交儀式の際に最小限の量以上の香水をつけることは許されなかった。

それから約一九〇〇年後の一七七〇年、イギリスの議会は、男性が薫り高い「魔法」の力で予期しない結婚におびき寄せられるのを恐れて、男性を「香水をつけた女性」から保護する法律を作った。一八世紀と一九世紀には、麝香、竜涎香、シベットは有害で「腐敗させる効果」があるので使用するべきではないとされていた。こうした態度のせいで、一八五五年にヴィクトリア女王がパリを訪問したときに大騒動が起きた。そのとき女王はかすかに麝香の香りが含まれた香水をつけていたのである。世俗的な社交サロンならともかく、流行に敏感なフランス宮廷にはふさわしくない香りだった。

そんな嗅覚が科学からのけものにされていたのも不思議ではない。実際、今日でさえ、人間の五感で最も研究されていないのは嗅覚である。鼻と生殖器が結びついているというヒポクラテスの直感に物理的な根拠があるかもしれないという考えが浮かんできたのは、やっと一九世紀の末になってからのことだった。チャールズ・ダーウィンは、動物の顔や生殖器の形の多様性に心を奪われ、また、オスのマンドリルの鼻と生殖器の配置が異常に似ていることに関心を持った。マンドリルの鼻は鮮やかな朱色で、それに対応するようにペニスと肛門は消防車のような深紅である。一方、鼻の両側の隆起はくっきりしたコバルトブルーで、陰嚢の薄い青に対応している。このびっくりするような上下の色彩効果を強調するのが、黄色あるいはオレンジ色の頰髯と、同じ色合いの恥毛である。ダーウィンはマンドリルについて次のように書いた。「ある種のサルに見られる色鮮やかな恥部ほど興味深いものはない……それはおそらく……顔あるいは恥部、あるいはマンドリルのようにその両方にある鮮やかな色は、性的な装飾、誘引の役目を果たしているのだろう」

ほかのサルにもこうした結びつきを示しているものがあり、なかには、鼻と生殖器の対応関係が生殖状態の変化によって強調される種もある。たとえばメスのニホンザルを見てみよう。五カ月ある交尾期間のあいだ、メスの会陰部が膨れて赤くなるのと同時に、顔のピンクも鮮やかになる。オスのニホンザルは陰嚢と会陰だけでなく、顔も同じく真っ赤な色をしている。そして交尾シーズンが過ぎると顔の赤みは消え、同時に陰嚢が体内に引きこまれ、射精も起こらなくなる。これと同じように、マンドリルの派手な赤と青は、劣位のオスや離れオスの場合には色が薄くなり、同時に、陰嚢も縮んでしまう。そして当然なのだが、そうした色彩に問題のあるオスは鮮やかな色の兄弟よりも交尾や生殖で成功を収めることはできない。テングザルの肉厚で明らかにペニスに似た鼻は、群れのなかにメスがいないときには成長が遅れることがわかっている。霊長類のほかに、鳥のいくつかの種でも、鼻と生殖器の形態が生殖と結びついていることがある。たとえばペリカンがそうだ。オスのペリカンのくちばしは、交尾期になると膨らんでこぶができる。これでは視野を妨げ、魚を捕まえる邪魔になるのだが。

鼻と生殖器

ダーウィンは鼻と生殖器の外見が類似していることに注目したが、そのあとに続いて、鼻と生殖器の内部構造も驚くほど似ていることがわかった。一八八四年、アメリカ人外科医のジョン・N・マッケンジーは、呼吸器と鼻の粘膜はクリトリスやペニスの海綿体と同じ、勃起性の組織からできていると指摘した。そして、生殖器にある海綿体と同じように、この組織も性的刺激に反応して充血する。

性的刺激を受けたり、性交したり、オーガズムに至ったりしたあとに鼻が詰まった感じがするのは、鼻の粘膜が勃起するせいなのだ。セックスが鼻に影響するというのは、鼻を使って生計を立てている人たちにはもちろん気づかれていた。聴香師、ワインの検査人、紅茶のブレンダーなどは、「ハネムーン鼻炎」という状態をよく知っている。性行為後に鼻が過敏になった状態のことである。わたしにとっても頷ける話だった。オーガズムのあとで鼻が極端に敏感になった経験があるからだ。それは、鼻が感覚に圧倒されて文字通りに震え、自分を取り巻くセックスの匂いが強烈に感じられるような経験である。もう一度匂いを吸いこめば永遠のオーガズムに溶けてしまいそうな気がした。残念なことにそうはならなかったけれど、その記憶は強烈に甘く残っている。

鼻への血流が増え、その結果鼻の粘膜が充血し、温度も上がる。性交のまえと直後の鼻の粘膜を調べる実験では、一・五度の体温上昇が認められた。クリトリスやペニスの勃起が鼻に及ぼす影響と、低い気温の影響とは同じだ。鼻の勃起性組織の血管が急速に拡張すると、とつぜんの発作的なくしゃみを引き起こし、それには性的な欲望、生殖器の勃起、性交、オーガズムが伴うことがある。スタルパール・ド・ヴィエルが一八七五年に書いた『医学上の珍しい所見（*Observations Rares de Médicine*）』には、「性交のまえによくくしゃみをする人」のことが書かれている。

ジョン・マッケンジーは一八八四年に「血気の多い男性で、妻を愛撫するたびに三度かい女性を見るとよくくしゃみをする人」のことを書いているし、また別の研究者は、一九一三年に「美しい女性を見るとよくくしゃみをする」男性について記述している。ある友人は、性的なことを考えるだけで同じような現象が起きると白状した。いま友人たちは彼がくしゃみをするたびにひやかすように笑うようになった。くしゃみだけではなく、ぜいぜいいうのも性的な状況と結びついている。あるヴィクトリア時代の女性が患っていた「鼻づまりによる」喘息のような呼吸は、夫と毎夜セックスしなくなったら明らかに症状が軽くなった。今日、発作的なくしゃみがセックスの過多によって引き起こされることがわかっている。

鼻・生殖器医学の出現

一九世紀末になって、人間の鼻と生殖器に生理学的な結びつきがあることがわかると、医学の新しい分野が登場した。鼻・生殖器医学である。ほぼ二五年間にわたって、この主題に関するたくさんの本や論文が現われた。その全盛期のあいだに、鼻・生殖器医学はジークムント・フロイトをはじめ大勢の人に影響を与え、その人たちが鼻と生殖器と性行動の関連をさらに探ることになった。一九一二年、この流行の終わりかけに、E・ゼイファートが、鼻と生殖器のあいだには「反射神経」が働いているという説を提示した。そして、「反射」こそが、人間の健康と幸福のすべてを理解する鍵だと主張したのである。

鼻・生殖器医学はまた婦人科の病気に対する奇妙な治療法を生みだした。一九世紀の末、フロイトの協力者だったヴィルヘルム・フリースは、鼻のどの部分が生殖器と結びついているのかを突き止めようとした。彼が嗅部粘膜上に見つけだした「生殖器スポット」は、月経周期や妊娠と関連して出血しやすい部分で、さまざまな婦人科の病気の治療に利用されるようになった。鼻・生殖器スポット提唱者が進める治療としては、その部分の焼灼や、はるかに心地よい方法としてはコカインの吸引などがあった。この医学の全盛期に産婦人科にかかった患者は、陣痛のとき、あるいは単なる生理痛のときも、医師に一つまみのコカインを処方してもらったことだろう。フリースはまた、自然流産の症例には、鼻孔内の手術によって引き起こされたものもあると示唆した。

フリース、マッケンジーといった鼻・生殖器医学の研究者たちは、月経周期や妊娠が鼻に与える影響に興味を惹かれた。女性の鼻粘膜は、二九・五日という月経周期に合わせて膨らみ、赤くなり、敏感になり、充血し、最終的には鼻血を出したりすることがある。実際、月経期間中の鼻血は代償性月経と呼ばれていた。さらに、妊娠段階が進むにつれて、鼻が詰まったり鼻血を出したりする人の割合が増えることも指摘されていた。

しかし、こうした周期的な鼻の変化に科学的な説明がつけられたのはやっと一九三〇年代に入ってからだった。アカゲザルの鼻と生殖器の皮膚が鍵になった。カナダの耳鼻咽喉科学者ヘクター・モーティマーは、アカゲザルの生殖器の皮膚が膨れて赤くなるのと同時に、鼻の粘膜も赤くなることに気がついた。アカゲザルとほかのいくつかの霊長類では、排卵の直前にエストロゲン・ホルモンの血中濃度が最高になるのに合わせて、生殖器近辺の充血が最高潮に達する。血中のエストロゲン濃度は生殖器と鼻の両方に影響を与えていることがわかった。鼻と生殖器に結びつきがあると考えた昔の人たちは正しかったのである。ヒポクラテスが言った不思議な「道」の正体は、おそらくホルモンのことだったのだろう。

現在では、鼻と鼻粘膜は血中ホルモン濃度によって刺激されることが認められている。血管運動性鼻炎（鼻粘膜の炎症）は、血中エストロゲン濃度が急上昇する妊娠中や思春期にはよく起きる病気である。妊娠中には鼻づまりも起きやすい。また、排卵前後に嗅覚が敏感になると同時に（あるいは、その結果）感覚が鋭くなるという女性が多い。これもまた鼻粘膜を循環するホルモンの影響である。このことは研究によっても確かめられている。

鼻と生殖器がホルモンを介して結びついていることは、数々の病気が裏づけている。鼻粘膜の異常（萎縮性鼻炎）は月経不順や無月経と結びつくことが多く、カルマン症候群は無嗅覚症と性腺機能不全が結びついたもので、女性では卵巣が未熟な卵胞しか持たず、男性では精巣が小さく精子を作らず、前立腺が発達しない。嗅覚を失うことは、性行動にも悪影響を及ぼし、無嗅覚症患者の四分の一は性機能不全になる。嗅覚は性機能の発達にも、大人の性行動にも重要な役目を持っているのだ。

フェロモン

鼻と生殖器がホルモンを介して結びついていることには、解剖学的・生理学的な裏づけがある。だが、この強い結びつきの理由はなんだろう。なぜ鼻や嗅覚と生殖器が結びつかなくてはならないのか。答えるには何百万年も昔にさかのぼらなくてはならない。嗅覚の最も基本的な機能は、生物が環境の化学的変化に対応できるようにすることなのである。したがって、嗅覚とは化学物質のセンサーなのだ。この感覚が働くには、空気や水のなかになんらかの粒子、分子が存在しなくてはならない。

嗅覚はまた根源的な感覚でもある。化学的な情報伝達は、生命そのものと同じくらい古く、地球上の生命なら大なり小なりすべてに備わっている手段である。最も単純で最も古い単細胞の生物で、神経系も感覚器官も持たないものでさえ、環境中の化学信号に応答する能力は持っている（化学受容器のおかげで）。化学的な情報伝達（匂い）を利用して、食物を見つけたり、毒や敵などの危険を避けたりする。そして有性生殖が始まったときに（約一〇億年前に始まったと考えられている）生殖を可能にするために働いていた唯一のシステムは嗅覚だったのである。嗅覚が有性生殖において非常に強力な中心的役割を担っているのはそのためなのだ。その後、ほかの感覚も協力するようになったかもしれないが、嗅覚はいまだに第一の原動力となっている。

有性生殖は水のなかで始まったとされている。人類の祖先が陸上で繁殖しはじめるまえ、生物は海のなかで繁殖していた。しかしまえにも述べたように、内生殖器を持たない生物にとって、広大な海という代理子宮に産卵するのは危険がいっぱいだ。悪いとき、悪い場所で生殖体を放出すれば、精子と卵子が出会わないままで流されてしまうこともある。タイミングが肝心だ。そして、そのタイミングを捉えるには、まわりに誰がいるかを感じとって対応できなくてはならない。そこにいるのは同じ種の仲間なのか、異性なのか、性的に成熟しているのか。その三つへの答えがイエスで、危険が迫っていないことがわかれば、生殖体のリズミカルな放出が始まる可能性が高い。ホヤなどの古い形態の生物でこうした爆発的な放出反応を引き起こす化学物質の多くは、現在人間が利用しているものと同じで、ただ、わずかにひねりが加わっている。力点がずれていると言ってもいい。だが、目的は同じだ。人間のゴナドトロピン（性腺刺激ホルモン）を使っても、ホヤに生殖体の放出を起こさせることができる。変わらないものもあるのだ。一度うまく働いたものなら、母なる自然はそれを再利用する。

一〇〇年以上前、ドイツの生物学者で哲学者のエルンスト・ヘッケルは、メスとオスの生殖体が結合するときの最大の引力は嗅覚であると考えた。彼の理論は、性腺細胞には原始的な意識があり、匂いによって互いに引き寄せられるというものだった。ある生物が異なる性のある個体にひきつけられるのは、性腺の刺激への意識的な反応だとヘッケルは考えたのである。ヘッケルの興味深い推測にもとづいて考えると、放出された生殖体は相手に出会うために自ら動いているということになる。水生菌類一種 Allomyces macrogynus の生殖体は化学物質を放射して、お互いにそれを頼りに相手のところに導かれていく。メスの生殖体はシレニンと呼ばれる化合物を分泌し、そのシレニンは精子誘引物質として働き、近くにある精子の細胞質にカルシウム・イオンを浴びせかける。それが精子の泳動パターンを変化させ、その化学物質の源、つまりメスの生殖体に向かわせる。オスの生殖体もやはり誘引物質を作りだしている。パリシンと呼ばれる物質で、卵子はその存在を嗅ぎつけ、近寄っていく。原始的な生命形態において、ホルモン（生体内に出されるメッセンジャー分子）やフェロモン（生物の周囲に放射される伝達化学物質）といった特殊な伝達システムは、こうした単純な化学物質検知システムだったと考えられている。

しかし、哺乳類は単細胞の生物とはほど遠い。どちらかといえば、非常に進化した生物で、特定の機能のために発達した器官や腺や、複雑な伝達システムを持っている。哺乳類では、化学物質を検知する主要な器官は鼻であり、嗅覚情報を受けとり、それを素早く直接に脳に送りこむ。人間の嗅覚は、ブラッドハウンドのようなほかの哺乳類の嗅覚と比べると取るに足りないと言われてきた。ところが、この表現は正確ではない。たしかに、ブラッドハウンドのような水準には達していないが、人間の嗅覚もそれほどバカにしたものではない。人間は少なくとも一〇万種の匂いを嗅ぎ分けることができるのである。

人間は信じられないほど匂う生物でもある。皮膚の表面全体にわたって多数の分泌腺が存在するからだ（表6-1参照）。実際、霊長類のなかでも、人間は匂いを出す腺を最も多く持っている部類に入る。思春期になると、生殖器が発達するにつれてそうした腺も急

表6-1　人体の主要な腺がある場所

主要な部位	腺のタイプ 皮脂腺	アポクリン腺
頭	★	★
顔	★	★
まぶた	★	★
耳管	★	★
鼻前庭	★	★
上唇	★	
口腔粘膜	★	
腋窩		★
乳首と乳輪	★	
胸の中線	★	
臍のまわり		★
恥丘		★
大陰唇	★	★
小陰唇	★	
ペニスの包皮／亀頭	★	
陰嚢	★	
会陰		★

皮脂腺は皮脂を分泌する。濃く、脂性で、透明な分泌物である。思春期になってから分泌が始まるので、生殖に関連する機能を持つと思われる。最も密度が高いのは生殖器の皮膚で、1平方センチメートルあたり900もの皮脂腺がある。アポクリン腺から分泌されるのは粘着性で脂性の物質で、色は驚くほど多様である。乳白色がかった灰色、白、赤みがかった色、黄色みがかった色、黒いものさえある。皮脂腺と同じように、アポクリン腺も思春期に機能しはじめるので、やはり生殖的な役割を持つと思われる。女性は男性よりはるかに多いアポクリン腺を持つ。ストッダート・D・マイケル、『匂うサル　人間の匂いの生物学と文化（*The Scented Ape:The Biology and Culture of Human Odour)*』（1990年）より作成。

速に発達する。そして、嗅覚というのは避けることのできない感覚である。目は閉じることができるし、耳もふさぐことができる。だが、匂いを嗅ぐのを止めることはできない。匂いは息を吸いこむたびにどうしても入ってくる。恐怖の匂い、食べ物の匂い、興奮の匂い。人間はほかの哺乳類と同じように、こうした香りを認識し、鼻の指令に従うことを学ぶ。そう考えると、単純な生物と同じように、人間においても化学物質の検知が性的・社会的な情報を伝える重要な因子となっていると考えても間違いではないだろう。

女の子は砂糖と香料からできている？

わたしの好きな匂いは二つ。母が時間をかけて焼いた肉とポテトのパイの匂い、それに、わたしのあそこの濃厚な匂いだ。化学物質によって描きだされた家族の愛情と性的な愛情である。わたしの好きなヴァギナの匂いは、最も深い、真実のわたしを表わす匂いだ。わたしの豊かさと成熟と快楽を表わしている。これは変化しやすい匂いでもあり、月経周期の四日目くらいから始まる。その日から排卵の日まで、豊かで、甘く、深みのある、いい香りがするのがわかる。排卵日を過ぎると、どことなく果物のような香りに変わる。おおっぴらに話題にされることはめったにないが、ヴァギナとその分泌物が発散する官能的で力強い香りは誰もが知っている。この親密でエロチックな香りと味は、さまざまな文化がほめたたえ、熱望してきた官能の喜びなのである。

中世ヨーロッパの高級娼婦は、客を惹きつけるために自分の分泌物を耳の後ろや首筋などに塗って香水の代わりにしたという。また、南スペインの女性たちは、ヴァギナの粘液をほんの少量、耳の後ろやこめかみに塗ったと言われる。その香りに、ジャスミン、橙花油、没薬《ミルラ》、イランイラン、フランジパーヌなどの香水が混ぜ合わされた。この伝統の起源は古代中国の道教にあり、それがムーア人に伝わり、ムーア人からスペインに伝わったとされている。ナポレオンは、ジョゼフィーヌに彼が家に帰るまで体を「洗わないように」と言ったことで有名だし、ヘンリー三世は、メアリー・オブ・クレーフェの下着の匂いを嗅いでから、一生彼女に恋い焦がれつづけたと伝えられている。

インドの性の教典『アナンガ・ランガ』はヴァギナの感覚的な魅力を詳細に描いている。女性を四つの種類に分け、生殖器の匂いと味と形をほめたたえている。第一は、パドミニ（蓮の女性を表わすサンスクリット語）で、そのヴァギナは開きかけの蓮のつぼみに似て、太陽の光を愉しみ、強い手に触れられることを喜ぶ。分泌物は咲いたばかりの百合の花の香りがする。チトリニ（芸術の女性）は柔らかく盛り上がった恥丘と甘い蜜の香りがするヴァギナによって見分けられる。その液体はやはり蜜の味がするという。そして非常に熱く、たっぷりしているので、大きな音を立てる。次はシャクヒニ（妖精、あるいは巻貝の女性）。これは常に湿っていて、キスされたりなめられたりするのが好きだ。その液体は辛く塩気がある。最後がハスティニ（ゾウの女性）、クリトリスを刺激されるのを好む。分泌物は「発情した雄ゾウの」味がする。ゾウが発情したときにこめかみから流れる麝香の香りがする汁のことである。

女性の生殖器と香りの結びつきは、ヴァギナを呼ぶ言葉によって裏づけられている。「麝香の枕」、「花開く芍薬」は中国語でヴァギナを呼ぶときの言い方で、一八世紀イギリスでは、蜜の壺、薔薇、苔薔薇のような言葉が使われていた。蜜とヴァギナは結びつきが強い。甘い蜜の匂いがするヴァギナについて語っているのは『アナンガ・ランガ』だけではない。月経周期の特定の日には、あらゆる女性のヴァギナは蜜の味がすると言う人もいる。結婚の儀式に蜜が使われることが多いのは偶然ではない。たとえばヒンドゥ社会では、結婚の宴で花嫁のヴァギナに蜜を塗る習慣があるし、新婚夫婦は蜜月《ハネムーン》を楽しむことになっている。蜜は催淫剤と考えられているし、もちろん、愛する人をハニーと呼ぶ。

ギンバイカも女性生殖器の匂いがすると伝えられてきた。「ギンバイカの実」はクリトリスや小陰唇を表わす言葉として使われてきた。大陰唇のほうは、一世紀のギリシャの医学者ルポスによれば、ギンバイカの唇だという。白やピンクの花と、薫り高い藍色の実を持つギンバイカは、ギリシャの愛の女神アフロディーテの聖なる植物でもある。アフロディーテが貝殻にのって波のあいだから姿を現わしたとき、淫らなサテュロスから裸をじろじろ見られ、浜辺に生えていた薫り高いギンバイカの枝を取って性器を隠したという伝説がある。ギリシャ人はこの植物を何物にも増して美しい香りがすると考え、現に、ギリシャ語の名称 murto は、香水と同じ語源を持っている。そして、アフロディーテとのつながりを考えれば当然だが、ギンバイカは強力な催淫剤とも考えられている。たとえば、デイオスコリデスは『薬物誌』のなかで、ギンバイカの油を、茶に入れて飲むと清涼剤、催淫剤、殺菌剤となると記述している。

ヴァギナの匂い

女性生殖器の濃厚な香りをあなたならどのように描写するだろうか。百合や蓮の香り？　蜜の甘い香り？　それともロバート・ヘリックが恋人を描写したように「麝香と竜涎香の匂い」だろうか。女性の香りについての最も美しい描写はピエール・ルイスのものだろう。ルイスは、若い女性の腹に頬を当てて横たわり、「百合の香りに満たされ」ていると書いた。この一節の呼び起こす感覚は力強く心地よい。ヴァギナを百合にたとえたのはルイスだけではない。百合や蓮は、とくに東洋の文化においては、ヴァギナあるいはヨニの一般的な象徴である。たとえば、サンスクリット語では蓮をパドマと言うが、これはヨニを指す言葉でもある。中国の性愛指南書はヴァギナを金の蓮と呼び、ラテン語で睡蓮を表わすnymphaeaは、小陰唇を呼ぶのにも使われている。

ほかのところでも、蓮と女性生殖器の思いがけない結びつきが見られる。ギリシャ神話では、蓮の実を食べると夢うつつの状態になり、すべてを忘れてしまうとされている。夢見る人は、一日じゅう何もせずに横たわって伝説の果実を食べている。この果実が何かというのはどこにも書かれていない。ただ、もしそれがヴァギナのことだとしたら、蓮を食べるという言葉は新しい意味になる。しかし奇妙なことに、古代エジプトでは蓮の匂いを嗅ぐのが娯楽の一種だった。青い百合や蓮の薫り高い花芯に鼻をうずめている男女の姿がたくさん描かれている（図6‐2参照）。古代エジプト人の娯楽のように見えるこの行動にどんな意味があるのかは長いあいだ歴史学者を悩ませていた。最近になって、科学者が興味深い説を思いついた。青い百合の匂いは催淫剤の効果があるのではないかというのである。この特殊な蓮は、バイアグラに似た薬理作用がある。どちらも生殖器を充血させる効果を持つ成分が含まれているのだ。蓮というのが本物の花であれ、女性生殖器のことであれ、その香りは強力な催淫剤で、蓮とヴァギナは香りを介して結びついている。インドをはじめ、ペルシャ、エジプト、日本の文化で蓮が聖なる花とされているのは、この特徴のせいだと思われる。

三番目に好きな香りをあげろと言われたら、ヴァニラの香りということになるだろう。香りの種類で言えば、ヴァニラは芳香あるいは麝香に似た香りである（香りの七種類はのちほど詳述する）。驚くことではないだろうが、ヴァギナを描写するのに使われる香りは、通常この種類に分類されている。実際、芳香というのは、女性の生殖器の香りだと言って

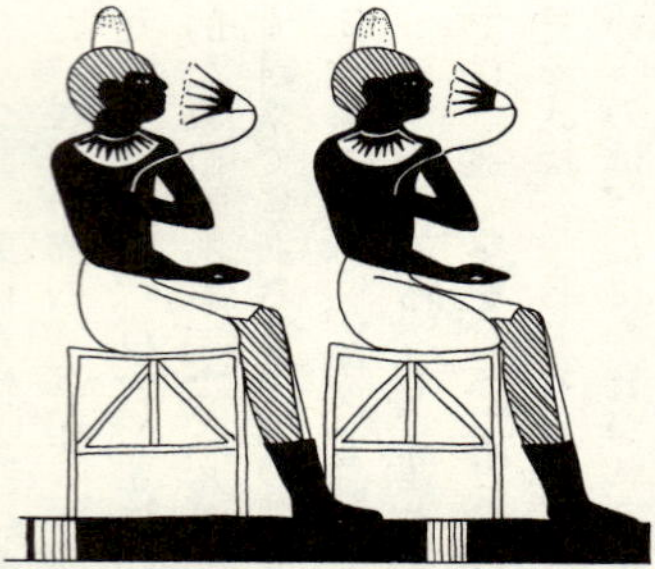

▼6-2　テーベのナフトの墓から発見された画像。宴会の情景（第18王朝）。客はかつらに円錐状のミルラの樹脂をつけ、青い蓮の催淫性の香りを嗅いでいる。

もいいほどだ。麝香、百合、竜涎香、ヴァニラ、すべて濃厚で豊かで官能的な香りである。さらに詳しく言えば、芳香（ambrosial scent）の語源は、竜涎香（amber）という、マッコウクジラの腸管にできる樹脂状の物質である。ギリシャ人は、この魅力的な香りをelektronと呼んだ。こすられると火花を散らす物質のことである。ギリシャ人にとって、芳香は生命の霊薬であり、神の食物でもあった。

ヴァニラの匂いはたしかに芳香である。それはまた、ヴァギナの匂いを形容するのによく使われる匂いでもある。そして、この結びつきにも言葉による裏づけがある。現実のヴァニラは熱帯に育つツル性の蘭で、緑がかった黄色い花が咲き、肉厚の莢に種、あるいは豆が入っている。食物に香りをつけるのに使われるのは、この豆と莢である。このラテンアメリカの蘭はスペイン人入植者によってバイニーリャと名づけられた。上端に割れ目のある長い肉厚な莢が女性の生殖器を思わせたからだという（匂いがなんらかの記憶を呼び起こしたかどうかについては何も言われていない）。バイニーリャというのはスペイン語でヴァギナあるいは莢を指す言葉からきている。したがってヴァニラは文字通りには「小さなヴァギナ」という意味になる。

ヴァギナの匂いを一つにまとめている分類法は、一八世紀スウェーデンの植物学者カール・フォン・リンネ（カロルス・リンネウス）によって作られた。リンネは匂いを快適さに応じて七つに分類した。快い匂い（サフランや野生ライム）、ヤギの匂い（チーズや肉や尿の臭い）、高貴な匂い（これまで見たような、竜涎香あるいは麝香のような匂い）、不快な匂い（ジュピターの金玉と異名を持つクルミもこれに入る)、吐き気をもよおす匂い(いやな臭いの樹脂、阿魏《あぎ》)、芳香(柑橘類、アニス、シナモン、クローブ)、ニンニクの匂い(ニンニクは百合の一種である)。

リンネは匂いについて率直に語った。サンザシの花の香りを女性生殖器を思わせる匂いだと主張した。これは中世からずっと残っている連想で、性の快楽に捧げられた五月祭に、朝につんだサンザシを身につけた人たちがメイポールのまわりを踊りまわったことからきている。リンネはまた薔薇のいくつかの種も女性生殖器の匂いがするとしていた。実際、西洋ではピンクと赤の薔薇は一般的なヴァギナのシンボルとなっている。しかし奇妙なことに、また残念でもあるが、リンネがヴァギナそのものの名前をつけたChenopodium vulvaria(アカザの一種)は、魚のような匂いがするらしい。魚臭いのは健康で清潔なヴァギナの匂いではない。どちらかというと、ヴァギナ内のバクテリアの平衡異常を示している。同じように、ペニスのバクテリアが異常になるとニラや腐ったチーズの臭いがする。

リンネは非常に保守的だったが、植物をヴァギナやペニスの特徴で描写することで有名だった。雌しべや雄しべがヴァギナとペニスになるだけではなく、植物の繁殖システムは結婚になぞらえられた。彼はその調子で、植物の世界を結婚のタイプに応じて種類分けした。たとえば、一夫制(夫が一人、ペニス、つまり雄しべが一本)、二夫制(夫が二人、ペニス、つまり雄しべが二本)、あるいはそれ以上。また、結婚が公的なものか秘密のものか、など。彼は自分の妻を「わたしの一夫制の百合」と呼んだ。東洋では百合はヴァギナのシンボルだったが、西洋ではずっと処女のシンボルだったのである。

女体という香箱

では、どうして女性はこんなふうに匂うのだろうか。答えは二つある。最初のものは文字通りの問いに対する答えだ。女性の液体の成分と、その分泌物の出所である。第二の答えは、女性の匂いがほかの人に与える影響に関するものだ。つまり、その匂いが伝えるメッセージにかかわっている。最初の答えから見てみよう。ヴァギナ液の成分は何か。女性生殖器の匂いは、生殖器が分泌するさまざまな分泌液のカクテルである。子宮頸、子宮、卵管、ヴァギナ壁、前立腺、そのほかの器官からの分泌物が混じりあっている。フランス語では、この混じりあった芳香を女性の香炉と呼んでいる。

女性の生殖器には粘液を分泌する腺が備わっている。その一つがバルトリン腺で、大陰唇の下部、前庭球と球海綿体筋の近くの深部に位置している。この腺は、一・五から二センチメートルほどの排出管を通して、膣口下部あるいは膣前庭の両側（五時と七時の位置）に液体を分泌する。膣前庭の周辺には小さな前庭腺がいくつかある。数は人によって違い、平均で二個から一〇個のあいだだが、一〇〇個以上ある女性もいれば、まったくない女性もいる。この腺からも液体が出る。生殖器全体に配置されているアポクリン腺もこの香りに加わる。

小陰唇も豊かな香りを供給している。毛穴はないが、皮脂腺（毛穴と周囲の皮膚に保護のための皮脂を供給する腺）はたくさんある。小陰唇の皮脂腺は、男性の包皮から分泌されるのと同じような、白い脂性の物質を分泌する。なんらかの理由で、髪の黒い女性は金髪の女性より陰唇にある皮脂腺の数が多い。大陰唇にも皮脂腺がたくさんあり、女性の香りにもう一つの色合いを加えている。さらにもう一つ加えるとすれば、生殖器の栄光に冠を添える三角形の恥毛である。これでヴァギナの香りは完全でホットなものになる。一九世紀フランスの詩人、シャルル・ボードレールが言ったとおりだ。

物憂く、黒く、豊かな巻き毛
生きた匂い玉、香炉
野生の、麝香の香りが漂う

女性のバルトリン腺は特徴のある香りの主要な源だと言われているが、これを裏づける証拠はまだほとんどない。この液体について知られていることは、透明で、粘液様で、アルカリ性で、卵巣ホルモンに支配され、性的興奮状態で増加するということである。この腺はほかの哺乳類にも存在する。カモノハシではクリトリスのそばに排出口がある。オポッサムの分泌液は尿生殖洞に流れだし、ブチハイエナの場合は非常によく発達したバルトリン腺があって、尿道のクリトリス先端近くに液を排出している。哺乳類のオスにある同じ性質の腺にはカウパー腺という名がついている。

哺乳類のメスにはクリトリス腺から分泌するものも多い。ネズミでは、クリトリス腺の主要な導管はクリトリスの表面に沿ってのび、尿道口の両側で液を排出するため、尿道とヴァギナの両方に通じることになる。このクリトリスあるいは尿道の分泌物の匂いは、オスのネズミにとって非常に魅力的なものである。クリトリス腺は、オスの陰茎包皮腺の相同器官で、オスの腺はペニスの両側に対になって存在している。多くの動物で、分泌物と匂いを出すのに主要な働きをしているのは包皮腺である。たとえば、ジャコウジカの包皮嚢からは赤いゼリー状の分泌物が出るが、それが麝香なのである。

男性の副腺と比べると女性の副腺についてはほとんど知られていない。これには、女性前立腺の存在と機能を無視する科学界と、女性の生殖腺が予想外に多いとわかったのが最近になってからのことだという事情がある。一九九一年、科学者は完全に新しい型の女性生殖腺を発見した。これまでのところ、その腺はどこにも分類できずにいる。その肛門性器腺は真皮のなかにまでのび、エクリン腺やアポクリン腺の二倍の深さで、エクリン腺にもアポクリン腺にも乳腺にも分類できない。その腺と分泌物は独特の超微細構造を持っている。仮に汗腺として記述されてはいるが、その機能はまだわかっていない。発見者たちは、その腺にはなんらかの性的な機能があり、おそらくは嗅覚が関係しているだろうと考えている。形態は乳腺に似ている。時には複雑に発達して丸い突起のようになることさえある。女性の陰部に乳汁を分泌する乳腺が発達するという珍しい症例があるが、その原因となっているのがこの腺の存在なのではないかという説もある。中世ヨーロッパの魔女狩りの資料に、中年あるいは老年女性の外性器にいわゆる「魔女のしるし」あるいは「悪魔の乳首」が見つかったと記録されているのは、ほとんどがこの症例だったのだろう。ある魔女狩り人の記録には、「メアリーは陰部に乳首があり、それは痔とは違ったものだ」とある。

嗅いで味わう受胎能力

女性の生殖器はたしかに匂うし、性的な匂いのサインを出すための仕組みも備えている。だが、実際にそうしているのだろうか。なんといっても、仕組みが存在するからといってそれを使っている証拠にはならないのだから。それに、その匂いがほかの個体に効果を及ぼしているのだろうか。女性の匂いが反応を引き起こし、時には劇的な結果をもたらすこともあるという証拠が増えてきている。哺乳類の世界では、性行為の前段階として鼻を生殖器に当てることが観察されている。チャールズ・ダーウィンは公表するつもりのない観察ノートに次のように書いている。「オスがメスの生殖器の匂いを嗅ぐのを見て驚く必要はない。自分自身の陰部の匂いとは違うからだ」

霊長類のオスの大半は、メスの生殖器の匂いと味に特別な関心を持っている。毎月何日間にもわたって、頻繁に匂いを嗅ぎ、なめたり触ったりする。この行動が排卵期だけに限られる霊長類もあるし、クモザルのように月経周期のすべての期間に繰り返し性器を嗅ぐ種もある。ある種の霊長類では、オスもメスもお互いに生殖器をなめたり鼻を擦りつけたりすることがよくある。マンガベイ、マカーク（アカゲザルやニホンザルなど）、ヒヒ、ゴリラ、オランウータン、チンパンジーなどでは、ヴァギナを詳しく調べるのが性の儀式の一部となっている。どうするかというと、一本ないし数本の指をヴァギナに差し入れ、引きだした指を嗅いだりなめたりするのだ。アカシカ、ヘラジカ、トナカイをはじめ、ほかの多くの哺乳類もメスの生殖器をなめることに特別な関心を持っている。昆虫のいくつかの種も同じことをする。コウモリの一種、ハイガシラオオコウモリの性生活の特徴は、メスの生殖器に深く舌を差し入れる行為である。残念なことに、オオコウモリが求めているのが匂いによる刺激なのかまったく別のものなのかははっきりしていない。

女性生殖器の分泌物が、性的成熟の度合いを示すと指摘する研究もある。アカゲザルの研究では、ヴァギナの匂いからメスの性的な状態（排卵しているかどうか）がわかり、排卵の時期にはオスの射精頻度が最高になることがわかった。サルだけではなくネズミでも、ヴァギナの分泌物がオスの交尾行動に重要な役割を果たしている。しかし、ネズミの場合にはもう一ひねりが加わっている。メスの発情の匂いに刺激されて交尾行動を起こすのは、性経験のあるオスだけなのである。未経験のオスは嗅覚の呼び声に耳を傾けないようなのだ。メスのネズミがオスを引き寄せる手段はもう一つあり、それはクリトリス腺の分泌物である。この腺は数々の誘引物質を分泌しているが、そのうちの一つはとくにオスをひきつける。驚くべきことに、生殖力のあるメスのこの匂いは、物理的刺激なしでオスを勃起させることができる。

粘液の濃度

シリアン・ゴールデン・ハムスターのヴァギナ分泌物は最もよく研究されている。この分泌物はオスを引き寄せ、性的に興奮させる。排卵の前夜、メスのハムスターは自分の縄張り境界にヴァギナからの分泌液でマークをつける。そして地下にある自分の巣にオスをおびき寄せる。その液体に含まれる主要な誘引分子として二硫化ジメチルがある。ブロッコリーに似た匂いがする化学物質で、自然には非常によく見られる。仔ネズミを母親の乳首に引き寄せる物質であり、人間の歯周病で悪臭を起こす主成分でもある。だが、ハムスターのヴァギナ粘液にはそれ以上のものがある。ゴールデン・ハムスターの求愛・交尾行動の最終段階は、アフロディジンというプロテインによって引き起こされる。このプロテインは、交尾のまえにメスの生殖器をなめたときに摂取したものである。オスがメスにマウントし、骨盤を動かす行為を導きだすのは、このアフロディジンとの物理的接触なのだ。

ゴールデン・ハムスターの場合とは違って、霊長類では、メスの生殖状態を示すヴァギナ分泌物についてはまだ明確になっていない。ヴァギナ粘液の化学組成は月経周期を通して変化することがわかっている。とくに興味深いのが、ヴァギナ内バクテリアの活動によってできる脂肪酸の濃度である。アカゲザルでは、こうした脂肪酸の濃度が、排卵前に集中的に増えてほぼ二倍にまで達する。これと同種の分子、また、ほかのよく似た成分も周期的に増減し、排卵前の短期間に頂点に達する。

女性のヴァギナ粘液一ミリリットル中に存在する脂肪酸あるいは性誘引物質の量は次のとおり。

酢酸	一〇・〇μg
プロピオン酸	七・〇μg
イソ酪酸	〇・五μg
n‐酪酸	〇・五μg
イソ吉草酸	二・〇μg
イソカプロン酸	〇・五μg

しかし、濃度は女性によって非常に異なる。ある研究によれば、六三・五パーセントの女性はヴァギナ粘液内にこうした脂肪酸をすべて持っているが、二・五パーセントには脂肪酸がまったくなく、三四パーセントには酢酸だけがあった。また、経口ホルモン剤の避妊薬を摂取している女性では、脂肪酸濃度が非常に低く、周期中間にあるはずの濃度上昇も見られないことがわかった。ヴァギナ内の脂肪酸の濃度は体内で作られたエストロゲン

に支配されているのだから、そうなっても不思議ではない。合成エストロゲンの含まれたホルモン剤を飲めば、女性の自然なホルモンバランスが乱され、その結果、ピルを飲んでいる女性はわずかに違う匂いがする。

女性のヴァギナの匂いが男性によってどう受け止められるかについての調査からは、いくつかの相反する結果がもたらされた。とくに興味深いのは排卵前後の匂いである。ある研究では霊長類のヴァギナにある脂肪酸を合成して、月経周期のさまざまな段階にあるヴァギナ粘液を模倣した性誘引物質を作りだした。ほとんどの男性はその匂いを嗅いで不快を感じた。驚くような結果だ。とはいえ、匂いとセックスに関しては、化学的背景も含めて、背景が肝心なのである。男性たちは合成の性誘引物質から顔を背けたように見えたが、女性の写真（あらかじめ中程度の魅力とされた写真）を見ながらその物質の匂いを嗅ぐように言われると、とつぜんその女性が魅力的だと言いはじめた。

性誘引物質の匂いを嗅ぐと、性的な判断が狂ってしまうらしい。さらに、排卵期の液体を模した匂いを嗅がせると、男性のテストステロン濃度が急激に上昇した。女性が発散する化学的なサインは、睾丸の機能を支配する役割を持っている可能性がある。ほかの研究でも、男性は女性が排卵していることを意識していなくても、肉体はそれを知っていて、テストステロン濃度が上昇することがわかった。

もっと最近の研究では、男性が匂いだけからパートナーの排卵を察知できることが明らかになった。同じく重要なのは、排卵あるいは生殖力を示す匂いは、ほかのときの匂いより魅力的だと判断されるということである。まえの研究とこの研究には大きな違いが二つある。第一は、こちらの研究では匂いが合成ではなく自然のものだということ。第二は、匂いを分泌する女性とそれを嗅ぐ男性には長期間の関係があることである。この場合、排卵期に発散される自然の匂いは、このグループの男性によって、月経周期のほかの時期の匂いよりも心地よいと評価された。それはまた、ほかの匂いよりも長い時間刺激する傾向があり、同時に、もっと刺激を求める欲求を生みだした。

ヴァギナの香りの引力を試す最後のテストは、もちろん、それによって性行動が増加するかどうかである。アカゲザルでは、その答えは断固たるイエスである。メスに性誘引物質をつけると、オスの性行動が急激に増加する。しかし、人間での結果はそれほどはっきりしたものではなかった。皮膚に合成の性誘引物質をすりこんだ女性は、パートナーとの性行為にとりたてて変化はなかったと報告した。公平を期すために付け加えると、この結果は、催淫剤に影響される能力についてよりも、わたしたちの感情生活や性生活の複雑さについて多くを物語っているのだろう。それに、合成誘引物質についても何かを物語っているのかもしれない。

匂いの情報力

なぜ受胎能力の状態を外に示さなくてはならないのかという理由を考えるまえに、体から出るほかの香りについて見てみよう。というのは、哺乳類のメスの生殖状態、つまり生殖体が準備できているかどうかや妊娠中かどうかなどを示すのに重要なのは、ヴァギナの分泌物だけではないからだ。哺乳類は豊かな香りの貯蔵庫であり、人間も例外ではない。そして、尿、唾、汗、涙をはじめ、ほかのたくさんの体液すべてが種によって異なる発情効果を持っている。さまざまな匂いの発生源となる尿は非常に重要だ。腎臓によって作られ、雑多な成分を持つ尿は体外に出る通り道で、前立腺などの副腺によって香りをつけられる。

尿に個体の状態についての情報がどれほど含まれているかは驚くほどだ。健康、ストレスの程度、生殖状態、社会的地位、代謝特異性など、尿からすべて読みとることができる。人間の尿は排出された老廃物として、できるだけ素早く洗い流すべきものとされる。しかし女性の尿は、妊娠検査の結果を待ったことのある人ならわかるように、非常に重要なものなのである。女性の生殖力の状態を伝える点ではヴァギナ分泌物と肩を並べる。それを利用して簡単な排卵検査道具が作られているほどだ（女性のホルモン濃度によって決定される汗の酸性度を測る腕時計に似た排卵検知装置もある）。

尿の匂いには性的な力もあり、みながみなそれを見過ごしているわけではない。マルケサス諸島ではいいヴァギナがほめたたえられるとまえに述べたが、尿のエロチックな性質も評価される。人類学者によれば、ある種の果物は匂いを悪くするからというので少女には与えられないという。インドでは、結婚式で新郎の心を捉えるための儀式に新婦の尿の匂いが使われていた。女性だけが知っていたこの慣習では、新婦の尿をしみこませた布で灯心を作り、何も知らない新郎にその匂いを嗅がせる。古くからの呪術でも、女性が男性をとりこにするにはコーヒーに尿を入れて飲ませるといいとされている。まだ試してみたことはないが、いい方法のように思える。

尿は生殖力の状態を示す能力があるというのだが、動物のメスは尿をそのように利用しているのだろうか。哺乳類のオスが尿や副腺の分泌液を使って縄張りをマークすることはよく知られている。だが、メスはどうだろう。残念なことに、哺乳類のメスが尿や分泌液を排出して自分に関する情報を伝えていることについて書かれたものは比較的少ない。とはいえ、これはよくあることなのである。しかし、哺乳類のメスの性行動に関する研究が進むにつれ、メスが体液を使って生殖力に関する情報を伝えていることがしだいに明らかになってきた。

発情期のブタは頻繁に排尿してまわりのオスに自分が今生殖力があるというメッセージを送る。オスがそのメッセージを受けとると、匂いをたどってメスのもとへ行く。最初に尿を見つけると匂いを嗅いだりなめたりして、それからメスの尿の上に排尿する。ブタの交尾はこのようにして始まる。メスのウマやシカも性的な動作として排尿する。その尿の効果は驚くべきもので、オスは頭をそらせ、上唇を巻き上げ、その結果さらに尿の匂いを吸いこむことになる。この表情はフレーメンと言われ、ほかの哺乳類にも見られる（フレーメンという言葉は誘惑するという意味のドイツ語からきている）。

ウマの場合、オスウマは発情の匂いで興奮しなめたり触ったりしてメスウマを刺激しはじめる。メスの尿がオスを活気づける力は、イエネズミの場合を見るとはっきりとわかる。メスのイエネズミの尿は、オスの黄体形成ホルモンの血中濃度を急激に増加させる。こうした効果は霊長類にも見られる。オスのキツネザルは日照時間が少なくなるとテストステロン濃度が低くなり、活動が減って交尾回数も減る。ところが、メスの尿の匂いはテストステロン濃度を上げ、社会的・性的活動を活発にすることができる。

インドゾウの尿による合図はある程度詳しく研究されている。メスゾウの発情周期は一六〜一八週と長いが受胎可能な期間は短く、数日間だと考えられているが、たったの数時間だという可能性もある。だから、生殖を成功に導くには、受胎能力をよくわかるように示すことが非常に重要なのだ。そのタイミングの問題を尿が解決してくれる。受胎の準備が整うと、メスのインドゾウは尿のなかに(Z)-7-ドデシニルアセテートという化学物質を出してオスにそれを知らせる。これは性的誘引物質として働くと同時に受胎のタイミングを知らせる合図となるのである。

だが、この化学的メッセージの出所は明らかではない。メスゾウの尿生殖器管は非常に長く曲がりくねっていて(外生殖器から卵巣まで一二〇〜一三五八センチ)、粘液を分泌する腺がぎっしりと分布している。ここから出ているのかもしれない。さもなければ、腎臓から尿道併用のヴァギナを通って流れだす大量の尿に最初から入っているのかもしれない。膣または尿生殖器の分泌物、あるいはその両方が受胎能力を宣伝しているのではないかという説もある。メスは排卵の前後になると尻尾の先端にヴァギナ分泌物をつけて、それを空中で振り回す。旗のように尻尾を高く掲げて性の合図をまき散らす。「いらっしゃい、わたしは準備ＯＫよ」と言うための気の利いたやり方ではないか。

改良されたクリトリス？

立ったままで排尿する道具を持っている男を羨みたくなることもある。残念なことに、女性の生殖器はこの仕事にはあまり向いていない。しかし、ある霊長類のメスには奥の手がある。それはクモザルで、まえにも述べたとおり、霊長類でいちばん長いクリトリスを持っている。この勃起性の器官がペニスに似ているという人もいる。しかし、ペニスとは違って、表面に幅の広い溝があり、尿はそこを通って流れる。溝の内側を覆う柔組織も独特で、粘膜のように滑らかである。クモザルのメスは熱帯雨林を覆う上層の木の枝を伝って移動し、そうしながら木の枝に尿でマークをつけて、未来のパートナーに呼びかける。尿をばら撒いて相手を探すという戦術は非常に効果的なようだ。性的に非常に活発で多数の相手と交尾するが、クリトリスを介して尿をばら撒く能力もこの行為を助けているのではないかと言われている。

メスの生殖器が尿をばら撒くのに都合がいいようにできているという考えはとりたてて変わったものではなく、一部のペニスの形態を説明するのにも使われている。たとえば、オスのヤギのペニスは、包皮がめくり返されてぶらさがった管のようになり、それが毛で縁取りされている。尿を遠くまでまた広範囲にばら撒くのに都合よくできている。ほかの霊長類のメスが同じような目的で生殖器を利用しているかどうかはわかっていない。新世界の霊長類、オマキザル科には、クリトリスの大きいグループが四つある。クモザル属、ウーリークモザル属、ウーリーモンキー属、オマキザル属である。ノドジロオマキザルのクリトリスは長さが一八ミリで、ケナガクモザルのクリトリスは体から四七ミリも突きでている（内部の大きさはわからない）。形がこのように変化した理由はまだ明らかにされていない。尿をより広い範囲にばら撒けるようにするためか、性的な快感を増やすためか、あるいはその両方なのかもしれない。

小陰唇の形にも謎がある。この部位は、性的に興奮すると表面が著しく膨れて、分泌物からの匂いが発散されるようにできているという説もある。しかし、そのひだのある形は、まえにも述べたように、古代ギリシャから一七世紀まで、水の妖精を意味するニンフの名前で知られていた。

そして最後に、謎めいた麝香のような香りについて一言。バズマティ米（南アジア、とくにインド・パキスタン産の香りのよい長粒米）、マフア、緑豆、メスのトラ、と並べても共通点があるようには見えないが、実はあるのだ。この四つを結びつけるのは２‐アセチル‐１‐ピロリン（２ＡＰ）という一見変哲もない化学分子である。ところが、２ＡＰの匂いはすばらしく、簡単には忘れられない。バズマティ米の濃厚で特別な香り、緑豆の独特の香り、マフアの花の香り、メストラの恋文の匂い（おもしろいことに、緑豆にはネズミの性誘引物質であるヴァギナ分泌液の成分と同じものも含まれている）。オスばかりでなくメスのトラも、脂分の多い乳白色の香り高い液体を後ろに噴射して縄張りをマークする。この液体の匂いは非常に強く、サンスクリット語のトラ（vyagra）は「匂う」という動詞がもとになっている（生殖器への血流を増加させるバイアグラViagraを開発したファイザー製薬がこのことを知っていたかどうかは不明）。

しかし、雌トラがマークするときの液体には謎がある。脂肪酸、アミン、アルデヒドが含まれ、すばらしい匂いのもとが2APだということもわかっているが、その出所や性質はまだ明らかになっていない。なんらかの圧力によって尿の経路を通って排出され、一部に尿と同じ性質も持ってはいるが、この液体は尿ではない。肛門嚢から出る分泌液でもない。その目的もはっきりしてはいないが、排出の頻度と場所を考えると、性的な合図か縄張りの標識だろうと考えられる。メスのトラがこうした劇的なやり方で排出する液体を製造しているのは未知の副腺なのだろうか。このイメージからわたしが思い浮かべるのは、女性が噴出させる前立腺液のことである。排出されたばかりの女性前立腺液の、異国的でエロチックな麝香のような香りを胸いっぱい吸い込むと、この分泌液の機能が嗅覚的で性的な性質を持つのは絶対に確かだと感じる。メスのトラにも前立腺があるのだろう。

生理はうつるのか

女性生殖器の匂いがオスに効果を及ぼすのは確かだが、その効果はそれだけにとどまらない。女性の受胎能力の状態についての情報は、異性だけではなく同性の仲間にも重要な利害関係がある。哺乳類の多くの種では、メスがほかのメスから嗅覚的な合図を受けとり、生殖のために肉体的・社会的な支援を与える。いい季節に、友人たちに囲まれて出産し子どもを育てるほうが、寒く危険な場所で一人で子育てするよりずっと種の生存を確実にするからだろう。出産の協力に向かう第一歩は、メスの排卵周期に同調することである。つまり、メスの匂いは、グループ内のほかのメスの排卵・月経周期を同調させているのだ(旧世界のサルや類人猿では月経が起き、新世界の霊長類でも、いくらか出血がある)。

この排卵同期現象と、生殖器からの分泌物が効果を及ぼしていることにはたくさんの証拠がある。たとえば、カニクイザル、チンパンジー、ヒヒといった旧世界の霊長類では、ヴァギナ分泌物を媒介として月経周期が同調していることがわかっている。ホルシュタイン種のウシでは、尿と子宮頸粘液が混ざったものが月経周期を変動させる効果を及ぼすと見られている。これまでのところ、最も詳しい研究は、齧歯類とくにネズミとゴールデン・ハムスターにおいて発情周期を決定する尿の役割に集中している。そうした研究によってわかったのは、匂いを通して排卵の周期をほかのメスに伝えるのはいつかということと、尿の匂いは、発情周期のどの時点にいるかに応じて、周期を遅らせたり進ませたりする効果を持ち、できるだけ早く周期を同調させるようなシステムになっているということだった。メスのネズミに排卵前の尿の匂いを嗅がせると周期が短くなり、排卵時の尿では周期が延びる、完全に同調するまでにかかる期間は、平均して三周期（ネズミの発情周期は四〜六日間）だった。

月経の同調は人間の女性でもよく見られる現象である。しかし、このことは何世紀にもわたって論じられ、一九八一年には心理学教授マーサ・マクリントックの古典的な実験によって証明されていたのに、科学界はこの現象を人間が匂いによって生殖状態を伝えている一例だとなかなか認めようとしなかった。やっと認められたのは、一九九八年、マーサ・マクリントックがさらに実験を行なって、人間の女性は体臭によってそうした生殖上の情報を伝えているという決定的な答えを出したときのことだった。この実験では、月経周期のさまざまな段階にある女性のわきの下の汗をほかの女性の上唇に塗りつけ、月経周期に与える影響が記録された（わきの下の汗は、尿やヴァギナ分泌物に代わるものである。おそらくは、女性の感受性を考慮したものと思われる）。

結果は驚くべきものだった。卵胞期（排卵の一二〜一四日前）の汗は月経周期を縮め（マイナス一・七日プラスマイナス〇・九日）、黄体期（排卵後から月経開始まで）の汗は月経周期を延ばした（一・四日プラスマイナス〇・五日）。わきの下の分泌物は、匂いがないように思えても、月経周期を延ばしたり縮めたりしていた。この音のない科学的な伝達の結果として起きるのは、月経周期の同調である。

この研究と、もう一つの研究で興味深い結果が二つ得られた。一つは、かかわっている女性同士の仲がよいほど、月経周期は同調しやすいことである。単純に同じ物理的環境を共有しているだけでは同調は起きない。友情は何を意味するかを考えればこのことは理解できる。友情とは安全である。生殖のタイミングをつかもうとするなら、安全のシグナルがあれば「進め」になる。反対に、敵、あるいは単に信頼できない人のなかにいるのなら危険の可能性がある。つまり「注意せよ。敵と同調して子どもをその手にゆだねるのはよくない」となる。

二つ目の結果は、一部の種では、特定のメスがそのグループのメスの排卵同期を支配しているということである。そのような支配者はツァイトゲーバー（生物のリズムを外因的な周期に同期させる外的因子）と呼ばれる。そのようなメスの影響力については、キヌザル、アカゲザル、タラポワンなどのサルや、ハツカネズミやハムスター、セグロジャッカルなどで観察されている。哺乳類のなかには、コビトマングースのように、支配的なメスだけに生殖周期が存在するものもある。さらに、群れによっては、支配するメスがほかのメスの排卵を完全になくしてしまうこともある。たとえば、受胎能力のある女王蜂の匂いは非常に強力で、ほかのメスの卵巣の発達を停止させてしまう。

この研究から感じるどことなく不安なメッセージは、利用され、ストレスを感じ、不幸な状態にいて二級市民のような従属感を感じていると、排卵が遅れたり止まったりしかねないということである。排卵停止の圧力は女性仲間からくるものだけとはかぎらず、働きすぎで、給料も評価も低い現代女性の不妊の陰には、こうした排卵停止の引き金がある。不妊の八〇パーセントはストレスが原因だと考えられているのである。

男性の匂い

女性の匂いが男性に及ぼす強い影響力を考えると、男性の匂いも支配力を持っていると聞けば嬉しくなるのではないだろうか。その点で最もよく研究されている液体は尿である。とくにイエネズミの尿については研究が進んでいる。イエネズミのオスが出している匂いの合図は、メスの主要な生殖上の出来事三つすべてに重要な役割を果たしている。その三つとは、性的成熟、発情、妊娠である。たとえば、メスのグループにオスが加わると、その三日後には大半のメスが発情する。オスの匂いによって、排卵が早まったり遅れたりして、同期した排卵が起きるからだ。オスの匂いはまた未成熟のメスにも影響を与える。オスネズミの尿にある二つの成分、イソブチルアミンとイソアミルアミンは性の成熟を促進する物質として知られている。妊娠したネズミへのオスの匂いの影響はさらに劇的である。妊娠したばかりのメスは、知らないオスの尿の匂いを一嗅ぎしただけで流産してしまう。若いメスは、ごくわずかな量の尿の匂いを嗅いだだけで、子宮が発達する。オスの匂いによる効果はほかの齧歯類の種にも見られる。

オスの匂いによって生殖器に影響を受けるのは齧歯類だけではない。人間の女性も同じで、男性の尿や息や精液や汗の匂いから影響を受ける。四〇日間のうち少なくとも二晩を男性と同じ部屋で過ごした人は、ずっと一人で過ごした人よりも排卵の起きる率が明らかに高かったという研究がある。ほかにも、週に三回以上男性とともに過ごした女性は、それ以下の女性よりも月経周期が短くなる傾向があることがわかった。

周期の長さへの影響についての詳しい研究では、男性のわきの下の汗を女性の鼻の下に塗り、月経周期への影響を観察した。その結果は驚くべきもので、月経周期の同期に関する研究と肩を並べる。月経周期から判断すると、男性の匂いは女性の卵巣機能をコントロールし、働きをよくする。実験を始めたときに月経周期が正常でなかった(周期が二九・五日より長かったり短かったりした)女性は、周期が二九・五日に近づき、一定となった。

生殖力は二九・五プラスマイナス三日の月経周期と結びついている。不妊の女性はどちらかというと周期が短い(二六日以下)か、長い(三三日以上)傾向がある。このような周期は無排卵の可能性が高い。男性がそばにいて、その男性と親密な関係を持っていれば、そうではないときよりも排卵する可能性が高いという考えは筋が通る。そばに男性がいないのならなんでわざわざ排卵して卵子を無駄にする必要があるだろうか。もっと都合のよいときまで大切に取っておくほうがずっと賢いというものだ。

驚くべきことに、最適だとされる二九・五日は月の周期に一致する。新月から満月になってまた戻る周期である。さらにおもしろいのは、男性といっしょにいる女性は、満月に合わせて出血し、新月のときに排卵する傾向がある。反対に、男性といっしょに暮らしていない女性や、女性のなかで支配的な立場にいる女性は新月のときに出血し、もし排卵するとしたら、満月のときに排卵する傾向がある。なぜ月の周期と女性の生殖周期が正確に一致するのかについて、科学ではまだ説明がついていない。しかし、生殖周期が月の相と結びついている動物種が多いことから、なんらかの生物学的関連がありそうだ。また、女性の子宮内膜の着床しやすさは変動することがわかったが、それが新月のときに最も着床しやすくなるかどうかはこれからの研究課題である。おもしろいことに、園芸に関する言い伝えでは、新月のときに種をまくとよいとされている。

性交と魅惑のリズム

男性が女性の卵巣に影響を与える最後の方法では、勃起したペニスが利用される。性交の肉体的刺激が排卵を起こさせるという事実である。多くの種では、この考えは目新しいものではない。昆虫やダニ、また、ネコ、ウサギ、フェレット、ミンクなどの哺乳類では、排卵は反射的である。言い方を変えれば、性交によって排卵が引き起こされる。こうした種のメスは、充分な性的刺激を受けなければ排卵しない。非生産的な発情周期に代謝エネルギーを無駄遣いせず、成長と生存にエネルギーを集中する賢い仕組みである。一方、いわゆる自然排卵を行なう種は、ホルモン濃度の変動に応じて卵子を放出する。人間、アカゲザル、ヒツジ、ブタ、ウシ、齧歯類などが自然排卵を行なう種である。

しかし、排卵、とくに自然排卵にはまだ科学で解明されていない部分がある。それぞれの排卵周期に影響されるのが一部の卵子だけなのはどうしてなのか。さらに、育った卵胞が破れ、卵子を押しだす実際のきっかけは何かもわかっていない。成長した卵胞の内側に圧力の高まりがあることと、ホルモンが重要な役割を果たしていることは知られている。黄体形成ホルモン（ＬＨ）と卵胞刺激ホルモン（ＦＳＨ）が同時に急増し、それをきっかけに酵素が順次活性化され、その触媒反応によって成長した卵胞を入れていたコラーゲンが破れる。しかし、自然排卵ではまだパズルの一片が見つかっていない。

自然排卵は以前に考えられていたほど規則的でも周期的でもない。変則な周期を持つ女性は多いし、前項で述べたように、無排卵の場合もある。残念なことに、無排卵がどの程度よくあるのかはわからない。ふつう排卵が意識されることは少ないので、月経が無排卵かどうかに気づかないことが多いからだ（とはいえ、わたしもそうだが、卵巣に締めつけるような排卵痛を感じる女性もいる）。人間やその他の自然排卵の種では、毎月排卵があるのだろうか。そうではない可能性が高い。

余談だが、排卵痛を感じとりたい人のために。まず、卵巣の位置を知らなくてはならない。そのためのいちばんいい方法は、両手の掌を胃にあて、親指を水平に伸ばし、親指の先端を臍のすぐ上にくるようにして下向きの三角形を作る。親指の線が三角形の底辺、人差し指の合わさったところが頂点となる。そして、小指の先端が指している部分が左右の卵巣の場所である。場所を知れば排卵痛を確かめるのに役立つだろう。

女性がセックスをするかどうかも排卵するかどうかの要素となる。セックスが多ければ多いほど、排卵の可能性は高まる。いくつかの研究によれば、日常的に性行為をしている女性は、月経周期の九〇パーセント以上で排卵しているが、セックスをしないか、ときたまにしか性行為をしない女性は、月経周期の五〇パーセント以上で排卵していない。この現象は、自然排卵をするほかの種でも見られる。ヒツジ、ブタ、ハツカネズミ、ネズミなどでは、交尾や、ヴァギナとクリトリスの刺激があれば、それがなかった場合よりも早く排卵することがわかった。人間の場合に予期しない妊娠の多くは、月経周期の終わりごろには受胎できないという誤った認識が原因となっていると考えられる。性交が排卵を刺激して、妊娠という結果にいたることはよくあるのだ。

性交が排卵の可能性を高める経路はいくつもある（図6－3参照）。多くの、おそらくはほとんどの哺乳類では、交尾とヴァギナや子宮頸の刺激に伴う黄体形成ホルモン（LH）の急増が排卵の要因である。また、性交自体が卵巣の収縮によって最も直接的な影響を与えている可能性もある。卵巣全体の収縮による緊張が発達した卵胞の張力と卵胞内の液圧を上回ると卵子が放出される。こうした卵巣の収縮は反射排卵をする種（この場合はネコ）と自然排卵をする人間の両方で記録されている。

もしもオスが性的テクニックによってメスの卵巣を収縮させることができるとしたら、このことに、LH濃度の上昇が加わって排卵が起きるかもしれない。多数の種を対象にした研究では、排卵を誘発するには交尾のスタイル、長さ、頻度が重要だということが明ら

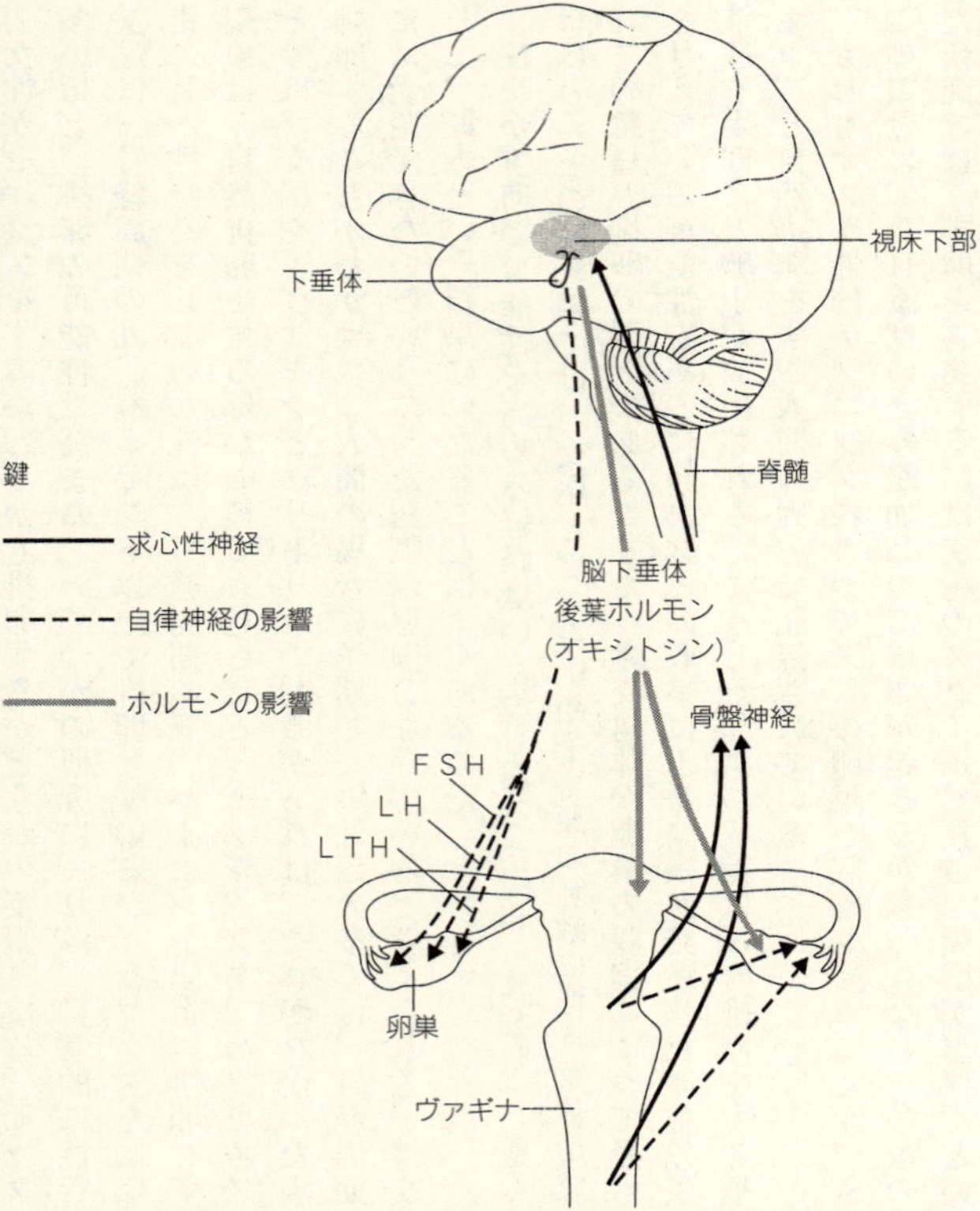

▼6-3　哺乳類においてセックスの刺激が排卵を誘発する経路。性的刺激は排卵を誘発したり、刺激がない場合よりも早めたりする：LHは黄体形成ホルモン、FSHは卵胞刺激ホルモン、LTHは黄体刺激ホルモン（J chle, 1975、Eberhard, 1996より作成）。

かになった。プレーリーハタネズミは、オスのスラスト運動の回数が非常に多ければ排卵する可能性が高くなる。オスによる刺激の程度は、メスが排出する卵子の数にも影響を与える。メスのネズミでは、スラストの回数が多ければ多いほど排出する卵子の数も多い。

ハツカネズミの選択

最後に、もう一度鼻に戻ろう。匂いの役割に関して最も驚くべき発見は、ハツカネズミの研究に集中している。ハツカネズミは匂いの強さだけで交尾相手となりそうなオスを評価できるという羨むべき能力を持っている。どんな型の主要組織適合遺伝子複合体（MHC（細胞表面に見られる組織適合抗原を決定する遺伝子群））かによって尿の匂いが違うからだ。さらに、匂いによって選んだ相手は、自分のMHCとまったく違うMHCを持つネズミなのである。つまり、ハツカネズミはMHCの似ていない相手を嗅ぎ当てる。どうしてそんなことができるのか？

答えは、MHCが何に利用されるかというところにある。MHCは免疫系における蛋白質に遺伝暗号を指定する。有機体はこれによって細胞レベルである物質が危険であるかどうかを認識する。ある有機体のMHCに多様性があればあるほど、その個体の免疫系は高い能力と柔軟性を持ち、感染といった危険をはらむ状況を認識し、対処できる可能性が高まる。ハツカネズミは鼻に従うことで、遺伝的に補完性のある相手、つまり、健康で生命力のある子どもを産む可能性の高い相手を選ぶのである。

ハツカネズミは補完的なＭＨＣを嗅ぎ当てるが、ＭＨＣは鼻に指示されるだけではない。メスのハツカネズミの生殖器も、ＭＨＣの観点からどの精子が補完的かを認識するという研究結果がある。類似した精子よりも補完的な精子のほうが生殖管のなかを早く運ばれる。ハツカネズミは鼻と生殖器の両方で「ぴったりの相手」を嗅ぎ当てているのである。ハツカネズミばかりでなく、ほかの種もこの驚くべき能力を持っている。さらに、ＭＨＣは脊椎動物の免疫機能に重要な役割を果たしているが、無脊椎動物、バクテリア、植物、それぞれが化学的な性誘引と選択のシステムを持っている。メスのミバエの生殖器は、精子の遺伝子組成の違いを見分け、自分の卵子を受胎させる精子を選ぶ。被子植物は精巧な認識システムを備えていて、花粉（オスの細胞）がメスの細胞と似すぎていると受粉を中断する。ブロッコリーでさえ、あまりにも遺伝子組成が似すぎているブロッコリーと交配するのを避けるために五〇個の遺伝子を持っている。

鼻の言うことをききなさい

人間の相手選びはどうなっているだろう。人間の鼻は相手のＭＨＣを嗅ぎ分けられるほど敏感なのだろうか。きょうだいの匂い、子どもの匂い、異性の匂い、男女ともこうした匂いを嗅ぎ分けることができる。しかし、人間の嗅覚は非常に敏感なのである。ハツカネズミが人間のＭＨＣ型を尿の匂いだけから認識できるように、人間の鼻も、遺伝的に同一で、たった一つのMHC遺伝子の位置が違うだけのネズミを嗅ぎ分けることができる。そして、人間もネズミと同じように自分にぴったりの相手を嗅ぎ分けることができるのである。人間の体臭はその人の遺伝組成に影響され、女性は一つの遺伝子の違いも嗅ぎ分けることができるように見える。嗅覚のあらゆる面で、おそらく女性は男性よりも優れている。女性の閾値のほうが低く、男性よりも幅広く深い香りを評価することができる。

あるMHCについての研究で、女性は男性が二晩続けて身につけたTシャツの匂いを嗅いで魅力の順位をつけるように頼まれた。女性たちが最も魅力的と感じた匂いは、それぞれ自分のMHCと最も似ていない男性のものだとわかった。Tシャツの汗の匂いを利用したもう一つの研究では、いつもそばに置いておくならどの匂いがいいかという観点から順位付けしてもらった。今度女性たちが選んだのは、自分と共通のMHCをよけいに持っている男性の匂いだった。とくに、女性が父親から受け継いだ遺伝子と共通の遺伝子を持つ人が好まれた。女性は、知らない男性の汗から、親密さ、安全、安定（父親の匂い）や新しさ、多様さ（違いの多いMHC）を嗅ぎとることができる。

相手選びにMHC遺伝子が及ぼす影響については、フッター派（モンタナ、サウスダコタ、カナダの一部で農業に従事して財産共有の生活を営む再洗礼派）の社会に証拠を見出すことができる。フッター派の人々は共同体内部で結婚し、避妊や離婚を避ける。彼らは愛と生命のために結婚する。フッター派の人たちのMHC遺伝子と結婚（相手選び）を分析すると、MHC遺伝子が似ている相手との結びつきを避ける（統計的に有意な）傾向があることがわかった。しかし、フッター派社会のデータからは、似すぎているMHCがそのカップルの生殖能力にどんな影響を及ぼすかについて明確な意味が読みとれる（その影響は一世代以上に及ぶ）。MHC遺伝子を共有する割合が非常に高いカップルの場合、流産が多いばかりではなく、出産の間隔がほかのカップルよりも長い。避妊は行なわれていないのだから、妊娠がまだ気づかれないほどの初期に胚が失われている可能性がある。

現在では、さまざまな集団における対照群と比較した研究によって、自然流産を繰り返すカップルはMHCを共有する割合が高いことがわかっている。こうしたカップルから生まれた新生児は、誕生時に通常より体重が減ることが多く、これはのちの健康状態に悪影響を与える。MHCに関連する自然流産は、胚の遺伝子組成が女性にとって危険を示すときに、女性生殖器官が妊娠の中断を決めているものだとする理論がある。これは、人体が移植された器官を拒否するのと同じ現象である。試験管での受精でも、MHCの類似したカップルでは失敗する可能性が高いと考えられている。

人の匂いが遺伝子の個性や親としての能力と密接に結びついているという考えは、さまざまな社会の信念に反映されている。アンダマン諸島のオンジーの人たちは匂いをアイデンティティの源だと考えている。オンジーと日本人は人差し指で鼻を指して自分を表わす。マレーシア半島のテミアーの人々は、匂いはその人の生命力を表わすと考えている。西洋でも、昔は強い男性の体と息の匂いを「精液の大気」と呼んで、精液から発散されるものだと信じていた。メキシコでは、女性に子どもを宿らせるかどうかに関して、精液よりも男の息の匂いのほうが重要だと言われていたが、これは今でも信じている人がいる。この最後の考えの正しさは、ＭＨＣの研究だけではなく、女性を性的な気分にさせる要素として男性の匂いが重要であるという研究で裏づけられている。

性的興奮を阻害する最大の要素は不愉快な体臭だという研究もある。さらに、男性にとっても女性にとっても、ある人がどんな匂いがするかは、関係が始まるかどうかだけではなく、その関係が続くかどうかの鍵にもなっている。相手の匂いが好きになれないと、親密な関係を維持することは不可能なようだ。誰かを好きになるにはその人の匂いが好きでなくてはならないという考えは、いろいろな言葉で表現されていて、たとえばドイツ語では、誰かを好きではないという意味を表わすのに「彼の匂いを嗅ぐことができない（匂いに我慢できない）」という言い方をする。

女性が補完的な遺伝子の相手を息の匂いから選べるというのは確かなのだが、これについて嗅覚に頼ることのできないグループがあることがわかった。ホルモン剤の避妊薬を飲んでいるグループである。ピルは、男女間の性選択にかかわる化学物質に干渉して、自然が数百万年にわたって作り上げてきた仕組みを破壊する。その結果ピルを飲んでいる女性たちは、生殖力を強化するような異なったＭＨＣの持ち主ではなく、自分に似たＭＨＣの持ち主に夢中になる。ピルが媒介したカップルに不妊や流産が多いかどうか、また、そうしたカップルの子どもに健康上の問題が多いかどうかはまだわからない。さらなる研究が待たれる。しかし、補完的なＭＨＣを持つ相手の重要性が認められていることを考えれば、ホルモンの入った避妊薬の嗅覚への影響は問題である。

　人間の生殖能力を示すのに体臭が重要な役割を果たすという説を否定する議論もある。主要なものは、ほかの種とは違って人間は香水を利用するということである。この香りをまとう習慣は昔からのもので、数千年にも及ぶ。これでは、嗅覚の合図に頼ることはできないのではないだろうか。しかし、人間のＭＨＣ遺伝子と匂いの結びつきに関する最近の研究では予想外の結果が出た。男性でも女性でも、自分の選んだ香水をふりかけると、意図したわけではなく、ＭＨＣによる体臭を隠すよりも増幅させる結果になるようなのだ。

　一般的な香水の成分から好きな香りを選ぶように言われると、類似したＭＨＣを持つ女性と男性は似たような香りを選ぶ。香水は、意識していたら隠すようなことを無意識に明かしてしまうらしい。旧約聖書の愛の詩「ソロモンの雅歌」には、「なんぢの名はそゝがれたる香膏《にほひあぶら》のごとし」（「雅歌」第一章三節）とある。このような研究結果を見ると、わたしと二人の妹が大人になって同じ香水を選んでいた理由がよくわかる。わたしたちはよく似た遺伝子を広告していたのだ。一七歳の頃にヴァニラの匂いが好きだったわけも、わたしの姪が同じ年頃のわたしと同じ匂いが好きなわけも、それではっきりする。

　これまでに得られた証拠では、人間の鼻は補完的な遺伝子を持つ相手を見つけだし、生殖の成功と種の保存を確実にするために計り知れない価値を持つ器官だということが示されている。女性が（自分にとっての）「正しい相手」を嗅ぎ当てる能力の重要性を考えれば、なぜ女性が男性よりも敏感な嗅覚を持っているかが理解できるだろう。この能力は年齢に関係がない。「自分の鼻に従え」という古い格言には根拠があるのだ。しかし、子どもの父親となる相手を探すのに、活躍するのは嗅覚だけではない。鼻は、生殖器と協力して「正しい精子」を取りだし、選択する。女性の鼻がその人物を嗅ぎだし、ヴァギナがその適性を試験する。鼻と生殖器は生殖が成功する可能性を最大にするために協力している。だから、鼻と生殖器の関係が人間の意識に深く刻みつけられているのは当然のことなのである。

7　オーガズムの働き

快楽それとも苦痛？　法悦それとも苦悶？　ジャン・ロレンツォ・ベルニーニ（一五九八～一六八〇年。イタリアバロックの画家・建築家・彫刻家）は官能的な恍惚の瞬間を描きだした。聖女テレザは神々しい幻影に身をゆだねて、のけぞって恍惚となっている。うめき、唇を開いた顔には感情があふれ、目を閉じている。衣服の襞は水のように体を流れ落ち、まつわりついている。おりしも金色の光が天から射し、主が遣わした天使が炎のやり先で彼女の心臓を突こうとしている。「聖女テレザの法悦」（図7－1参照）は、スペインのアビラの聖女が神と交わっている場面を表わした彫刻だが、壮麗であると同時に心をかき乱し、見る人に思いがけない戦慄をもたらす。

多くの人にとって、一七世紀のベルニーニの手が作りだしたものは、冒瀆と紙一重の宗教的な法悦のイメージである。しかし、これを純粋に見事な永遠のオーガズムの象徴と見る人もいる。聖女テレザ自身は、キリストとの交流の神秘的な瞬間を激しい情熱を込めて語っている。一五六五年に書かれた『生命』という著書のなかで、「苦痛は大きく、わたしは大声で叫びました。ですが、同時にわたしはかぎりない心地よさを感じ、これが永遠に続いてほしいと願いました。それは体の痛みではなく心の痛みで、それなのに、ある程度まで体にも響いていました。神によるこの上なく甘美な魂の愛撫だったのです」。

聖女テレザがその激しい感情をどう言い表わしていいかわからなかったのも無理はない。そして、見る人が判断に苦しんだのも当然だろう。オーガズムは正確に描写することが難しい。だいいち、表現されているのはなんだろう。快楽と情熱の頂点？　あるいは単に、甘くほとばしる絶妙な苦痛？　意識と自我から抜けだすことのできる祝福に満ちたつかの間の歓喜の瞬間？　それとも単に、生殖器とその周辺に集中した甘美で快い筋肉の収縮なのか。オーガズムは矛盾に満ちているように思える。語源はギリシャ語のorgasmosで、その言葉自体がorgonからきている。熟する、膨れる、好色なという意味の言葉で、性的・生殖的な概念を含んでいる。オーガズムのサンスクリット語uriraは、「体液」、「強さ」という意味があり、性的エネルギーを表わす。しかしこうした

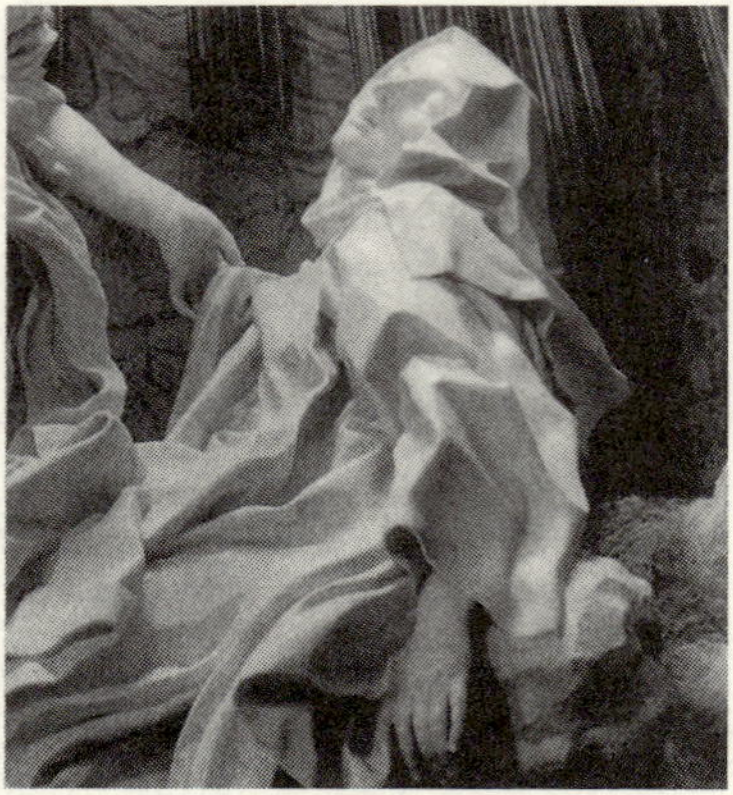
▼7-1　ベルニーニ作「聖女テレザの法悦」：聖女はオーガズムのような法悦を感じてうめいているのだろうか？

言葉もオーガズムの複雑さと感情を表現しきれてはいない。クライマックス、いく、自分を空にする、大きな《ビッグ》Oといった英語の表現も、現実のまえには精彩がない。ラテン語ではオーガズムを表現するのにゴールに到達するとか到着する、あるいは何かを成し遂げるという比喩を使った。フランス語は意識の変化を強調して「小さな死」という言葉で表わし、オーガズムの快感をjouir（何かを楽しむ、喜ぶ）という動詞を使って表わす。しかし、「小瓶を空にする（vider ses burettes）」という表現はいまひとつわかりにくい。この「小瓶」というのは、ワインやミサの聖水を入れる入れ物だが、古いフランス語では広口の取っ手つき容器を指していた。女性の射精現象を表わしているという可能性もある。ドイツ語ではこの快楽の状態を「沸騰の最高潮」と描写して活気を付け加えている。

オーガズムの核心をつかむことの難しさは、ほかの言語にも反映されている。ポリネシアのマンガイア島でオーガズムはネネ（nene）だが、これは象徴的に完全を表わすときに使われる言葉である。これと同じ意味を持つのがナナウェ（nanawe）で、「官能的な快感」や「人の話や音楽の心地よさ」を表わすのに使われていた。トロブリアンド諸島では、オーガズムと射精のあいだにある細い線はあいまいだ。イピピシ・モモナ（ipipisi momona）はオーガズムの瞬間を描写しているが、文字通りに翻訳すれば「性的な液体の噴出、あるいは、精液の放出」となる。イピピシ・モモナはまた男女ともに睡眠中に起きるオーガズムのことも指している。しかし、射精はイスルモモニ（isulumoni）という言葉で言い表わされる。「沸騰して溢れた性的な液体」という意味だ。

ポリネシアのマルケサス諸島に住む人々はオーガズムのいくつかの側面や態度を別々の言葉で表わしている。まず、オーガズムそのものはマニニ（manini）である。甘いという意味だ。しかし、マニニがおもにオーガズムに伴う快感、解放感、幸福感を表わすのに対し、生殖器に起きることを基準に描写する言葉もある。それはハカテア（hakate'a）という言葉で、文字通りに翻訳すれば「精液を作る」、つまり射精なのだが、マニニの意味も持っている。この言葉はどちらも丁寧な言葉とは見られていないので、改まった場所では終了を意味するパオ（pao）が使われる。マニニとハカテアとパオという分かれ方は、英語の orgasm、ejaculate、come と似ているような気がする。宣教師のセックス感がマルケサスの性の用語に影響を与えているのは明らかなようだ。マルケサス諸島の南部では、現在オーガズムを指すのに pe（腐った）と hau hau（悪い）が使われている。ua pe nei au（わたしは今腐っている）は「オーガズムに達した」という意味である。

みんなのためのオーガズム

描写し、名前をつけ、計測し、そうすることでオーガズムを理解しようという欲望は今に始まったことではない。実際、医学者、思想家、哲学者、あるいは単なる知りたがり屋など、おおぜいの人が「オーガズムとは何か」、「オーガズムはなぜ存在するのか」、「なぜあんなにいい気持ちなのか」と考えてきた。さらに、ヴァギナの理解を深めるために重要な問いかけ、「このことから生殖器について何がわかるのか」ということを考えた人もいた。古代西洋の医学者も例外ではない。ギリシャの医学者ガレノスは『人体の器官の用途について』で「生殖器官の使用には大きな快楽がともなうことと、その使用のまえには強烈な欲望が起きることについて、その理由を述べなくてはならない」と書いた。ガレノスはヒポクラテスにならって、オーガズムを個体が生殖液を放出したしるしだと考えた。ここで言う生殖液とは、子どもを受胎するために女性と男性の両方が出す精液のことである。つまり、彼らの考えたオーガズムとは、男女双方の生殖器が精液を外に出すための手段だったのだ。

二つの精液による受胎という考え方の枠内では、オーガズムは、男女両方に大きな快楽を与え、生殖の成功と密接に結びついたものと考えられていた。そして、男女両方とも生殖液を放出する。その快感は放出された物質の勢いと質によってもたらされる。子宮は液体を分泌し、次にその液体と男性の液体が混じったものを吸いこんでなかに収める。この理論では、オーガズムを生殖の成功に欠かせないものとしていた。もしオーガズムに達しなければ、女性は精液を放出せず、したがって受胎は起こらないことになる。つまり、この理論では、男女双方の生殖器と快感が生殖に重大な役割を持つと見ていたのである。

当時の哲学者や医学者全員がガレノスとヒポクラテスの見方に賛成していたわけではない。アリストテレスは男性と女性のオーガズムについてはっきりと違った考えを持っていた。ガレノスたちの見方が快楽と精液の放出を結びつけていたのに対して、アリストテレスはその二つを完全に切り離した。さらに、オーガズムは射精を示すという考えを退けた。オーガズムあるいはアリストテレスの言い方では「性交における激しい快感」は、「強い摩擦によるもので、したがって、その性交がしばしば繰り返されれば快感は減少する」とアリストテレスは考えた。

「射精と切り離されたオーガズム」という理論を裏づけるものとして、女性はオーガズムなしでも妊娠できることをアリストテレスは指摘した（ただし、それは例外的だということを強調している）。それにまた、若者と老人とでは射精の勢いが違うのに両方にオーガズムがあるのはなぜかとも尋ねている。アリストテレスは、オーガズム中の女性生殖器の変化について、子宮頸が「吸角容器」のように働いて精液を吸いこむ役目を果たしているようだと述べていた。「もしそうなら、それは男性の精液を子宮に引き寄せるための巧妙な方法」なのではないかと示唆したのだった。そうなると、彼の見解によれば、女性のオーガズムは受胎に欠かせないことではないかもしれないが、オーガズムとそれによるヴァギナの変化は受胎が起きる確率を高めるということになる。

しかしアリストテレスの見解は西洋に広く受け入れられることはなかった。むしろ、一八世紀の末までは、受胎には女性のオーガズムが欠かせないというヒポクラテスの考えが一般的だったのである。たとえば、一七四五年、フランス人科学者のピエール・モーペルチュイスは『地上のヴィーナス（*The Earthy Venus*）』という著書のなかで、女性のオーガズムは「人類を永続させる快感。その豊かな喜びは新しい生命をもたらす」と確信をこめて書いた。

女性のオーガズムは受胎に欠かせない

この考えは、ヴァギナと女性の性的快楽に関して最も影響のあった理論だとわたしは思う。西洋の女性と生殖器がどのように扱われるかに関して非常に大きな影響を及ぼしていたからだ。というのは、オーガズムが生殖に必要だとなれば、女性の性的快感と、どのように快感を引きだすかは肯定的な観点から見られることになるからだ。生殖と密接に結びついているのだから、宗教が女性の性的快楽を許可することもできたし、医者がオーガズムを起こさせるためのアドバイスをすることもできた。その結果、当時の最も重要な権威である教会と科学界によって、女性の性的快楽は容認され、道徳的であるとさえみなされたのである。

子どもを作るために、医師は性交の最中に確実にオーガズムを得られるようにとアドバイスした。もしも「性交の最中にある種の震えを感じれば……その女性は妊娠する」とアドバイスしたのはビザンティン帝国でユスティニアヌス皇帝に仕えていた医師アエティウスである。さらに、女性にこの性的な祝福を与えるにはどう刺激すればいちばんいいかを教えるのは医師の仕事とされていた。二世紀に書かれた重要な医学書、ソラヌスの『婦人科学』には、オーガズムを得るために適切な食物と、必要なマッサージについて書かれている。著者は、催淫性のある食物で女性を誘惑し、「心を動かして性交への衝動を起こさせ」、マッサージをすると書いた。マッサージは「食物の分配を助け、精液の受容と保持を助ける」からである。こうした考え方がずっと続いていたことは、一七世紀に「みだらな言葉をささやきながら、甘い抱擁とキスをする」ことが勧められていたことでもわかる。また、一七四〇年にハプスブルク家の若い王女マリア・テレジアが結婚後なかなか妊娠しなかったときに、医師が次のようなアドバイスをしたという記録がある。「性交なさるまえに妃殿下の陰部が刺激されるべきだと考えます」。このアドバイスは役に立ったらしく、マリア・テレジアはその後一ダース以上の子どもを産んだ。

この理論では、オーガズムが起きるかどうかだけではなく、そのタイミングも重視された。アリストテレスと同じように、ヒポクラテスもオーガズム時の生殖器の変化に気づいていた。彼の解釈では、子宮はオーガズムによる射精のあとは収縮して閉ざされ、あとからやってきた精液は入れなくなる。だから、オーガズムは同時に起きなくてはならないとされた。リズムとタイミングが非常に重要になったのである。女性が男性よりも早く達してしまうと、子宮が閉ざされてしまうので受胎することができない。男性が女性よりも早く達すると、その精液は「女性の熱と快感に」水をかけて消してしまう。しかし、両方がいっしょにオーガズムに達することができたら、炎の上にワインをふりかけたときのように、炎はさらに高く上がり、女性の子宮の熱はこの上なく燃え上がり、二人のオーガズム後の震えによって女性の子宮は閉ざされる。生殖は成功である。

女性が男性と同時に達するようにするにはどうすればいちばんいいのかについて、何世紀にもわたってさまざまなことが言われてきた。一日のうちでこれこれの時間に行なうのがいいとか、催淫剤が助けになるとか、正しい性的技巧が役に立つなど。中世の写本、『女性の秘密』には次のようにある。「真夜中過ぎあるいは夜明け前に女を興奮させて性交するとよい。冗談交じりに話しかけ、キスして抱きしめ、指で下半身を愛撫する。こうしたすべては女をその気にさせ、男と女の精液が同時に子宮に到達できるようにするためである」。そしてこの氏名不詳の男性助言者によれば、「女がうわごとのようなものを口走りはじめたら、男は勃起させ、女と一体になる」。そして最後の助言は、「ペニスが女陰の奥に引きこまれるように感じたら、それは妊娠のしるしである」となる。

性交のアドバイスはそこでとどまらない。一六世紀のフランス人医師、アンブロワーズ・パレは、女性がオーガズムに達したあとペニスを抜くのが早すぎてはいけないと助言した。子宮が閉じないうちに抜いて、「空気が開いた子宮に入りこむといけない」からだという。そんなことになれば、出たばかりの温かい精液が冷やされ、受胎を妨げるからだ。男性が子どもを作りたいと思っているときのセックスは、女性にとって楽しめるもののようだ。優しい言葉とキス、おいしい食べ物とワイン、気持ちのいいマッサージ、同時に達するオーガズム、そのあとの固い抱擁。なかなかいい感じではないか。

しかし残念なことに、受胎するには同時オーガズムが必要だという考えは生き延びなかった。アリストテレスの説は完全に消えたわけではなく、女性のオーガズムが受胎の徴候とは言えないのではないかという疑いは医学界に流布していたのである。一二世紀に、アラブの哲学者であり『医学百科事典』の著者であるアベロエスが、風呂の湯に入っていた精液によって妊娠した女性のケースを報告した。一七七〇年代にラザロ・スパランツァーニがウォーター・スパニエル犬への人工授精に成功したとき、この理論は終わりを告げた。少なくともイヌやほかの動物は受胎するのにオーガズムを必要としない、と科学者たちは結論を出した。ある医師は「注射器が気持ちいいはずがない」と簡潔に評した。では、女性の場合はどうなのだろう？　女性のオーガズムと受胎を結びつける考えが民衆の意識からすっかり姿を消すにはもう少しかかったが、一九世紀のはじめには、医学界の見解は統一されていた。女性のオーガズムは生殖に必要ではない。なんと残念な。

進取の気性に富んだ人々は、オーガズムと受胎の関係についての真実を自分で見つけだした。たとえば、メイベル・ルーミス・トッドがそうである。一九世紀のアメリカ人女性であるトッドは、のちに詩人エミリー・ディキンスンの弟の愛人になるが、自分の性生活、月経周期、オーガズム（マスターベーションも含めてすべてのオーガズム）などについて明確に書きとめた日記をつけていた。一八七九年五月一五日、「不調［生理］」からやっと一週間が過ぎたところ」で彼女はオーガズムについての自分の信念をテストすることにした。「わたしの感覚の最高潮の瞬間にしか受胎できないはずだ。その瞬間が過ぎると子宮が閉ざされて、液体が受胎の場所に届かないと思う」

彼女は夫とセックスしてわざと夫より先にクライマックスに達し、この考えをテストしてみた。「情熱を抑え切れなかったからではなく、わたしの考えが真実だと強い確信があったから、わたしの絶頂から少なくとも六拍か八拍置いて、貴重な液体を受けた。そして完全に熱が冷め、満足してから立ち上がって、その液体を体内から出した」。メイベルの家庭内受胎実験の結果は、一人娘のミリセントである。

健康のためのオーガズム。オーガズム産業の発展

一八世紀と一九世紀にオーガズムと妊娠の絆が断ち切られはしたが、二精液理論のある要素が医療のなかに残され、二〇世紀に入ると医療の大きな分野へと発達を遂げた。その要素とは、オーガズムは女性の健康を維持するのに必要だという考えである。ヒポクラテスが気づいていたように、オーガズムは男女が溜めていた精液を外に出すのには欠かせないものだった。もしこの精液が規則的に排出されないでいると、精液の蓄積とその結果もたらされる体液の不均衡によって病気になりかねない。たとえば、中世の写本『トロトゥーラ』には、「もし、女性が過度の性欲を持ちながら性交できないとき、欲望を満足させられないときには、重大な病気になる」とある。ところがのちに見るように、この考え方が、女性と女性のものとされる病気をどう治療するかというときの大きな根拠になるのである。

ガレノスの時代（一二九～二〇〇年頃）以降、医学書には特定されない「女性の病気」に対する標準的な治療として、どのようにオーガズムを操作すればいいかが詳しく記録されている。なぜかというと、「子宮栓塞」、「母胎栓塞」、ヒステリーなどさまざまな名前で呼ばれていた病気は、過剰な精液で子宮が詰まり、解放を求めて体内を動いているのが原因だと考えられていたからである。それを解放するための方法のなかに、オーガズムをもたらすことも入っていた。ただし、どのようにオーガズムをもたらすかの処方は定まっていなかった。いわゆるヒステリー性の女性にオーガズムを引き起こすために医学が採用してきた方法のなかには、もし夫がいるなら「夫と激しく性交すること」。もし独身だったり、夫を亡くしていたり、修道院に入っていたりするなら、乗馬、ブランコや椅子やハンモックで骨盤を前後に動かすこと、ヴァギナのマッサージなどが勧められた。このマッサージは医師か産婆によって行なわれた。

　この治療は何世紀にもわたって行なわれ、男性の医師や産婆は患者のためにヴァギナや女陰をマッサージしてオーガズムを引き起こす技術を磨いた。ガレノスは、女性が性交のときのような「痛みと同時に快楽」を感じ、濃い精液を排出するまで生殖器をこするようにとアドバイスしている。ほかにもさまざまな方法が提案されてきた。ジョヴァンニ・マテオ・フェラーリ・ダ・グラディ（一四七二年没）お勧めの方法は、女性の乳房をこすり、また、大きな吸角器で乳房を覆い（真空吸引）、そのあと「産婆は指に甘い匂いの油をつけて女陰の内部で円を描くように動かす」。ダ・グラディによれば、女性が「快感と苦痛を同時に」感じれば成功したことになる。ここでもオーガズムは、聖女テレザの法悦を思わせるように描写されている。

男性医師の多くは、この作業をするときに女性の手助けが必要だと感じた。一七世紀の重要な医学便覧の著者ピーター・ファン・フォリーストは、「滞留した精液による栓塞」の症例に出会った医者に、「産婆に手助けを頼む必要がある」と助言した。「産婆に頼んで、生殖器に指を一本入れ、百合や麝香、クロッカスなどのオイルを使ってマッサージしてもらうのである。こうすることで、その女性は痙攣するまで興奮することができる」

医学によるヴァギナ・マッサージの議論は、過去二〇〇〇年間にヴァギナがどのように見られ、扱われていたかを示す貴重な資料である。心地よい、あるいは催淫性のある香りを使うのが一般的だったようで、また、特定のタイプの刺激もよく利用されていた。次の例では、子宮頸を刺激することが勧められているようだ。「産婆の指につける油は……麝香、竜涎香、霊猫香《シベット》などの混じったもの。これをつけた指で子宮の首の先端をなでたりくすぐったりすると、奥の穴が感じる」

なかには、マッサージが生殖器に及ぼす物理的効果だけではなく、利用する技巧について語っているものもある。ギリシャのアエティウス（五〇二～五七五年）は、オーガズムの瞬間を子宮の収縮、全身の筋肉の痙攣、ヴァギナ液の分泌によって特徴づけている。一〇世紀ペルシャの医学者アル・ラーズィーは実践的な医学書を著して、子宮の開口部が油ですべりをよくした指でこすられると、「まるで何かが引き寄せられるような」感覚が起きることを書いた。

しかし、健康のためだからといって気軽にオーガズムを引き起こすマッサージができる医者ばかりではなかった。道徳的なためらいもあったし、医療実践としても確信が持てなかったからである。生殖器マッサージの記述では、オーガズムという言葉はほとんど使われず、「ヒステリーの発作」を解消するという言い方が好まれたようだ。一八八三年、フランス人医師のオーギュスト・トリピエは、ヒステリーの痙攣発作は「オーガズムと同じことがある」と認めている。

仕事としてオーガズムを与えていると書き表わした医師は少ないが、その一人、ナサニエル・ハイモアは一六六〇年に著した『ヒステリー発作とヒポコンドリア（*De Passione Hysterica et Affectione Hypochondriaca*）』で誤解の余地のないラテン語「orgasmum」を使っている。ハイモアはまた、性的興奮状態で血液が生殖器に集中することと、オーガズムの収縮によって血液がほかの部分に環流するらしいことを詳しく語っている。この一七世紀の医師はたいていの人より率直に（そしてユーモラスに）ヴァギナ・マッサージによってオーガズムをもたらすのに必要な技術を描写している。「これは、男の子たちがやる、片手で胃をさすり、もう片方の手で頭を叩くというゲームに似ていなくもない」。ほぼ二世紀半後の一九〇六年、やはり医師のサミュエル・スペンサー・ウォーリアンは、専門技術が必要とされることもさることながら、それにかかる時間についても嘆いていた。手でマッサージするのは「『別のもの』が五分か一〇分で成し遂げるよりもはるかに深みのない結果を得るのに、たいへんな時間がかかる」と嘆いたのである。

「女性すべてが評価する補助用具」

ここで言う「別のもの」とは最新の医学器具のことだった。バイブレーターである。レイチェル・メインズの『オーガズムの技術：「ヒステリー」、バイブレーター、女性の性的満足（*The Technology of Orgasm: "Hysteria," the Vibrator, and Women's Sexual Satisfaction*）』という本で美しく紹介されたバイブレーション・セラピーは疲れた医師たちの祈りに応えるものだった。蒸気、水力、足踏み、そして、一八八三年からはイギリス人医師で発明家のジョゼフ・モーティマー・グランヴィルのおかげで電力式になったバイブレーターが、医師と患者が求めていた救済を与えたのである（図7－2参照）。今や女性のオーガズムはスイッチ一つで手に入ることになった。その商売は急激に発展したようだ。一八七三年、アメリカの「医療の四分の三以上が女性特有の病気に専念し」、「医師が女性に感謝しなくてはならない」収入の総計は一億五〇〇〇万ドルに達したと見られている。一九世紀の末にはオーガズムのためのマッサージが医療の主要な部分を占め、週に一度ずつ「治療に」通うように勧める医師もいたのだから、その金額も不思議ではない。儲かる商売だったのだ。

電気仕掛けのバイブレーターがもたらした変化は、一九〇三年のサミュエル・ハワー

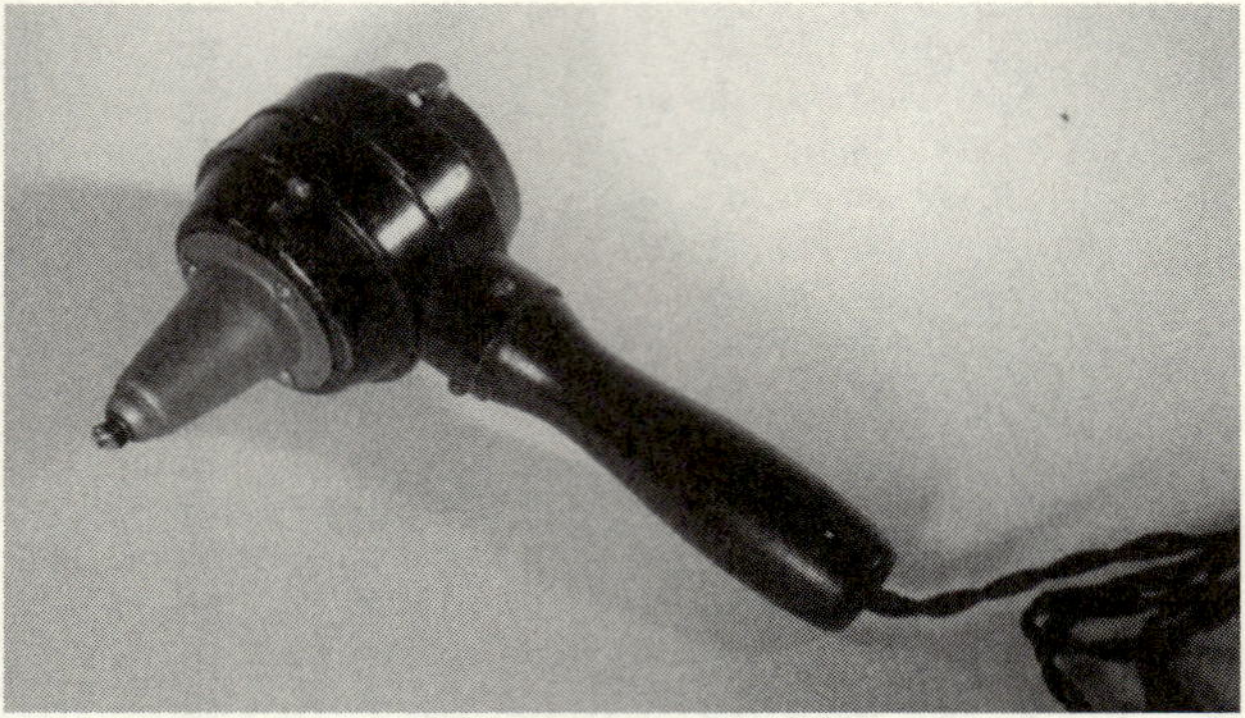

▼7-2　バイブレーターの出現：20 世紀初期のバイブレーター。

ド・モネル医師による本に総括されている。「（婦人科における）骨盤マッサージには有能な推進者がおり、すばらしい結果が報告されている。しかし医師が自分の指で熟練した技術を供給しなくてはならないとなったら、大衆にとっては価値がない」、しかし、「（モーターによって動く）特別の道具のおかげで実用的な価値と便利さが手に入った」。

バイブレーターは診療所だけではなく、家庭にも入りこんだ。一八九〇年代のアメリカでは、五ドルでポータブル・バイブレーター（「週末旅行にぴったり」と宣伝されている）が買えた。医者に行くなら少なくとも一回二ドルはかかる。バイブレーターは、ミシン、扇風機、湯沸かし器、トースターに続いて五番目に電化された家庭用品となった。そして、バイブレーターが家庭で使用できるようになると、医師処方のヴァギナ・マッサージという技術はしだいに消滅した。男性医師の手は、ほかの治療に振り向けられるようになったのである。残念なことに、一九世紀後半と二〇世紀はじめに家庭用バイブレーターがどの程度売れたのか、正確なところはわかっていない。しかし、一九二〇年代までのアメリカとイギリスとカナダでは、通信販売雑誌に取り上げられるほど一般的だったのは確かである（図7-3参照）。『モダーン・プリシラ』の一九一三年四月号では、「一分間に三万回の、ぞくぞくする、爽快な、徹底的な、元気の出る振動を与える機械です」という宣伝文でバイブレーターが売られている。当然だが、バイブレーターの広告には、（医師を対象にしたものであれ、女性を対象にしたものであれ）オーガズムや性的快感については一言も触れられていない。ただ、「健康にいい」ことが書かれているだけである。一八八三年の「女性の健康」と題された論文では、「骨盤充血」を治療できるとしてバイブレーターが推薦されている。二〇世紀前半にバイブレーターが医師と民衆のお気に入りの地位から転落した理由はよくわかっていない。ただ、一九二〇年代はじめのエロチックな映画にたびたび登場したことが、その「健康上の」役割ではなく性的な役割を強調する結果になったのではないかと考えられている。当時の道徳は、女性が自分で性的な快感を得ることに好意的ではなかったのだ。

皮肉なことに、西洋の医師と男性の多くが、女性は激しい感情のない生き物で、性欲にそれほど煩わされることはないという見方を主張し、広めていた一方で、オーガズム産業は隆盛を極めていた。健康上の理由で女性にオーガズムを与える医師もいれば、性的な感情を持つ女性は狂っていて、危険で、異常だと主張する医師もいた。一八八六年、リヒャ

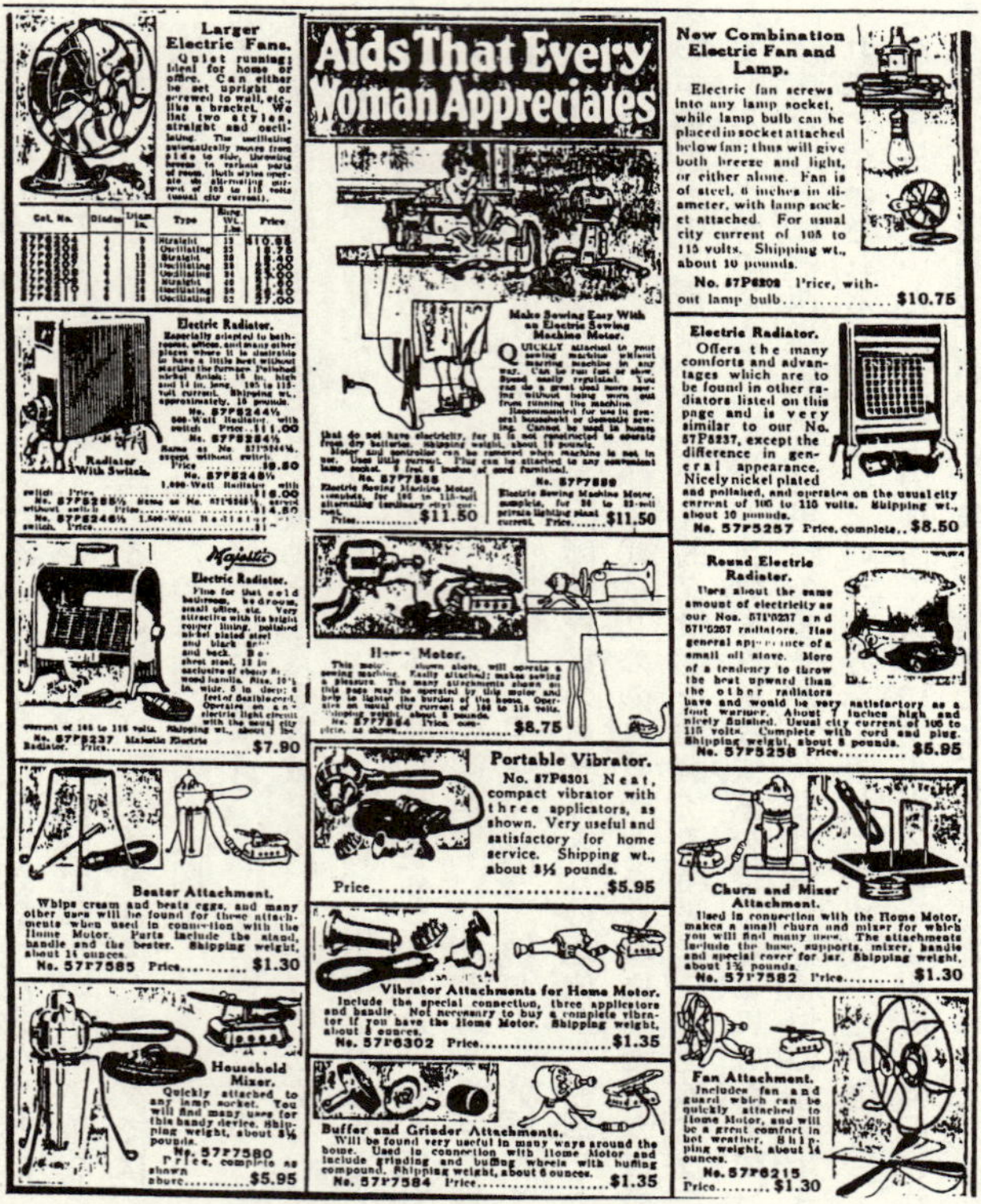

▼7-3　「女性すべてが評価する補助用具」：1918年のシアーズ・ローバック社の家電製品カタログ。

ルト・フォン・クラフト＝エビングが『変態性慾ノ心理』（柳下毅一郎訳、原書房、二〇〇二年）で、「しかし女性は、肉体的・精神的に正常で適切な教育を受けていれば、ほとんど肉体的な欲望を持たない」と言ったのは有名である。彼はさらに、「もしそうでなければ、結婚や家族はうつろな言葉となるだろう」と続けた。女性が自分たちのセクシュアリティを解放すれば社会はどうなるだろうかという恐怖を表わしているように思える。以下の言葉は、医学の歴史においてもとくに偽善的だった時代に男性の医師たちが述べたものである。


女性は男性よりも性的な感覚がない……ふつうは、女性にはいわゆる性欲はない。

——チャールズ・テイラー、一八八二年

若い娘の愛に性的な側面が現われるのは病的である……女性の半数は性的に興奮することができない。

——ヘルマン・フェリンク、一八九三年

女性が男性にとってはなじみのある性的感覚を体験するのは、きわめて例外的な状況に置かれたときだけである。女性の多くは、完全に不感症である。

——一九世紀のアメリカ人医師、ジョージ・ネイフェス一方、イギリス人の医師ウィリアム・アクトンは、一八七一年に書いた本のなかで、興奮することのできる女性もいることを否定しなかった。しかし、そのような女性は「悲しい例外」で、「精神病院を訪れる者にはよくわかっている不健全さ」までは一直線なのだとほのめかしている。

医学的マッサージはいい、女性のマスターベーションは悪い

治療のなかで女性を操作してオーガズムに至らせる男性医師がいる一方で、女性が自分で（手あるいは道具を用いて）オーガズムに至ることを問題として論文を書く男性医師もいた。一八九二年の『神経・精神病ジャーナル』に載った「婚姻関係嫌悪における神経精神学的要素」は、なぜ女性が夫とのセックスを拒否するかについての論文である。それは、「機械的でよこしまな刺激［バイブレーターとマスターベーション］が正当なセックスよりも大きな満足を与えるという事実」に共通の原因があるように思われると示唆していた。

他の医学雑誌も、自分の女性患者が「マスターベーションの病気」にかかっているかどうかを知る方法について詳しく書かれた記事を載せている。一九〇三年の『太平洋医学ジャーナル』に載ったE・H・スミスの「女性におけるマスターベーションの徴候」は、女性がマスターベーションしているかどうかを見つけだすための、医師向けのガイドなのである。スミスによれば、その徴候の一つは、陰唇の長さが左右で違うことだという。また

別の徴候は、あるべき姿よりも性的に敏感になることである。敏感になっているかどうかを見つけだすには、「軽い電流」、つまり、尿道を通した電気ショックを与えてみればよいと提案されている。

女性に勝ち目はないように見える。性的快感がないから男性より劣っているか、さもなければ快感を感じ、それを見せるから異常だということになるからだ。多くの医師が混乱を感じたようだ。一九世紀後半の産婦人科医、オットー・アドラーは、女性の四〇パーセントは性的知覚麻痺に陥っていると書いた。しかし、「性的知覚麻痺」に分類された人のなかには、マスターベーションでオーガズムを得られる女性も入っていた。強い性欲を持っている女性（ただし、それを満足させることができない）や、医師の診察を受けたときにはオーガズムを得られた女性も含まれていたのである。アドラーの分類の仕方はまったく変わっていて、しっかりした根拠があるようには見えない。また、医師の参考書『メルク・マニュアル（*Merck Manual*）』の一八九九年版は、あるページではヒステリーの治療としてマッサージを推奨し、別のページでは女子色情狂の治療薬として硫黄酸を勧めている。女子マスターベーションの「治療」としてクリトリスに石炭酸をかけるという野蛮なやり方を思いださせる。

女性のオーガズムと性的快楽に関する医学界の混乱状態は、当時の体制からのメッセージがばらばらだったことにも一因がある。一方では、科学によって女性のオーガズムは生殖になんの役割も果たしていないとされたため、信心深く道徳的な人々は女性の性的快楽は容認できないと考えた。しかし他方では、科学は（少なくとも一九世紀末までは）女性のオーガズムは健康に不可欠だとも言っている。それなら、医学倫理上からも医師は役目を果たさなくてはならないのでは？　しかし最終的には、クリトリスのときと同じように、生殖において直接的で明白な役割がないとされたことから、医学界と科学界は女性のオーガズムという厄介な問題を無視してもいいと思ったらしい。そして、少しまえまでは、健康を理由に女性にオーガズムを与えていたことなどなかったように、実際に無視したのである。

オーガズムと健康への西洋の固定観念は、ヴィルヘルム・ライヒ（一八九七〜一九五七年）を抜きにしては語れない。ライヒはウィーンの精神分析学者で、一九三八年にイギリスに亡命したジグムント・フロイトとは同時代の人間である。オーガズムと、それが健康とどのように結びついているかは、ライヒが生涯を通してひきつけられていた問題だった。一九二七年に出版された『オーガズムの機能　生物エネルギーの性・経済学的問題（*The Function of the Orgasm-sex : economic problems of biological energy*）』で、ライヒは、人間の健康、とりわけ精神的健康は「オーガズム能力」に左右されると書いた。これは、抑圧をなくしてオーガズムに身をゆだねることのできる能力のことである。人間は筋肉のなかに情動を溜めこんでいて、オーガズムのあいだに起きる筋肉の収縮と弛緩が情動を解放し、それが人間の健康を保つのではないかとライヒは主張した。つまり、オーガズムは体の情動エネルギーを調整し、放置すれば神経症にも変化しかねない性的緊張を解放するのである。オーガズムは性的、生物学的エネルギー（これをライヒはオルゴンと名づけた）を全身に行き渡らせることなのだ。
反対に、心理的あるいは生理的な緊張が邪魔して完全で満足できるオーガズムを経験できないと、病気になる。ライヒはこれを次のように説明し、話を展開した。

生命とセックスを否定する態度で育てられた人は、快楽を得ることに不安を持ち、その不安が生理的には筋肉の痙攣として表われる。こうした神経症的な快楽不安は、生命を否定し、人々自身の手で独裁者を生みだすような人生観のもとになる。それは、独立した、自由をめざす生き方を恐れる気持ちの核心にあるものなのである。

ライヒの性的快楽の重要性についての見解は万人に理解されるものではなかった。おそらく、自由なセックスを勧める態度が議論を呼んだのだろう。若いときに「オーガズム療法」を推奨するために作った宣伝映画、『有機体の謎《オーガズムの神秘》』のなかで、ライヒは次のように言っている。

人間は生涯に平均して四千回のオーガズムを経験する。この喜びと生命の推進力を消さないでほしい……。性の抱擁によって生みだされた生物学的な負荷と解放がオーガズムの反射、この上ない快感を伴う筋肉の収縮を引き起こす。社会規範への従属は胃がんや呼吸器系、心臓血管系の病気を引き起こすことがある。愛しあう人々よ、健康のために自由にセックスするがよい。

セックスやオーガズムについて語りたがらず、婚姻関係内で生殖のためにするセックスしか許容されない西洋世界では、ライヒの見解はバカにされ相手にされないだけではすまなかった。彼は生涯のうちに二度本を焼かれた。一度は一九三三年にドイツでナチスによって、二度目はアメリカだった。病気はオーガズム(オルゴン・エネルギー)に影響されるという信念のせいで、アメリカの薬品規制当局とのあいだで深刻な問題が起きた。戦後西洋世界の著者のうちで、アメリカによって焚書された(一九五六年)のは事実上ライヒだけである。また、彼は「オルゴン・エネルギーの存在を主張する言明あるいは表現を」永遠に禁止するという命令に従わなかったとして投獄され、焚書の一年後に獄中で死んだ。

アメリカの医師たちが健康上の理由でオーガズムを提供していた時代からたった五〇年しかたっていなかったのに、ライヒは同じことを主張した(ただしもっとおおっぴらに)ことで迫害されたのである。ライヒの物語には後日譚がある。現在ではオーガズムが健康にいいのかもしれないことを示す科学研究がいくつか存在する。男性を対象にした研究で、週に二回以上のオーガズムを経験している人は、週に一度、あるいはまったくなしの人よりも長生きすることを示すものがあるし、男女の心臓病についての研究で、オーガズムがあって満足できる性生活は心臓を強く丈夫にするようだという研究もある。オーガズムには身体と精神の健康を強化する機能があるとライヒが言ったのは正しかったのだろうか？　残念なことに、この点について評決はまだ出ていない。しかし、真偽はどうあれ、わたしとしては、一日一度のオーガズムで病気知らずという説を信じることにしたい。

生命の霊薬

今日の科学が女性のオーガズムと生殖器の関わりについてどう言っているかを見るまえに、キリスト教世界の外ではどうなっているかを見ることにしよう。ほかの場所ではオーガズムはどのように理解されているのか？　さらに、セックスが神聖なものと見られている社会では、オーガズムについての見方も異なっているのだろうか？　東洋の、たとえば中国の道教や北部インドのタントラ教のような信念体系は、女性のオーガズムを健康に不可欠なものと見ていた。まずタントラ教では、オーガズムは二つの力の消滅として理解される。拡大と収縮、あるいは女性と男性という二つの力が消滅し、宇宙的調和に至る。タントラでは、仏教の悟りはニルヴァーナともいいヴァギナのなかに宿っていると教え、性の儀式を重視している。yoni-puja（ヴァギナ礼拝）と言われる儀式のとき、男性の目標は女性の性的／霊的エネルギーを汲みとることである。こうすることで男性は活気を取り戻し、長寿を達成することができるという。しかし、難題が一つある。セックスから活力を吸いとるには、女性がオーガズムを得なくてはならない（しかも、男性は射精しない）。

タントラが女性のオーガズムを重視する理由はもう一つある。それは、オーガズムによって女性のrajas（活気を与えるヴァギナ分泌物）が出てくるという考え方がもとになっている。実際、タントラのいくつかの宗派では、儀式の主な目的は女性のrajasを精製し、それを集めることなのである。男性は集めたものを飲む。どことなく変わっているのはそのやり方だ。ヴァギナの液体は葉っぱの上に集められ、それに水を少し足してヴァギナのカクテルとして飲まれることになる。あるいは、男性がタントラの性技をほんとうに自分のものとしていれば、その男性は直接ペニスからrajasを吸い取って自分のホルモン・システムを強化することができる。これがvajroli-mudraと呼ばれるやり方である。

女性のオーガズムは道教でも健康と長寿に効き目があるとみなされていた。道教は紀元前六世紀に老子が始めた教えである。道教では、セックスは「道」に近づくための重要な方法とされている。道とは究極の真理、エネルギー、運動、絶え間ない変化のことで、そこでは陰（女性）と陽（男性）の気がつりあい調和し、絶えず結びつき変化し合う。中国伝統哲学の基本原理では、「女性の精髄（陰）と男性の精髄（陽）との相互作用が道である」とされる。さらに、道教では、陰と陽の不均衡は死を招くとされ、セックスは身体の均衡を取り戻して死を遠ざけるための大きな力だとみなされている。

男性がセックスを通して長寿を手に入れるには、射精をこらえて女性の陰の気を集め、吸収しなくてはならない。そして、タントラと同じように、この女性の霊薬は女性がオーガズムに達したときしか作りだされない。しかし、ちょっとした違いがある。道教の性の教典『養生要集』によれば、この生命の気は三つの場所から吸収することができる。だから、女性の口、乳房、ヴァギナ、この三つは「三峰の偉大な薬」と呼ばれている。ヴァギナの分泌物については、「紫ハラタケの傘、白虎の洞窟、秘門と呼ばれる。その薬が黒鉛とか月花である。通常はヴァギナのなかにあって外に流れでてはこない……性交のときに情熱と性的興奮をコントロールできる男だけがこの薬を手に入れ、長寿を達成することができる」とある。

しかし、女性のほうはどうなのだろう？　女性のオーガズムは男性の役に立つのかもしれないが、女性の健康にもいいのだろうか？　道教の思想では、その答えは明確で断固としたイエスである。実際、道教では女性はどっちに転んでも勝ちという立場にある。自分のオーガズムからエネルギーと長寿を得られるだけではなく、男性の気を集めることによっても自分を豊かにすることができるからだ。反対に、男性は女性のオーガズムから利益を得られるだけで、自分のオーガズムからは得られない。女性は、自分の性的なあるいは創造的なエネルギー（クンダリニのへビとして象徴される）をヴァギナから背骨を通って脳まで還すことで長寿を獲得すると言われる。このタイプのオーガズム（意識変容の水準に達する）は、道、あるいは宇宙との合体であると理解され、「谷間のオーガズム」と呼ばれる。女性は、生殖器（ヴァギナと尿道）の筋肉への意識と結びつきを高めることによって、意識変容する深いオーガズムを得ることができると教えられる。

いちばんいいオーガズムを得られるのは誰か？

おもしろいことに、東洋と西洋のオーガズム理論には、健康にいいという以外の共通点がある。それは、わたしたちが誰しも一度は考えてみたことのある疑問に関わりがある。何かというと、最高のオーガズムを得るのはどっちだろうという疑問だ。誰の答えもおそらく同じだろう。女性のほうだ、となるにちがいない。ギリシャ神話でも、ヒンドゥ教でも、イスラム世界でも、道教でも、キリスト教でも、西洋医学でも、性行為のあいだ、女性のほうが大きな快感を得ているというのが一般的な信念になっている。道教思想では、女性の陰のエネルギーは水のようなもので、膨大で尽きることがなく、冷めるのが遅いのに、男性の陽のエネルギーは火のようなもので、一瞬に素早く燃え上がるが、簡単に燃え尽きて消えてしまうものとされている。道教ではまた、女性のほうが陰の気に傾いているので男性よりも性的エネルギーを引きだすのが簡単だと説明している。つまり女性のほうが内向きに集中しているので、自分の内的感覚を、したがってオーガズムをよく感じとることができる。

女性の性的快感のほうが大きいという考えは、ギリシャ神話でもテイレシアースの物語に表わされている。テイレシアースは、女性として七年間暮らした人物としてよく知られている。そのあいだ彼は有名な娼婦となった。男女両方の立場でセックスを経験したことから、ゼウスと妻のヘラの論争に決着をつけるために呼ばれた。ゼウスとヘラは、セックスのときにどちらの快感のほうが大きいかについて言い争っていたのである。テイレシアースの答えは単純だった。

性の快感が一〇とすれば
九は女性、男性は一です。

女性の性的快感のほうが大きいというテイレシアースの判定は、多くの社会で不気味なほど共通している。アリ・イブン・アブ・タレブは同じことを言っているが、言い方も数字もそっくりだ。アブ・タレブは預言者モハメッドの娘ファティマの夫でシーア派の始祖である。彼によると、「全能の神は性欲を一〇の部分に分けて作りだし、九つを女に、一つを男に与えた」のだという。

ヒンドゥの『マハーバーラタ』にあるバンガスヴァーナの伝説にもテイレシアースの物語の要素がたくさん含まれている。バンガスヴァーナは強い、トラのように勇猛な王様だった。だが、インドラ神の怒りに触れて女に変えられてしまった。女になったので王国を統治することができなくなり、隠者として暮らすしかなかった。何年かたって怒りが解け、インドラはバンガスヴァーナにもう一度男に戻りたいか、そのまま女として生きるかを選ばせた。バンガスヴァーナの答えは？　「女は男と結びつくとき、必ず男より大きな喜びを得ます。だから……わたしは女を選びます。愛するときに女として感じる喜びのほうが大きい。わたしは女としての存在に満足です」

インドの物語には、叙事詩『ラーマーヤナ』をはじめ、似たようなメッセージを伝えるものがほかにもある。つまり、女性はセックスから男性よりも大きな喜びを得ることができ、性欲も強く、飽くことを知らないというメッセージだ。あるインドのことわざは、女性の食欲は男性の二倍、狡猾さは四倍、決断力や大胆さは六倍、愛への衝動と喜びは八倍だと言っている。紀元前三世紀には、旧約聖書がヴァギナの貪欲さを認めて次のように警告している。「けっして満たされることのないものが三つある……地獄、ヴァギナの口、大地である」

快感が二倍だと厄介も二倍？

さまざまな文明において、女性の性的快感やオーガズムの能力が男性よりもこれほど大きいとみなされているのはなぜだろう？　分析を重視する西洋医学は果敢にもこれを説明しようと試みた。実際、この疑問は多くの科学者の頭に浮かび、狼狽と、いくらかの羨望と恐怖を引き起こしたように見える。一一世紀の医師（またおそらくは西洋最初の性科学者）コンスタンティヌス・アフリカヌスは、「性交について」という医学論文を著し、「性交における快感は男性よりも女性のほうが大きい。その理由は、男性の快感は単に過剰なものを排出するところから生まれているだけだが、女性は二重の快感を得ているからだ。

自分の精液を排出すると同時に、生殖器の強烈な欲望に従って男性の精液を受けとっているのである」と書いている。

女性が二重に快感を得ているというこの説は、西洋医学で繰り返されたテーマである。とくにオーガズムと妊娠は二つの精液によって起きるという理論の信奉者によって提唱された。しかし、男性だけが射精すると考えていた医学者たちでさえ、女性の性的快感のほうが大きいと言っていた。たとえば、中世の医師アルベルトゥス・マグヌス（一二〇〇～一二八〇年。ドイツの哲学者・神学者。トマス・アクィナスの師）によれば、この大きな快感は「子宮が男性の精液に触れたことか、ペニスが生殖器に触れたこと」からくるという。一方、アヴィセンナは女性の快感を三倍につりあげた。女性は「性交から三つの喜びを得る。一つは自分自身の精液の動きから。二つ目は男性の精液の動きから。三つ目は性交中に起きる動きあるいは摩擦からである」とアヴィセンナは主張した。

性の吸血鬼

悲しいことに、東洋の文化にはオーガズムを男の精気を吸いとるものとする考えがあるが、西洋にも同じ考えがある。ただし、ちょっとした変化がある。女性がセックスのときにヴァギナを通して男性の養分を吸いとることができると書いた医師は多い。たとえば、一六世紀の医師レムニウスは女性の性的興奮の大きさを書いたときに、女性は「男の精液を吸い寄せ、自分の精液を射出」するだけでなく、「それによってより大きな喜びを得、活力を取り戻す」と描写した。しかし、生殖目的のセックスしか認められないような社会では、男性はこのように利用されることに怒りを感じた。女性のほうが快感を得る能力が大きいことは、歓迎するべきことというより、警戒するべきことと見られていたようだ。

吸血鬼を連想する理由ははっきりしているように思える。女性はセックスを利用して「吸血鬼のように男性の精気を吸い取ることができる」というのである。今日でも、ヴァンパイアの短縮形であるvampは、妖婦（男を食い物にする女）という意味で女性には使われるが男性に対して使われることはない。中世初期の医学概論で一八世紀までよく読まれていた『女性の秘密』でも、こうした考えが目立っている。独身の修道士に人生さまざまな事実を教えるために書かれたこの本は、次のように警告している。

女性は性交をすればするほど強くなる。なぜなら、男性が性交中に行なう動きによって熱くなり、さらに、男性の精液は空気と同じ性質なので熱く、女性はそれを受けとって全身が熱くなる。したがって、女性はこの熱によって強くなるのである。一方、頻繁に性交を行なう男性は乾きすぎて弱くなる。

しかし、『女性の秘密』は女性嫌いが明らかな内容で、女性の邪悪な性質を知らせようという意志が底流にある。そして、女性のほうが大きな際限のない性的快楽を得るという西洋医学界の考え方に、非常に否定的な趣を付け加えた。女性は、「性交への欲求が男より大きい。汚れたものはよいものに惹かれるからだ」と書き、「毒ヘビや角のある悪魔を避けるように女を避けなくてはならない。私が女について知っていることを話せば、誰もが肝をつぶすだろう」と警告している。女性とその生殖器の働きについて書かれたこの本は、『魔女に与える鉄槌（*Malleus Maleficarum*）』に影響を与えたと言われている。一五世紀に魔女への異端審問について書かれたこの本には有名な悪意に満ちた一節がある。「魔術はすべて肉欲から生まれる。女性の肉欲は果てしない」

女性のオーガズムの定義

二〇〇〇年のあいだ、女性のオーガズムはさまざまに受け止められてきた。地上最大の快楽だと主張するものから、必要不可欠な精液の排出、生命エネルギーの源、まったくのゼロ、すなわちそんなものは存在しないという考え方まで。だがもちろん、女性のオーガズムは存在する。そして男性のオーガズムと同じように、筋肉の運動を伴う知覚（神経によって伝達される感覚の認識）であると定義されている。脳と身体が見事に協調して働くのである。筋肉の活動がなければオーガズムはない。そしてオーガズムを経験するには筋肉の動きによって生じた感覚を知覚しなくてはならない。解放が存在するためにはそのまえに緊張が存在しなくてはならないのである。

クリトリスや前立腺の構造や機能が最近まで知られていなかったのと同じように、オーガズムについても情報は少なかった。正確に言えば、オーガズムの身体的な特徴や、快感の機能に関する知識が欠けている。どうしてそうなったかについてはさまざまな理由があるが、そのうちのいくつかは女性生殖器の構造に関する発見が進まなかったことと共通している。西洋では、セックスと関係のある研究、とくに女性の性行動や生殖器に関する研究に資金を出したがらないのである。しかし、それほど性差別的、道徳的でない理由もある。それは、簡単に言えば、女性のオーガズムの身体的特徴をすべて観察するのが困難だったということである。とはいえ、いくら見るのが困難でも存在するのは確かで、何世紀にもわたってさまざまなことが語られてきた。そうした言葉からは、女性生殖器の機能ばかりかオーガズムの機能についても重要なことが読みとれる。

二〇〇〇年以上前アリストテレスは、オーガズムのあいだに子宮頸が「吸角」のように働いて精液を吸いこんでいるようだと記した。オーガズム中の身体反応としては、「子宮の動き」という表現もある。フランス人医師フェリックス・ルーボーが観察したのもこの子宮と子宮頸の動きだった。ルーボーは一八五五年に女性の性的反応についての記録を発表し、アリストテレスと同じように、この子宮頸の動きが精液を吸い寄せて受胎を助けるという理論を打ち立てた。そして一八七六年には、オーガズムと強力な骨盤筋肉の収縮とを結びつける最初の科学的報告を発表した。

偶然にもたらされた記述もある。一八七二年にアメリカの医師ジョゼフ・ベックによって発表された次の記述は、患者を診察していたときに観察されたものである。その患者は、自分は感じやすいのでベックに触られればオーガズムに達するかもしれないとまえもって警告したらしい。その結果ベックは性的興奮状態とオーガズム時の女性生殖器の反応について最初の詳しい報告を書くことができた。

左手で「慎重に」陰唇を開き、子宮頸がはっきり見えるようにした。右の人差し指で素早く子宮頸と膣口のあいだを三、四度触ると、即座にオーガズムが起きた……絶頂近くなると、子宮口がひとりでに一インチほど開き、目で確認したかぎりでは、五回か六回ほど立て続けに収縮し、その度にリズミカルな動きで子宮口を子宮頸のなかに引きこんだように見えた。同時に、子宮頸は以前の固さを失い、非常に柔らかくなった。こうした現象はすべて一二秒ほどのあいだに起き、その後一瞬にしてもとに戻った。オーガズムが近づくとともに子宮口と子宮頸は充血し、ほとんど紫のような色になったが、動きがとまったとたんに、子宮口はとつぜん閉ざされ、子宮頸は再びもとの固さになり、充血は消え、器官は通常の状態に戻った。

「ヒステリー症の」女性をマッサージで治療していた医師からの報告もある。スウェーデンの医師リンドブロムは一八九一年当時、毎日のように「骨盤マッサージ」治療を行なっていて、オーガズムのときに子宮収縮のリズムがどう変化するかを書き留めた。子宮収縮の強さと回数が増加することは、ほかの人によっても報告されている。

子宮のように筋肉からできた器官はじっとしていることがない。子宮は、外側はさかさまになった梨あるいはウシの頭のような形、そして内側は頂点が下を向いた三角形になっている。そして、リンドブロムやほかの人が記録したように、二分から二〇分の感覚で規則正しく収縮と弛緩を繰り返している。月経期間中はこの収縮が強くなり、頻度も増えるだけでなく、痙攣的にもなる（こうした痙攣的な収縮が月経痛の原因ではないかと考えられる）。レム睡眠中にも、睡眠中の勃起（生殖器の血流増加）によって収縮が増加する。

子宮の筋肉がリズミカルに収縮する理由はよくわかっていない。しかし、子宮は非常に複雑な筋肉構造になっている。生殖を担うのにふさわしく、強力であると同時に敏感なのだ。生命を維持しなくてはならず、狭い場所を通して子どもを押しだすために強い力も必要だ。子宮の筋肉は人体でも最も強力な筋肉の部類に入る。おそらくは、完全に停止することで筋肉の力を失うことがないようにしているのだろう。卵管が絶えず収縮と弛緩を繰り返しているのも（一分間に三回）、ヴァギナの筋肉が絶えず動いているのも、同じ理由なのかもしれない。ヴァギナの自然な収縮は子宮頸の端から始まり、八分から一〇分に一度起きることがわかっている（性的刺激がない休息状態で）。

オーガズムの身体反応

生殖器は興奮状態になくてもけっして休まないが、オーガズムになるとその筋肉は劇的な反応を見せる。平滑筋と横紋筋の組み合わせでできたこの器官は、強力な収縮と弛緩によって脈動する。実際、現在では、オーガズムが起きたときの特徴は子宮、子宮頸、ヴァギナ、尿道、前立腺、肛門の筋肉が速いリズムで力強く収縮することとみなされている（表7-4はこの収縮によるヴァギナと肛門内の圧力の変化を示している）。オーガズムが起きると、女性の骨盤筋肉は一斉に波打つ。この筋肉反応なしにはオーガズムは起きない。これはオーガズムの肉体的な基盤だと考えられる。

研究によると、脈動の回数はさまざまである。約一秒の間隔を置いて五回から一五回収縮するという報告もあれば、〇・八秒間隔で四回から八回という報告もある。しかし、標準値はなく、収縮も規則的なものも不規則なものもあり、両方が入り混じる場合もある。おもしろいことに、強さ、周波数、波形といった骨盤筋肉の収縮パターンには個人的な特徴があるようだ。筋肉のリズミカルな収縮・弛緩は体のほかの部分にも現われる。時には脈動が背骨を通って頭まで伝い上り、東洋のクンダリニのヘビが背骨を這い上がっていくイメージが思い浮かぶ。そして、男性のほうも、オーガズムは筋肉の収縮によって特徴づけられる。男性では、尿道、前立腺、睾丸、肛門の筋肉が〇・八秒間隔で三回から四回収縮することが報告されている。

二〇世紀後半に行なわれた研究では、女性と男性のオーガズムに関して興味深い事実がわかった。オーガズムまでにかかる時間は人によって違い、ムードや事態の経過やたくさ

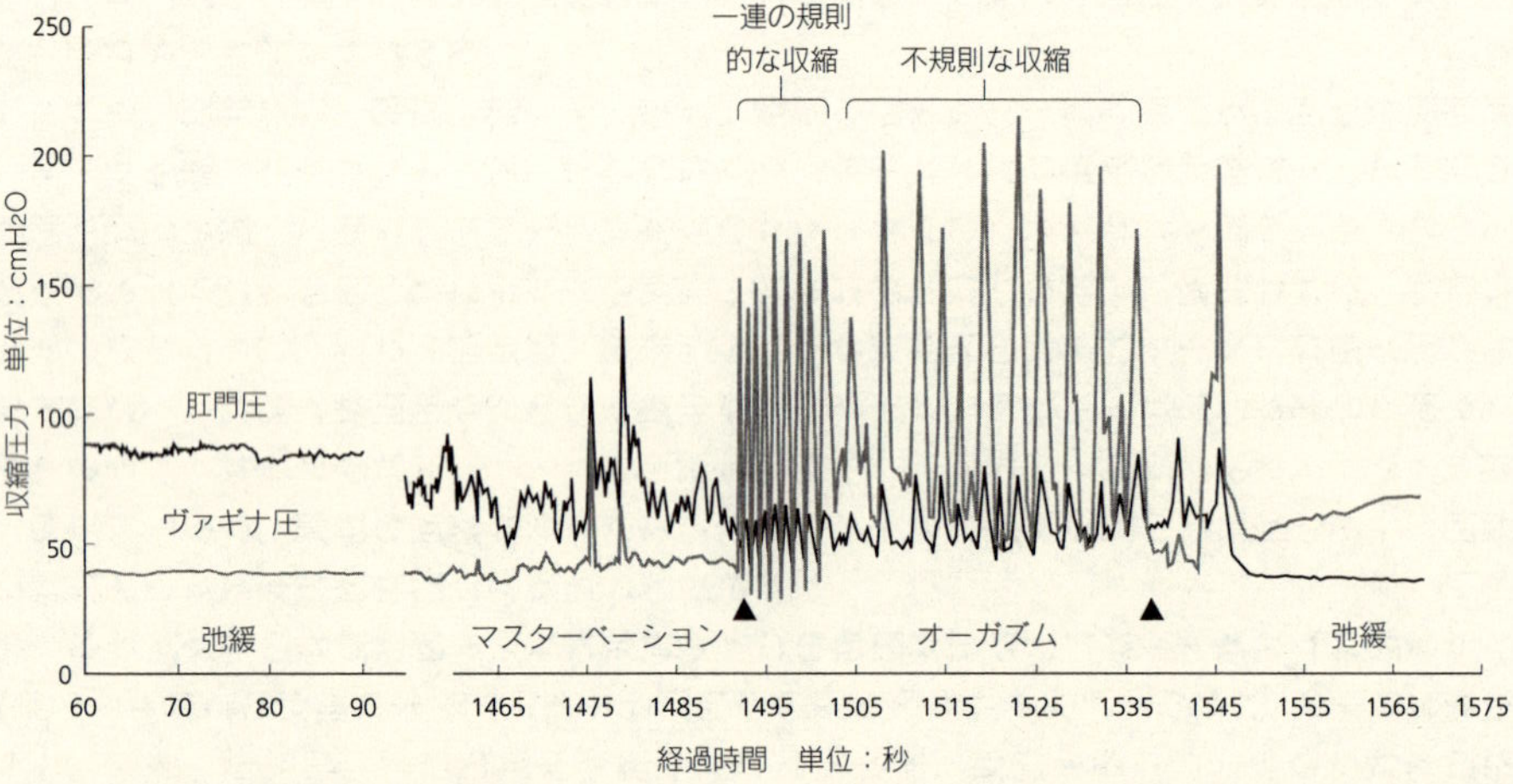

▼7-4　オーガズムの収縮：一人の女性のマスターベーションで記録されたヴァギナと肛門の圧力（Bohlen, 1982より作成）。

んの要素に左右されるが、実験室においてオーガズムまでの最速記録はある女性のたった一五秒というものだった。また、オーガズム自体の長さも非常に変化がある。オーガズムによる筋肉の収縮は一三〜五一秒続き、女性による体感としては七〜一〇七秒続いたという調査結果がある。男性のオーガズムの持続時間はだいたい一〇〜一三秒くらいである。一方、骨盤筋肉が強いほどオーガズムによる強い収縮が起こりやすく、持続時間も長いことをうかがわせる研究結果もある。そして、オーガズムには実際に意識変容効果があるらしく、とくに強烈なオーガズムのときの脳波は深い瞑想状態にある人間の脳波に似ているという。

　オーガズムはさまざまな身体反応を引き起こす。筋肉だけでもなく、生殖器だけに限られてもいない。心臓血管系、呼吸器系、内分泌系に強い反応を誘発し、こうした反応もオーガズムが起きたことを示す特徴とみなされている。たとえば、女性でも男性でも心拍数と呼吸数が倍増し、血圧は通常の三割増しとなり、瞳孔が拡散する。その衝撃的で、天にも昇るような、圧倒される感覚に声を出す人が多く、「オーガズムの顔」も非常に特徴的である。女性の四分の三に、胸郭部の強い紅潮が見られるが、男性ではそれほど多くない（二五パーセント）。

オー（オオー、オオオー）嬢の物語

次々とオーガズムを経験する能力も詳しく検討されている。実験室での最多記録は、ある女性が達成した一時間に一三四回という、めくるめくような、涙の出そうな偉業である。オーガズムの強さは、オーガズムに達するまでの時間と直接の関係がありそうだ。複数回のオーガズムを経験する女性と一回だけの女性とで達するまでの時間を比較した研究では、複数回の女性がオーガズムに達するまでの時間は平均して八分、一方、一回だけの女性では二七分だった。おもしろいことに、複数回女性が二回目のオーガズムに達するまでの時間は平均して一分か二分である。まるで、最初のオーガズムで導火線に火がついたようにも思える。二回目のオーガズムのあとは、かかる時間がさらに減る。三〇秒間隔ということもまれではなく、一五秒間隔という記録もいくつかある。

男女のオーガズムの最もはっきりした違いは、女性では複数回のオーガズムが一般的だが男性ではそうではないということだ。男性が次々とオーガズムを経験するには、生殖器の筋肉を発達させ、強くして、射精をコントロールできるようにならなくてはならない。実は、男性は骨盤筋肉を利用してオーガズムのときに射精を止めることもできるのである。この二つのプロセスを切り離すことのできる男性は、複数回のオーガズムを得ることができると言っている。さらに、射精は男性オーガズムに不可欠な一部だとみなされているが、厳密にはそれは間違っていると言わなくてはならない。射精とオーガズムは別々の生理学的なメカニズムなのである。オーガズムは筋肉活動を伴う知覚なのに対して、射精は単なる反射であり、脳とは切り離されたところで（たとえば脊髄切断された人間あるいは動物において）も起きる運動パターンなのだ。

これは、複数回のオーガズムを望む男性にとってはいいニュースである。男性の複数回オーガズムは筋肉で射精を抑制した結果であることがふつうだが、なかには射精を伴うオーガズムを複数回経験する男性も少数ながらいることがわかった。こうした男性は三つのグループに分かれる。常に複数回の射精を伴うオーガズムを体験する人、自分で学習してできるようになった人、思いがけないときにそうなる人、の三種類である。ある実験では、三五歳の男性が射精を伴う六回のオーガズムを体験した。最初のオーガズムから最後のオーガズムまでは三六分の間隔があった（最初のオーガズムは刺激を始めてから一八分後だった）。こうした英雄的な努力にもかかわらず、男性はどうしても女性にはかなわない。先に言ったように、実験室での最高記録は女性で一三四回なのに対して、同時間内の男性の最高記録は一六回なのである。おもしろいことに、この数字の比率は、テイレシアースによる比率、「九は女性、男性は一」を映したものになっている。

オーガズム能力

オーガズムの特徴について最近非常に驚く発見があった。それは、この筋肉の収縮は、人間が体験する最初の感覚の一つだということである。つまり、女性も男性も子宮内でオーガズムを体験するのである。子宮内でのオーガズムについて書いた次の文章は『アメリカ産婦人科ジャーナル』からの引用で、筆者は二人のイタリア人医師、通常の超音波検査のときに観察されたことである。

最近、三二週の女の胎児が右手の指で陰部を触っているのを観察した。愛撫するような動きは主にクリトリスのあたりに集中していた。動きは三〇～四〇秒後にやんだが、数分たつとまた始まった。さらに、この軽い接触は繰り返され、それに骨盤と脚の短く急速な動きが伴った。さらに休止期間を置いてから、この動きに加えて、胎児は胴体と四肢の筋肉を収縮させ、それから全身の痙攣的な動きが続いた。最後に胎児は弛緩し、休息した。この動きを観察していた時間は約二〇分である。母親は積極的な関心を持ってこれを見て、子どもの経験していることについて観察者たちと話を交わした。

著者は、子宮内でのオーガズムという驚くべき報告を次のように締めくくっている。「この観察によって、妊娠後期の胎児に刺激反射が起きることだけではなく、胎内でもオーガズム反射が引き起こされることが示されているように思える」。おそらく、男の胎児も子宮内で自分で楽しんでいることがわかっても驚くことはないだろう。実際、将来の親は将来の息子が胎内で一五分くらい勃起したペニスをこすっているのを見ることもよくあるようだ。

人間はどうしてこのような並外れたオーガズムの能力を持っているのだろうか？　多数の知覚神経経路があるからだと考える人もいる。オーガズムは何もないところから出てくるわけではなく、築き上げられなくてはならないものだ（そして、できあがるまでのプロセスもオーガズム自体と同じくらい心地よい）。性的興奮はふつうさまざまな神経が働いた結果として起きる。この神経の刺激（愛撫やキスなどから得られる）がさらに興奮を呼び、それがある程度に達すると異なった運動系を動きださせる。爆発的な、リズミカルな筋肉収縮が感じられるのはそのときである。刺激のリズムやタイミングもオーガズムを作りだす重要な要素である。リズムによってしだいに多くの神経が呼びこまれ、互いに火をつけあって最後には一体となってオーガズムに至る。

オーガズムが起きるときは、三つある生殖器神経のうち一つ以上が活動する。三つとは、外陰部神経、骨盤神経、下腹部神経である。これらすべては陰部脊髄神経、つまり生殖器から脊髄に入る神経だが、どの位置で脊髄に入るかはそれぞれ違う。クリトリスや、陰唇や会陰といったヴァギナ周辺の敏感な皮膚を撫でると、外陰部神経に火をつけることになる。ヴァギナ、尿道、前立腺、子宮頸を刺激すれば、影響を受けるのは骨盤神経である。しかし、いくらか重なる部分もある。下腹部神経は子宮と子宮頸からの刺激を伝えるが、同時にヴァギナの感覚も伝えている。子宮頸では、骨盤神経と下腹部神経が重なる部分もある。男性では、外陰部神経はペニスと陰嚢の皮膚に配置されている。下腹部神経は睾丸と肛門からの刺激を伝え、骨盤神経は前立腺に配置されていると考えられている。

多様なオーガズム

女性のオーガズムをめぐる議論のなかでもとくに対立が激しかったのは、オーガズムにはは複数のタイプがあるかどうかと、あるタイプがほかのタイプより優れているということがあるかどうかだった。二番目の質問についてわたしが思うのは、オーガズムはオーガズムだということだ。気持ちがよければ楽しめばいい。流行に振り回されないことだ。自分がいちばん気持ちがいいと思うやり方をすればいい。だが、最初の質問についてはどうだろう? ヴァギナのオーガズムとか、クリトリスのオーガズムとか、Gスポットのオーガズムとか、そのような違いがあるのだろうか?

厳密に言えば、違いはある。違いはそれだけではない。女性では知覚神経の配置の違いも含め、神経伝達経路が場所によって違うので、オーガズムに達する経路もさまざまである。クリトリスへのリズミカルな優しい愛撫だけでオーガズムを引き起こすこともできるし、主に尿道や前立腺(Gスポット)に集中した振動刺激でも、子宮頸だけを繰り返し突く刺激によっても、ヴァギナの筋肉を締めつけるだけでもオーガズムを引き起こすことができる。オーガズムに貢献する神経経路を理解すれば、肛門性交でオーガズムにいたる理由もわかる。直腸には下腹部神経が配置されているからだ。どうしても順位をつけなくてはならないとしたら、第一がクリトリス、第二がGスポット、第三が子宮頸、第四がヴァギナ、第五が肛門ということになるかもしれない。しかし重要なのは、実際にはほとんどの女性がいくつかが混ぜ合わされたオーガズムを経験しているということだ。現実に、どれか一つの神経経路だけが刺激されるということはほとんどありそうにもないからである。

女性のオーガズムに関する最も重要な発見の一つは、神経経路の研究から生まれた。外陰部、骨盤、下腹部の神経が生殖器の感覚を伝え、したがって、それが男女のオーガズムに重要な役割を果たすことは一九九〇年代のはじめから知られていた。しかし、女性にはもう一つの重要な経路があることがわかったのは最近のことである。

女性のオーガズムがどのように起きるかについてさらに理解が進むかもしれないという手がかりは、一九六〇年代と七〇年代にばらばらに報告されたいくつかの症例にあった。そうした報告では、「完全な」脊髄損傷（SCI）を受けた女性が、睡眠中にオーガズムを経験したと語っていた（完全なSCIの基準には、怪我の部位より下では、ピンを刺したり軽く触ったりしても感じないし、直腸の感覚が伝わらず、直腸を意志どおりに動かせないことが含まれている）。こうした感覚は、医療従事者から「錯覚オーガズム」と名づけられ、否定されていた。

しかし、オーガズムに至るもう一つの神経経路があることを示す証拠が増えてきた。麻痺していて胸より下に感覚のない女性にも、内部生殖器の感覚があるようだと言う人たちがいる。性交しているときに「腹部の心地よさ」を感じたり、月経のときに子宮が締めつけられるような感覚があるという。これは医学関係者の頭をひねらせるような問題だった。だそれまで知られていたオーガズムや生殖器感覚の伝達経路はすべて脊髄を通っている。

から、脊髄への損傷によって伝達は断ち切られ、生殖器は無感覚になるはずだ。完全な脊髄損傷のある女性がどうしてオーガズムを感じたりすることができるだろう？　物理的な証拠がないまま、こうした報告は錯覚だとか妄想だとして否定されつづけていた。

しかし、一九九〇年代に完全な脊髄損傷の女性を対象にした調査によってそのような報告への裏づけが得られた。脊髄損傷にもかかわらず、ヴァギナと子宮頸への刺激がオーガズム反応を引き起こすことが示されたのである。そして、対象となった女性は、オーガズムを経験していることを知覚できた。実際、被験者によるオーガズムの描写は、脊髄損傷のない女性の描写と見分けがつかなかった。それに、被験者は生殖器への刺激も認識してそれを表現した。子宮頸の感覚を、「腹部の奥深くの」、「吸引するような心地よい感覚」と描写している。さらに、オーガズムに特徴的な非随意の反応も観察されている。瞳孔が開き、心拍数が増加し、血圧が上昇した。この女性たちはオーガズムを体験していたのである。だが、どうやって？

迷走する快楽

その答えは迷走神経にある。多くの枝に分かれていて、身体主要器官に配置されている奇妙な神経のことである。「放浪する」という意味のラテン語 vagus から名づけられた迷走神経は、その名にふさわしく脳を出て首に入り、それから体じゅうを縫うように進み、胸腔（心臓と肺）を過ぎ、瞳孔と唾液腺に枝分かれし、腹に行って腸、膀胱、副腎とつながっているが、重要なのは脊髄をきっちりと迂回していることだ。最後に、そして幸運にも、迷走神経の回り道は子宮と子宮頸に到達して終わる。

完全な脊髄損傷の女性がそれでもヴァギナと子宮頸の刺激を感知し、その結果のオーガズムを得ることができるのは、迷走神経が子宮と子宮頸につながっているからなのである。生殖器の感覚を脳に伝えているのは迷走神経で、この神経は脊髄を通らないため、脊髄損傷の影響を受けていない（脊髄損傷のある女性の五〇パーセントはオーガズムに達することができると見られる）。迷走神経が男性でも同じように働くかどうかはまだ明らかではないが、そうではないかと思わせる気配はある。

迷走神経の役割が明らかになった結果、生殖器の感覚やオーガズムやオーガズムの源について考え直しはじめた科学者もいる。脳神経の一つである迷走神経は、最も原始的な脊椎動物から哺乳類までの種で重要な役目を果たしている。呼吸、嚥下、嘔吐、消化などの基本的身体機能の多くに密接にかかわり、進化の観点からはヤツメウナギのような原始的な種にも存在する古い神経である。このように多くの種に存在すること、歴史、現在の生殖器への配置、オーガズムに果たす役割などを考え合わせると、迷走神経は、生殖器の感覚を受けとったりオーガズムの筋肉収縮と弛緩を行なうための原始的なシステムなのではないかと思われる。

ヴァギナのＥＳＰ

　これまで、ヴァギナは信じられないほど頭のよい器官で、精子を厳密に分類選択することを見てきた。しかし、ヴァギナには超感覚的知覚（ＥＳＰ）があると言ったら信じられるだろうか？　オーガズムにおける迷走神経の役割が発見されたことで、そんな可能性もほのめかされている。完全な脊髄損傷のある女性がどのように生殖器感覚とオーガズムを感じるのかという研究で、被験者の女性は二つのグループに分かれた。第一のグループは、ヴァギナ内部や子宮頸に加えられている刺激を意識的に感じとれるという人たちである。迷走神経によってその刺激が伝えられ、オーガズムが引き起こされる。

　第二のグループでは、オーガズムはもっと複雑なことになっている。この女性たちはヴァギナや子宮頸への刺激によってオーガズムを経験するのだが、生殖器からは身体的感覚を意識的には知覚していないのである。それでも、ヴァギナは加えられた振動刺激を（意識しなくても）感知して、オーガズム反応を起こす。どうしてこんなことが起きるのだろうか。一つの仮説は、ヴァギナが盲視（光源や他の視覚的刺激を正確に感じとる視覚障害者の能力）として知られる現象を起こしているのではないかというものだ。

　盲視というのは、視覚皮質に損傷のある人が意識的に見てはいないのに視覚刺激に適切に反応することを言う。つまり、見えてはいないのに見えているかのように反応するのである。ＳＣＩのある女性のなかには、生殖器の刺激を感じとることはできないのに、感じているかのように反応する人がいる。こうしたオーガズムは、視覚における盲視と同じようなことが生殖器において起きているのではないだろうか。ヴァギナの盲視についての研究はまだごく初期の段階にある。結論がまだ出ていないのも当然だろう。ほかにもまだ答えの出ていない問題が残っている。ヴァギナの盲視現象は、女性生殖器のオーガズム反応が非常に強固だということを示唆している。なぜそれほど強固なのか？　特徴的な筋肉の反応を起こしたりオーガズムに至ったりする能力は、生殖の成功や進化に不可欠なのだろうか？

人間のオーガズムは、生殖器神経への刺激からくるとはかぎられていない。生殖器以外の神経への刺激でもオーガズムは引き起こされる。乳房、口、膝、耳、肩、顎などをエロチックにリズミカルに刺激したことからくるオーガズムが実験室環境で記録されている。性科学研究の先駆者、マスターズとジョンソンは、首の後ろ、腰のくびれ、足の裏、掌によるオーガズムを観察し、全身が性的な器官の可能性を持っていると結論づけた。脊髄損傷を受けた女性と男性の両方が、脊髄の損傷部位とその周辺にできた非常に敏感な皮膚への刺激でオーガズムが引き起こされることがあると報告している。

そのオーガズムは実験室でも確認された。ある女性の被験者は、首と肩の敏感な皮膚にバイブレーターの振動を与えると、数分のうちに典型的な血圧の上昇を見せ、「ぞくぞくして押し寄せるような」オーガズムを経験した。その女性は、「全身がヴァギナのなかに入ってしまったような感じ」がしたと付け加えた。このように、生殖器以外の部分を刺激することでもオーガズムが引き起こされることが立証されたが、イメージだけでオーガズムを引き起こすことができるという実験結果もある。このグループの女性は、オーガズムを引き起こすのに身体的刺激を必要としない。実験室のなかという環境でさえ、空想するだけでオーガズムに到達することができる。

動物とオーガズムについて

女性のオーガズムがこれほど柔軟性に富み、強固だという事実から、ほかの種のメスではどうなのだろうという疑問が出てくる。最初こそ論争やさまざまな異論があったが、現在では動物のメスにもオーガズムがあると認められている。実際、オーガズムのときには人間と同じ生理学的反応を示す種は多い。たとえば、霊長類では、メスもオスも力強く急速でリズミカルな筋肉の収縮がオーガズムを実証している。霊長類のメスでは、交尾やマスターベーションの最中に、特徴的な筋肉収縮が子宮、ヴァギナ、肛門を震わせるほかに、ヴァギナの充血、クリトリスの勃起、全身の筋肉の緊張、急速な心拍数の増加、体毛の起立が同時に起きることがわかっている。このような生理的反応と同時に、行動による反応もある。たとえば、交尾のときの鳴き声、特徴のある「振り返り、後ろに手をのばす」動き、最後に、クライマックス様表情あるいはOフェイスと呼ばれる、口をO形に開けた特徴的な表情がある。

オナガザル科のベニガオザルの子宮収縮パターンを詳しく計測したところ、クライマックス様表情が見られる八〜一〇秒前にはっきりとした変化が始まった。それから五〇秒にわたって収縮と弛緩が続く。クライマックス様表情は、子宮の収縮力が最高に達したときに起きる。この表情はそれから三〇秒ほど続き、骨盤筋肉の収縮が元のレベルに戻るまえに消え去る。

ほかにもたくさんの動物が交尾中やそのあと、また生殖につながらない性的行動（自分の生殖器やほかのメスの生殖器をいじる）中にオーガズムのような筋肉反射を示す。メスのネズミは生殖器や尿道を刺激されると、オスと同じように、骨盤筋肉にリズミカルな交尾反射を起こす。ウシはクリトリスをマッサージされると、子宮、子宮頸、ヴァギナの筋肉を収縮させるオーガズムのような反応を起こす。クリトリスを数分刺激しただけで、子宮頸が口を開け、吸いこむような動きを見せるのである。ネコは生殖器を収縮させるだけではなく、自分の感覚を金切り声で叫びたてる。また、ブタのヴァギナ（子宮頸は螺旋状をしている）はオーガズムのあいだオスのペニスを締めつけ、自分が満足するまで腰を動かしているように見える。ウマを繁殖させている人は、雌ウマの「オーガズム」のような筋肉反応について語る。

じっさい、胎内受精をする種で、性的刺激に対して特徴的な生殖器の筋肉収縮で反応しないメスを見つけるのは不可能に思えるほどだ。ハツカネズミ、モルモット、イヌ、その他多くの種は、強力なヴァギナの収縮が科学論文に詳しく報告されている。メスのイヌを対象にしたある論文には、ヴァギナ筋肉の痙攣が非常に激しく強力なので「陰茎骨で保護されていなければ尿道管が閉塞してしまうほどである」と書かれている。実際、霊長類やイヌなどにある陰茎骨は、メスの生殖器が収縮する強烈な力でペニスに損傷を受けるのを防ぐためにあるとも考えられる。最後に、まえにも述べたように、昆虫でもメスの生殖器の強力でリズミカルな動きは性行動の重要な要素となっている。生殖器の筋肉収縮は女性のオーガズムの重要な要素である。その理由をこれから見ていこう。

動物はオーガズムを楽しんでいるのだろうか？

しかし最初に、動物とオーガズムについて簡単に説明しておこう。動物はオーガズムから喜びを得ているのだろうか？　そうではないと推定する人は多いが、快感があることを示唆する証拠はたくさんある。哺乳類の多くは（野生動物と飼育動物の両方とも）、交尾をはじめ、同性間の性行為やマスターベーションなどの性的行動を楽しんでいる様子を見せる。メスたちは外性器を愛撫するだけではなく、内側を刺激する画期的な方法も見つけだした。メスのチンパンジーやオランウータンは葉の軸や小枝のような物体をヴァギナに挿入し、繰り返し動かし、唾液で潤滑剤を加え、時にはその間に合わせの道具の上で体を前後に揺らしたりする。チンパンジーが植物をかじって、ヴァギナに挿入して刺激するのにちょうどいい長さにしているのが観察されている。実験室でも、ベニガオザルが生殖器収縮の絶頂にクライマックス様表情をするのが観察される。それに、ヴァギナを刺激している霊長類のメスが、オーガズムの瞬間（骨盤収縮の絶頂）に体を反り返らせて、なかに入れているものを強く押しつけるようにしていることについてはどう考えればいいのか。

メスのイルカも、生殖器内部を刺激するのに同じくらい創意に富んでいる。メス同士でセックス・プレイをするときは、片方が相手の割れ目にヒレやオビレを入れることもあるのだ。あるいは、鼻先を相手の割れ目に入れて、その体勢で前進しながら生殖器を刺激したりもする。イルカは、ヴァギナの筋肉を使って小さなゴムボールを運んだりすることもある。そうしながら、そのボールを締めつけて生殖器を刺激している。

女性のオーガズムの機能

人間はそれを楽しむ。動物もそうだ。そしてここまで見てきたように、それは特徴的な筋肉の収縮によって実証される。しかし、オーガズムの機能とは何なのか？　近年まで、女性の性的快感には生殖上の役割はないとみなされてきたが、わたしとしては、それは正しくないと主張したい。それにはさまざまな理由がある。最初に、大半の種では、女性生殖器への適切な刺激が受胎の成功に不可欠である。まえに見たように、オスが挿入を果たしてメスの卵子に接近するためには、女性生殖器の形態によってオスのするべき行為が定められている。さらに、いったん挿入しても、精子がメスの卵子と出会う機会を手に入れければ、それが満たされなければ、メスは精子を排出したり、消化したり、破壊したりすることができる。

オスの性的能力が標準に達していなければ、つまり、正しいときに正しい場所に適切な性的刺激を加えることができなければ、子どもの父親となる機会は失われる。オスにやり直しの機会はほとんどない。というのは、ほとんどのメスが複数のオスと交尾するので、間もなくほかのオスがチャンスをつかんでしまうからだ。もしオスがメスを喜ばせる正しい手順を学ばなければ、子孫を残せない可能性は非常に高い。動物界では、許可なしに挿入し、さっさと精子を放出して立ち去るような戦略は賢明ではないのである。

ウサギ、ネコ、フェレット、ミンク、リス、ハタネズミといった哺乳類は、オスがどの程度の刺激を与えなければならないかを見るには非常にわかりやすい。こうした哺乳類では、生殖器への刺激が一定のレベルを超えると反射的に排卵が起きる。反射的な排卵は、オスの射精と似ている。オスの射精は反射的な精子の放出だからである。たとえばメスのプレーリーハタネズミでは、排卵の可能性はメスがヴァギナを突かれる回数と相関関係にある（回数が多ければ多いほど排卵は起きやすい）。

まえにも述べたようにウサギの場合には、排卵を引き起こすにはどんな刺激が必要かが知られている。この刺激が、卵子の排出を引き起こすのに必要なホルモンの連鎖反応を開始させるのではないかと言われている。内部に入るのを許可されたあとは、排卵が起きるための条件を整えるには、子宮頸とヴァギナの充分な刺激が必要となる。全体として、厳密にふりつけされたウサギのセックスが示しているのは、オスがメスを外部と内部から(前戯と本番と言ってもいい)刺激することの重要性なのである。

なぜ人間の排卵は完全に自然ではないのか

ウシ、ブタ、ネズミ、ヒツジ、ハツカネズミ、ハムスター、それに人間などの哺乳類の種は、自然排卵するものが多い。つまり、通常は、ホルモン濃度の周期的な変化に応じて排卵する。だが、ここで重要なのは「通常は」という言葉だ。こうした種はすべて反射的に排卵することもできる。つまり一定のレベルあるいは様式の刺激に応じて排卵するのである。したがって、こうした種でも、子孫を残したいオスにとってはセックスの手続きが重要となる(こうした種で排卵を誘発するのは通常は生殖器の刺激だが、嗅覚、視覚、聴覚、感情の刺激でも起きる場合がある)。ウシの場合には、クリトリスの充分な刺激によって排卵が起きるが、子宮頸への刺激は黄体形成ホルモン(LH)の分泌を促し、排卵を促進する。

ウシの人工授精に関する研究も、生殖器への刺激が受胎を助けることを明らかにしている。簡単に言えば、受精時に直腸を通して子宮を刺激すると、人工授精の効率は明らかに高くなる。雌ウシが「充分な」刺激を受けないと、受胎率が下がる。ヒツジの場合も同じことが起きる。ヒツジの繁殖者が受胎率を上げたければ、精管切除した雄ヒツジを使って雌ヒツジに快感を与えておく。単に精液をヴァギナに入れるだけでは、受胎を確実にすることはできない（あるいは、人工授精ビジネスで利益を上げることはできない）のである。受胎成功のためにある程度以上の生殖器の刺激が必要だということは、ネズミの場合にはもっとはっきりしている。この場合は、射精までの挿入の回数とリズムが、メスが受胎するかどうかに直接関係している。挿入の回数が三回を下まわると、オスが射精したとしてもメスは受胎しない（最も好まれる回数は一〇～一五回である）。

これには神経内分泌系の仕組みがかかわっている。挿入によるヴァギナの刺激は骨盤神経によって集められ、充分な刺激を受けとると黄体刺激ホルモンの分泌を促す。黄体刺激ホルモンは卵巣のプロゲステロンを分泌させる。このプロゲステロンが子宮の発達を促して、受精卵を着床させる準備を整える。ヴァギナと子宮頸の刺激が不充分だと、プロゲステロンが充分に分泌されず、子宮が対応できないため妊娠しないのである。オスによる刺激の量はメスが排卵する卵子の数にも大きな影響を及ぼす。挿入が多ければ多いほど、たくさんの卵子が排出される。

まえにも述べたように、人間の女性も、生殖器の強烈な刺激とオーガズムによる排卵への影響からは逃れられない。しかし、オーガズム後の生殖腺ホルモンの増加が排卵を引き起こしているのか、あるいは、すでに成熟した卵子がオーガズムの筋肉収縮によって予定より早く排出されてしまうのか、どちらなのかわからない。両方という可能性もある。卵巣には迷走神経も配置されているので、迷走神経によって引き起こされたオーガズムが直接の影響を与えているという可能性もある。それに加えて、卵巣組織は平滑筋でできているから、平滑筋に作用する化合物が排卵のタイミングに影響を与えているのかもしれない。仕組みはまだわかっていないが、オーガズムが排卵に影響を与えることができるし、実際に与えていることだけは明らかである。おもしろいことに、一八〇〇年代には、卵胞が最も膨れて卵子を排出する準備が整った瞬間を「排卵のオーガズム」(熟したという意味のギリシャ語から)と呼んでいた。ほかにも、一九世紀の医学文献には、ある器官が圧力を受けて極端に膨張している状態を指して「オーガズム」という言葉が使われている。

地球が動くとき

生殖器への刺激とオーガズムは、排卵の時期、卵子の数、着床しやすさ以外の方法でも繁殖に影響を与えている。これまで見てきたように、オーガズムは生殖器の筋肉をリズミカルに収縮・弛緩させる。この特徴的な筋肉の振動は、胎内受精を行なうほぼすべての種に存在する。そして、ここまでの章で示してきたように、精子の運搬は主にメスが支配する仕事である。

生殖器の筋肉が収縮する力が精子の運搬に重要な役割を果たしていることがしだいに認められるようになった。ヴァギナと子宮の圧力が正しく調整され、骨盤筋肉が子宮頸から卵巣に向けて波打ち、決定的な瞬間に子宮頸が口を開ければ、そこにある精子が排出されずに卵子に向かって引き寄せられる可能性は非常に高い。ウシやブタでの研究で、こうしたシステムの働き方がわかってきた。

ウシとブタでは、排卵周期全体を通して子宮筋層の自然な収縮が起きている。発情期以外の時期には、収縮は卵管の端から始まり子宮頸に向かう。つまり、精子とは反対の動きだ。しかし発情期には、この収縮パターンが逆転する。この時点で存在する精子は卵子に向かうエスカレーターに乗ったようなものだ。発情期に起きるオーガズムは筋肉収縮の強さと頻度を高めるので、この動きを強化して精子が取りこまれ、受胎が起きるのを助ける。

ほかの種での研究でも、生殖器への刺激やオーガズムが精子を運ぶ筋肉の動きに影響を与えることが確かめられている。ウマでは、交尾の刺激が強力な生殖器の収縮を引き起こし、子宮に陰圧を与える。つまり、ヴァギナ内より子宮内の圧力が低くなるため、ヴァギナ内の液体が子宮に吸いこまれることになる。ハムスターでは、「交尾に伴う劇的なヴァギナの収縮」によって急速に（九一秒以内に）精子が子宮に運ばれる。ハツカネズミでは、子宮頸が強く緊張するのと同時に、逆流する精液の量が減少する。ネズミでは、三回以上の挿入がなければ精子の運搬は行なわれない。

一方、射精のまえに充分な刺激がなかった場合、精子は即座に消化されたり排出されたりする可能性がある。まえに紹介したように、メスのイトトンボは刺激をたくさん与えるオスの精子を取っておき、少ないオスの精子を排出する傾向がある（刺激の時間は平均で四一分対一七分）。イトトンボの生殖管の内側を覆っている感覚子が刺激されると、精子を貯蔵している場所の筋肉が反射的に収縮することがわかった。ヒツジでは、不快な刺激も精子の運搬に影響を与えることがわかった。心地よい刺激のときとは反対に、子宮に到達する精子の数が減少するのである。

オーガズムと精子

人間の場合はどうだろう？　女性が運び、保持する精子の量を決定する要素は二つあることがわかっている。その要素とは、オーガズムによる筋肉収縮が起きるかどうか、また、いつ起きるかということである。研究によってわかったのは、女性のオーガズムが男性のオーガズムの一分前から三分後までの範囲におさまっているときは、まったくオーガズムがない場合や、オーガズムがもっと早いか遅いかの場合より多くの精子を保持することである。精子数の違いはほぼ一〇〇〇万個と見られる。

精子を取りこむ仕組みは、次のように働くと考えられている。オーガズムが始まると筋肉の収縮によって子宮内とヴァギナの圧力は著しく高まる。しかし、オーガズムの直後に子宮内圧力が急激に減少し、ヴァギナとのあいだに圧力の差が生じる。精子がそこにあれば、この圧力の差によって精子は子宮内に吸いこまれる。このとき、子宮頸とその粘液は重要な役割を演じる。オーガズムが近づいてくると、子宮頸はどんどんヴァギナのなかに入りこみ、子宮口から粘液を出す。セックスが行なわれているのが排卵期なら、この粘液は精子をなかにくるみこむことができる。そして、急激な圧力の変化によって、精子を包みこんだまま子宮内に吸いこまれるのである。

この動きには下垂体ホルモン、オキシトシン（脳下垂体後葉ホルモン。子宮収縮・母乳分泌を促進する）も手を貸している。オキシトシンの効果はいろいろあるが、なかでも、平滑筋を刺激して収縮させる効果がある。子宮、子宮頸、卵巣、ヴァギナ、前立腺といった生殖器には平滑筋が含まれている。女性の生殖器が刺激されるとオキシトシンの量が増える。だから、興奮が高まると、筋肉の緊張も高まる。オキシトシンが急増するとともにオーガズムによって子宮とヴァギナが強烈に収縮し、子宮口が開き、瞳孔が開く。オーガズムのときの筋肉収縮の強さは、オキシトシン濃度と密接な関係がある。

ウシ、ウサギ、ヤギ、ヒツジほかの哺乳類でも、子宮と子宮頸筋肉の強い動きには、オキシトシンの急速な増加が伴っている。実際、ギリシャ語で「素早い出産」を意味するオキシトシンは、出産時に子宮平滑筋の強力な収縮を起こすことから名づけられた。出産間近の女性が激しいオーガズムのあるセックスをするようアドバイスされるのはオキシトシンに分娩を促す効果があるので、自然な出産ができるからだ。オキシトシンのもう一つの効果は母乳の分泌を促すことである。ウシのヴァギナは刺激に非常に敏感で、ヴァギナに空気を吹きこむだけでこの反応を引きだすことができ、乳の量が信じられないほど増加する。雌ウシのヴァギナに空気を吹きこむこのテクニックは、何世紀にもわたって利用され、現在でも行なわれている。

セックスのふりつけ

ヴァギナの筋肉が生殖にもう一つ重要な役割を担っている種もある。こうした種では、精子を運ぶ方向を決めるだけではなく、精子を運ぶ必要性自体を作りだす。つまり、ヴァギナの強力でリズミカルな振動がオスの射精を引き起こすのである。たとえばミツバチがそうだし、カメムシの一種は非常に強い筋肉でオスのペニスから精子を吸いだしている。ヴァギナの収縮力が射精に必要な刺激を与えるというのは、人工授精のテクニックを見ればわかる。ブタやイヌでは、射精させるために、バッテリー駆動のヴァギナによるリズミカルな動きを利用している。

さまざまな動物種においてヴァギナの筋肉がどんな働きをしているかに関する研究はまだ緒についたばかりで、この「射精テクニック」がどの程度一般的なものかを明らかにするにはまだ多くの研究が必要とされる。ほとんどの研究は昆虫と哺乳類にかぎられているが、大半の種では生殖器の筋肉は非常に強く、ペニスを締め付けるのに必要な力を持っている。

人間の女性にも射精を引き起こす筋力がある。ヴァギナの筋肉がよく発達していれば、つかみ、締めつけるのに利用して、最終的には自分のオーガズムを引き起こし、男性に射精させることができる。男性が動く必要はない。また、女性のオーガズムである急速な骨盤筋肉の収縮は、物理的（であると同時にエロチック）なおまけとなって男性のオーガズムと射精を引き起こす。このタイミングは、子宮とヴァギナの圧力が変化して精子を吸い上げるという理論にぴったり合っている。

オーガズムの筋肉収縮がタイミングのよい射精を引き起こすという考えは、ベニガオザルの研究によって実証されている。表7・5は三回連続した交尾でのベニガオザルの反応を記録したものである。メスが性器を見せた瞬間から始まり、一回目の交尾ではオスの七秒前にオーガズムに達し、二回目と三回目の交尾では同時にオーガズムに達し、性交後のグルーミングに至るまで、二匹の反応が同調していることがわかる。クライマックス様表情が一致しているだけではない。子宮の動きが急速にリズミカルに増加し、その直後に射精が行なわれている。二回目と三回目の交尾では、メスの「振り返り、後ろに手をのばす」動作は、オスの挿入と射精への合図となっているか、あるいは直接の反応を招いているように見える。同時にオーガズムに達するようにオスに伝えているのだろうか？

霊長類の交尾ではオスとメスのあいだに驚くほど豊かなコミュニケーションがあることを示す証拠が増えてきている。コミュニケーションには、顔によるもの（振り返る、クライマックス様表情）、声によるもの、身体的なもの（後ろに手をのばす）がある。こうしたコミュニケーションはオスの動きと射精、それにメスの筋肉反応とオーガズムを強調させるのに重要な働きをしているのではないかと思われる。さらに、ここで最初に動いているのはメスである。アカゲザルでは、手をのばして後ろを引っかき、オーガズムの収縮を合図して、オスの射精を引き起こしているのはメスである。ほかにも、ボノボの交尾を映したスローモーションフィルムを見ると、オスの動きの速さと強さはメスの表情かメスの声、またはその両方によって調整されていることがわかる。ボノボは物理的なやり方でも情報を伝えている。驚くべきことに、ボノボは交尾のときの動きを協調させるために手振りによる言葉を発達させているのである。

たしかに今日では、女性のオーガズムが受胎に不可欠ではない。しかしわたしは、オーガズムが精子の運搬と同時に、排卵と着床にも影響を与えていることを信じている。オーガズムにおける生殖器筋肉の収縮は、それに伴うホルモンの働きと協調しあって卵子と精子両方の動きを見事な精密さで一致させている。生殖の観点から言えば、精子と卵子を操作できるという点で女性の側が主導権を握っている。

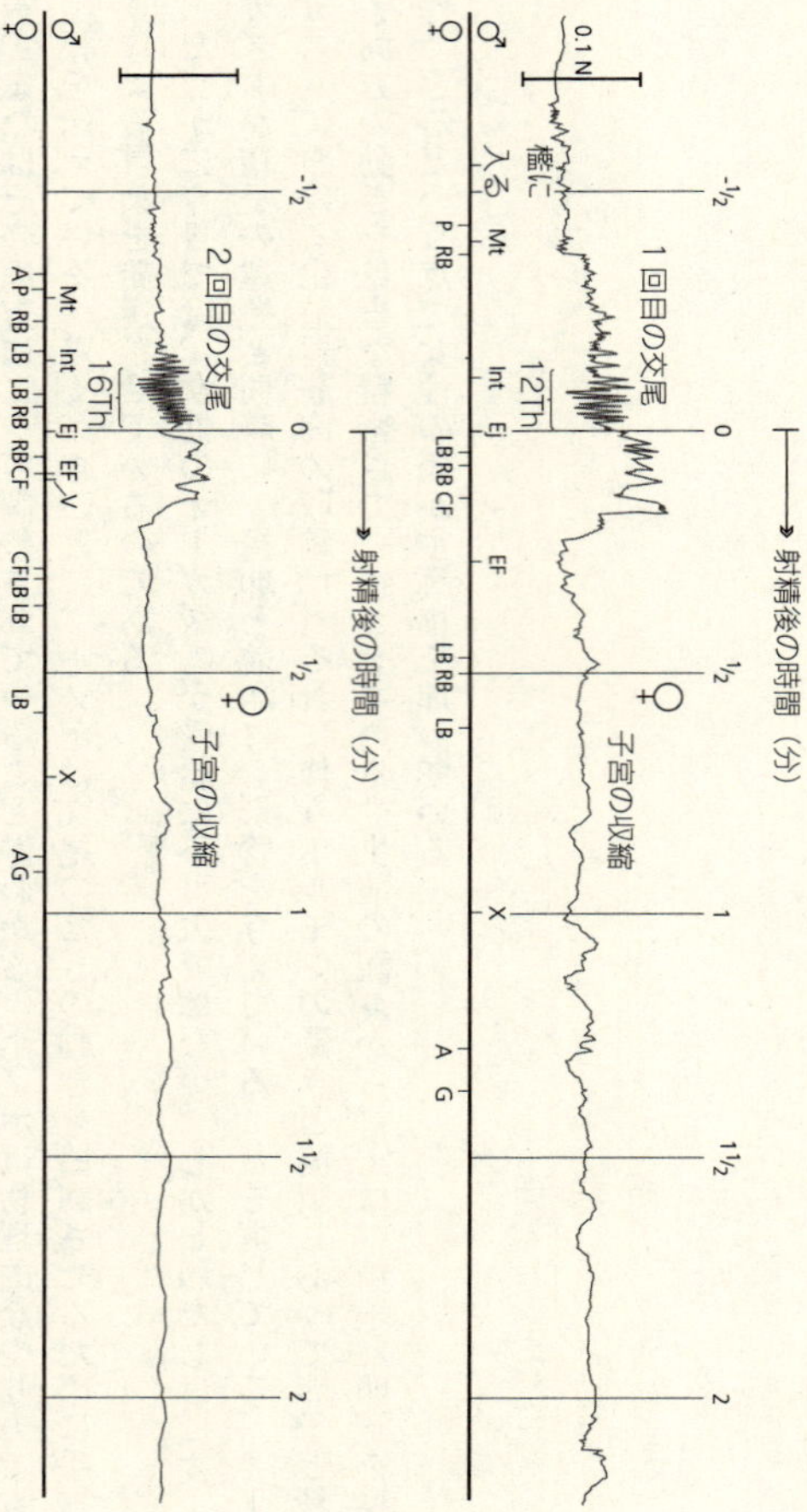
射精後の時間（分）
1回目の交尾
0.1 N
檻に入る
12Th
子宮の収縮
P RB Mt Int Ej LB RB CF EF LB RB LB X A G
射精後の時間（分）
2回目の交尾
16Th
子宮の収縮
A P RB LB LB RB RB CF Mt Int Ej EF V CF LB LB LB X AG
-1/2
0
1/2
1
1 1/2
2

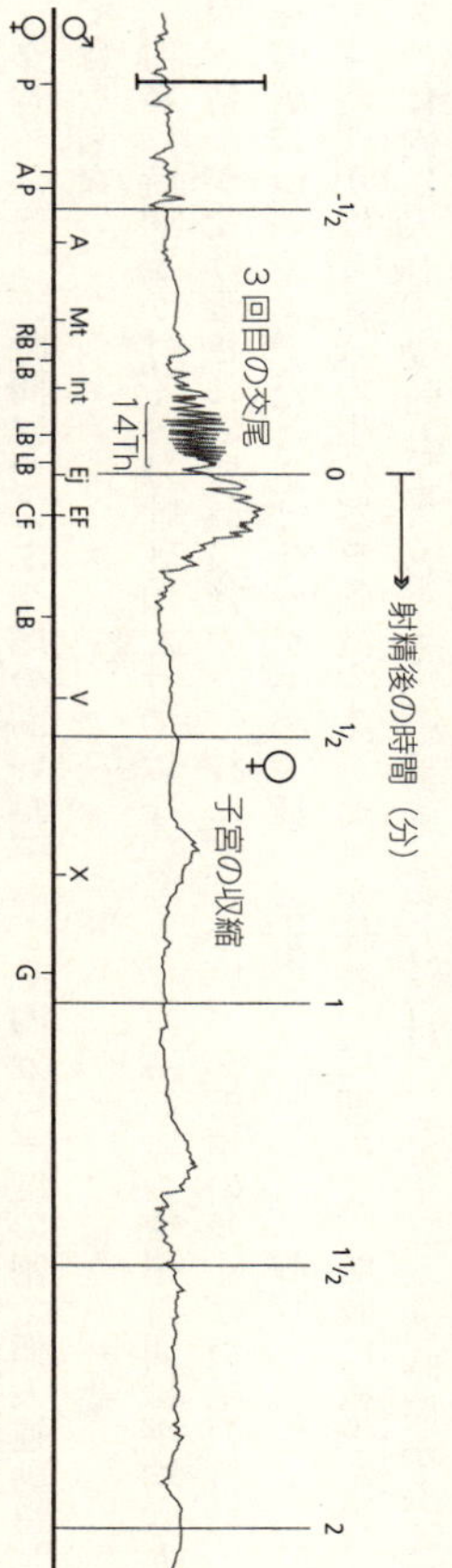

▼7-5　セックスとオーガズムのふりつけ：3回連続の交尾におけるベニガオザルのメスの子宮収縮と行動と、オスの行動との比較。子宮収縮の強さの単位はニュートン（N）（Slob AK, 1986より作成）。
メスの行動　P：提示　RB：手を後ろに伸ばす　LB：オスを振り返る　CF：クライマックス様表情　G：グルーミング
オスの行動　A：接近　Mt：マウント　Int：ペニスの挿入　Th：骨盤の前後運動　Ej：射精　EF：射精の表情　V：鳴き声　X：挿入の終了

体内の求愛装置——ペニス

本書では、性的快楽と生殖におけるヴァギナの存在理由を探ってきた。とりわけ、体内受精するメスにとって、完全に機能する敏感で強力な筋肉を持つ生殖器が必要不可欠であることを検討してきた。しかし、この物語を完成させるには、ペニスについてさらに検討を加える必要がある。ヴァギナの主要な役割が、遺伝的に最も適合するオスとの生殖を確保することにあるなら、ペニスの目的とはなんだろう。ペニスの機能は精子を送り届けることだけにあると言う人もいるだろう。ペニスとは、正しい穴のなかに、素早く効率的に精子を注入するために作られた、固い挿入装置だという考え方である。しかし、さまざまな種の交尾における射精までの手順や時間を眺めると、その考えではすべてを説明できないことがわかる。

動物界の一連の交尾行動は複雑で時間がかかるのがふつうだ。いざペニスを差しだすまえに、メスを刺激するのに何時間もかける種もある。こすったり、撫でたり、キスしたり、震わせたり、揺らしたり、うたったり、餌をやったりするのは、求愛行動として欠かせない。いったんペニスがメスの生殖器にとりかこまれたあとも、精子を放出するのに時間をかける。単純に精子を注入するだけならそれほどの時間は必要ないはずだ。クモザルは三五分もマウントしているし、霊長目のオオガラゴの交尾は二時間以上も続くことがある。フクロネズミは五時間におよぶ交尾のあいだ、およそ四分に一度の割で挿入運動をしなくてはならない。

射精に時間をかけるのは哺乳類だけではない。ツェツェバエの交尾時間は平均六九分だが、精子が受け渡されるのは最後の三〇秒にすぎない。クモ類の多くは交尾の精力の大半を前戯についやす。たとえばサラグモの一種（Nereine litigiosa）は触肢を使って二時間から六時間かけてメスの生殖器を刺激する。それが終わって初めて、触肢に精子をのせてメスの体内に入れ、受精しようとするのである（それには〇・五〜一・四時間かかる）。射精後もメスを刺激しつづける種は多い。オオガラゴの場合は英雄的で、射精のあと二六〇分も挿入しつづけなくてはならない。ただし、ときおり動かすだけでいいようだ。

ペニスがヴァギナ環境に与える影響に、ペニスの存在理由を考える鍵があるようだ。大半の種では、メスは複数の相手と交尾する。だから、オスにとって重要な問題とは、「このメスのなかに自分の精子を入れられるかどうか」ではない。むしろ、質問は、「このメスを説得して自分の精子を使わせることができるだろうか?」となる。自分の精子が捨てられたり破壊されたりすることなく、受胎に利用されるように、うまく生殖器を刺激してメスを説得できるかどうかが問題なのである。実際、ペニスは求愛のための道具以外の何物でもなく、ヴァギナにできるかぎり最高の刺激を与えられるように形作られている。「最高の」というのは、「最も気持ちのいい」ということを意味する。最高の刺激を与えること、それが自分は父親になるにふさわしいとメスを説得する方法なのである。

ペニスはヴァギナを最大限に刺激できるような形に設計されているという考えは、ペニスの形と動き、またそれがどのようにヴァギナと子宮頸の構造に対応しているかについての研究によって裏づけられている。また、ペニスのデザインが複雑になればなるほどメスの交尾習慣も複雑になっているという分析もある。まず、ペニスの形態と動きがどのように女性生殖器に対応しているかを見てみよう。ブタのペニスは奇妙な螺旋を描き、先端はネジの先端のようになっている。これは、子宮頸の螺旋形にぴったり当てはまるように見える。そして、精子をそのまま取っておくようにとメスを説得するのに、この構造が鍵になっているようなのだ。人工授精の研究によって、螺旋形の先端を持つ人工ペニスを使用すると、逆流する精液が減少することがわかった。ウシのペニスの先端にある尻尾のような繊維にも同じような働きがあるようだ。その繊維は射精の瞬間に前方に向かってはためく。このデザインにはメスを刺激する以外の目的はなさそうだ。図7・6は、サルの三つの種のヴァギナと子宮頸がオスのペニスの形態と対応している様子を示している。

ペニスの先端がキノコ形の亀頭であろうと、フリルやひだがついていようと、凝った飾りやこぶや歯のような突起がついていようと、そうした付属品はすべて、ほかのオスの精子ではなく自分の精子を使わせるためにメスのヴァギナをさらに刺激するための道具であるように思える。今日までに、この理論をもとにした研究が、ミツバチ、チョウ、甲虫、霊長類に関して行なわれている。ペニスのデザインとメスの交尾習慣との関係を分析すると、メスの交尾行動が複雑であればあるほど、オスのペニスが複雑で精妙になっていることがわかる。つまり、メスの交尾行動はペニスを進化させているのである。そして、メスの生殖器の構造と、それが与える快感は、種のセックスのふりつけを決める変数となっている。

オーガズムの鎮痛効果

メスの快感とオーガズムの意味に関する科学研究において、興味深い脚注がある。それによると、オーガズムで頭痛が治る理由がわかる。オーガズムには強力な鎮痛作用があるのだ。つまり、女性のオーガズムは苦痛の閾値を上げる。そして重要なのは、触覚や圧力刺激への反応には影響を与えずに苦痛だけ取り去るのである。オーガズムによって苦痛の閾値が倍以上に広がることがわかっている。

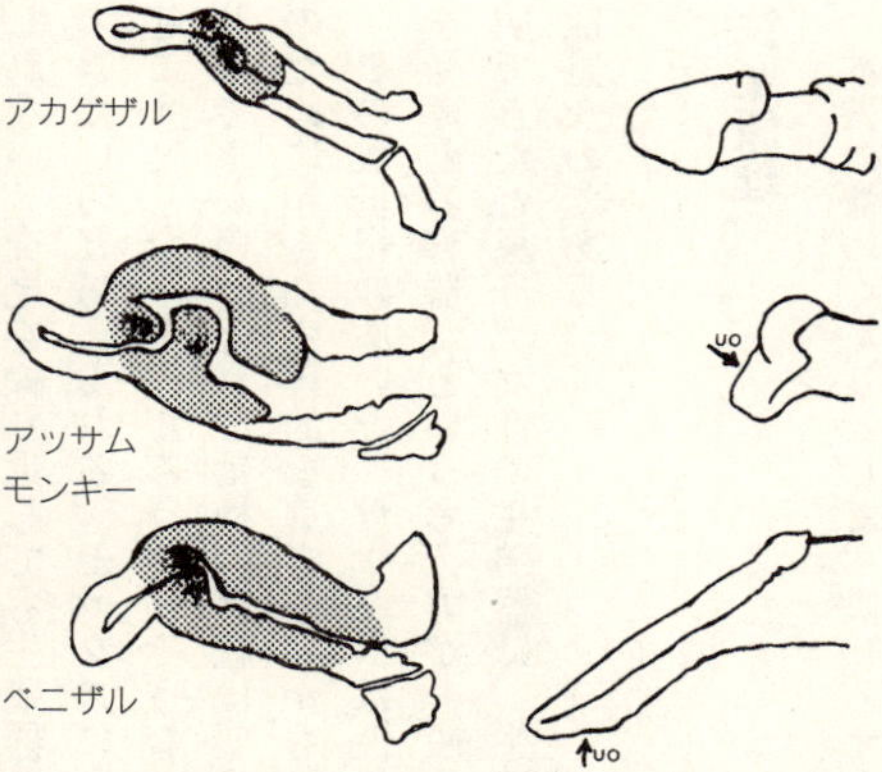

▼7-6　最適な刺激のための一致：サルのメスとオスの生殖器比較。メスの生殖器の影のついた部分は子宮頸、uoはオスの尿道口（Dixson AF, 1998より作成）。

この効果を持つのはオーガズムだけではない。ヴァギナへの刺激だけでも効果がある。しかし、苦痛を抑える程度は、感じられた快感に左右される。ヴァギナと子宮頸への刺激で快感があれば、苦痛の閾値は七五パーセント上昇する。この苦痛遮断効果はネズミやネコなどほかの種にも見られ、骨盤と下腹部神経がこの効果にかかわっていることがわかった。メスのネズミでは、交尾によるヴァギナ刺激の鎮痛効果は硫酸モルヒネ一五㎎／kg以上の効果に相当する。

ヴァギナへの刺激とオーガズムにはどうして鎮痛効果があるのだろうか？　複数のオスとの交尾習慣に答えがあるかも

しれない。交尾を繰り返しても生殖器に痛みを引き起こさないために、こうした仕組みができていると考えられる。セックスによる激しい感覚刺激が常に生殖器の過敏状態を引き起こすとしたらどうだろう？　そうなったら受胎を成功させるだけ長時間接触していることはできない。それでは種の存続は望めない。その意味で、女性の快感は種の繁殖と進化のために起きた生理的な適応なのかもしれない。

この数世紀のあいだ、ヴァギナは性的快感と生殖になんの役割も果たさず、単なる精子を受けとる容器だという考え方が一般的だった。この見方が間違っていることを本書が証明できたと思う。女性の生殖器は、生殖と快楽に大きな役目を果たしているため、非常に敏感なのである。

快楽原理

本書の締めくくりとして、快感とオーガズムへの能力について一言述べておきたい。人はみな、快感を得てそれを楽しむ無限の能力を持って生まれてくる。生殖器からの快感だけではなく、ほかの場所からの快感も同じである。しかし、人が性的快感（あるいはあらゆる種類の快感）にどのように反応するかは、身体が受けている物理的なプロセスと、そのプロセスが何を表わしているかという完全に主観的な知覚とが交じり合ったものによって決まることがしだいにわかってきた。つまり、ある人が性的快感をどう知覚するかは、興奮とオーガズムが血流に送りこむ化学物質と同時に、その人が過去に体験した快感（あるいはその欠如）や属する社会が推奨する規範と価値観にも左右されるということである。

まず、経験はどのように影響を与えるのだろうか。生まれてからずっと、あるいは単に子どものときだけでも、生殖器の感覚を無視するように言われてきたり、「権威者」によって性的な快感を価値のあるものと認められる経験がなかったりすると、性的な快感への反応が鈍り、快感を組み立てたり解放したりする力が弱くなる。また、個人的な体験から、そのような刺激を無視したり押さえつけたりすることを学んだり、否定的なものと見るようになる人もいる。反対に、そうした感覚は価値があり、楽しむべきものだと教えられた幸運な人もいる。快感の知覚がどれほど主観的なものかは、さまざまな人のオーガズムへの反応を見るとはっきりする。怖くなるような感覚という人もいれば、ワクワクする、満ち足りた楽しい感覚という人もいる。そのとき流れている化学物質はおそらく同じものだろう。だが、それに対する感情的な反応はその人の経験に左右されるのだ。

脳は強力な性器である。おそらくは最も強力なもので、もし、過去の経験から無視したほうが「安全」で「よりよい」となれば、性的な合図をすべて打ち消すことさえできる。物理的な興奮が完全に「無視される」こともあるのだ。そして、女性には興奮を明らかにする身体的変化がないだけに、生殖器の興奮を抑圧することは男性よりも容易である。男性の場合は勃起したペニスというフィードバック装置があるので、性的感覚を「無視する」のはずっと難しい。

次に、性的快感とオーガズムを評価する社会の役割の与える影響を見てみよう。西洋世界をはじめ大半の社会では、生殖器と性的快感についての知識はごく最近まで、幾重にも重なった宗教と科学のイデオロギーの層に覆われ、誤解を招くようなものばかりだった。女性の生殖器と性的快感となるととくにそうだった。このような理由から、すべての女性がヴァギナの快感を楽しめるとはかぎらない。セックスと性的快感に対する態度は社会によってさまざまで、オーガズム反応にも驚くほどの変化があることが人類学的調査からわかってきた。性教育がほとんど、あるいはまったく行なわれず、セックスは楽しみのためではなく生殖のためにあると定められた社会では、女性のオーガズムや性的快感は知られることが少ない。それに対して、男女とも子どもの頃からお互いの生殖器と性的快感について教えられている社会では、ほとんどすべての人が苦労せずにオーガズムに達することができる。

一九四八年、人類学者のマーガレット・ミードは、太平洋のいくつかの島の社会を観察して、女性が性的快感とオーガズムを得る能力に影響を与える要素（男性にとっても同じ）について鋭い意見を述べた。ミードは、女性が性的満足を得られるような社会の条件を次のように書いた。

一．自分の価値を認められたいという女性の欲求を認める社会でなくてはならない。

二．女性が自分の生殖器の働きを理解することを許す文化でなくてはならない。

三．女性がオーガズムを得られるための性的技術を教える文化でなくてはならない。

女性（と男性）にとって幸運なことに、西洋社会にはこの三つの条件がゆっくりではあるがそろいはじめている。女性生殖器と、性的快感と生殖におけるその役割についての偏見のない情報はしだいに手に入りやすくなってきた。そしてヴァギナは科学の観点からも文化の観点からも価値を認められはじめている――神話がわたしたちに告げているとおりに。一六世紀の聖女テレザとは違って、女性は性とそれのもたらす快感を楽しむことができる。二〇世紀の女性生殖器の描写はそのことを示している。「なんの苦労も努力もなく、わたしの体は内側から動きはじめ、すべてが正しい姿になった。リズミカルな動きと、自分より大きな何物かの一部になったという恍惚感、そして最後に真の満足と安らぎがやってきた」。誇り、快感、創造の奇跡、これが真のVの物語である。

訳者あとがき

本書『ヴァギナ　女性器の文化史』の原題は *The Story of V : Opening Pandora's Box*、「Vの物語　パンドラの箱を開く」である。パンドラの箱とはヴァギナのこと、人間の災厄も未来もそこから出てくるという意味かもしれない。科学の博士号を持つジャーナリストである著者、キャサリン・ブラックリッジは多方面からアプローチすることによって、ヴァギナの真の姿を描き出そうとしている。

神話や伝承、あるいは民俗学では、恐れ敬われ、魔除ともなる力強い姿が紹介され、あるいは、歯のある恐ろしい姿が示される。言語学方面からは、さまざまな文化におけるヴァギナの名称とその由来が語られる。ヴァギナはまた、歴史上さまざまな誤解を受け、科学に無視されてきた。西洋文明による誤解の例は枚挙に暇がなく、なかには支離滅裂の域に達しているものがある。たとえば、マスターベーションの害を防ぐためにクリトリス切除が行なわれたかと思えば、ヒステリー治療のためにヴァギナ・マッサージが医師の手によって施された。バイブレーターというのは医療用器具だったというのだから驚く。それが家庭でも手軽に治療できるようにというので小型のものが開発され、二〇世紀はじめのアメリカでは、シアーズ・ローバック社のカタログにも載る家電製品だったのだという。たしかにオーガズムは体によさそうではある。

実際、この秘められた部分について、わたしたちはどれだけ正確なことを知っているだろうか？　単純に自分のものを「見る」ということでさえ非常に難しいのだ（と言っても、人のものならなおさら難しいわけだが）。そしてどうするかといえば、仮にも知的好奇心の旺盛な女の子なら、鏡を使って調べる。ちょうど、本書に紹介されているアンネ・フランクのように。だが、その奥となったらもう手に負えず、古代の神話ならぬ現代の科学的装いを持つ神話の陰に隠されてしまう。ところが、著者によると、最近ようやく女性生殖器の役割に科学の目が向けられるようになり、いろいろと新しいことがわかってきたらしい。ひとつ著者が強調しているのは、ヴァギナから子宮にいたる生殖器は、精子を運び受胎した卵子を育てるだけの単なる入れ物ではなく、精子の選別や受胎にもっと積極的な役割を果たしているということである。しかも、多数の種ではメスも複数の相手と交尾することがわかり、もともと怪しげだった「……だからオスは多数の相手と交尾するのが自然界の普通の姿だ」というような一見科学的な迷信は、スタートの事実から間違っていたことがわかったわけである。ほら見ろと言わんばかりの著者の力の入り具合がほほえましい。

翻訳をしていてよく感じることなのだが、ヴァギナを指す言葉に関しては、日本語のタブー度は非常に高い。お疑いなら、今すぐに「お」で始まり「こ」で終わる三文字ないしは四文字の言葉を口に出してみればいい。予期した以上の抵抗があるはずだ。ウィメンズ・リブ全盛の頃、女性生殖器の新しい呼称を選ぼうという話があったことを覚えていらっしゃるだろうか。お風呂に入って男の子に「おちんちん、きれいに洗いなさいねー」とは言えるが、女の子に「おまんこ、きれいに洗いなさいねー」と言える母親は（父親もだが）いないからだ。女性のセクシュアリティの権利回復を狙うのなら正しい戦略だったのかもしれない。名づけられないものは「存在しない」ことになるからだ。だが、「われめちゃん」はじめ、さまざまな候補が上がったが、定着したものはひとつもなかった。あまりに恥ずかしくて口に出せないのか、神聖すぎて口に出すのをはばかるのか。いずれにせよ、気軽に名前を呼ぶのを妨げる何かがあるようだ。このように、事実にまつわりついてきた何か、それを文化と呼ぶのかもしれないが、それはまた偏見であったり迷信であったりもする。著者は、そうした飾りや覆いを取り去ったヴァギナのありのままの姿を見てほしいと思ってこの本を書いた。ここは間近に寄ってじっくりと見つめてみてはどうだろう。だいじょうぶ、嚙みついたりはしないから。

二〇〇五年一〇月　　藤田真利子

文庫版のための訳者あとがき

単行本が出たとき、なんと言っても話題になったのが写真だった。いや、実は出る前から話題になっていた。知り合いの男性編集者と話していたとき、今何を翻訳しているのかと聞かれて「ヴァギナ」と答えたら、「ああ、あの写真、おれはヒイタね」と言う。つまりですね、彼の出版社にも本が送られてきていたのだが、写真が原因で出版を検討しなかったのだという。写真そのものにギョッとしたこともあったのだろうが、一般の本屋に並ぶのだろうかという疑問が即座に頭に浮かんだようだ。実際、編集者はカラー口絵にしたかったのだそうだが、社内で大反対にあったという話を聞いた。担当編集者の、「これは女性にとって重要な本」という強い信念がなければ、翻訳出版はされなかったかもしれない。

それでも、読んだ方にはわかっていただけたらしく、女性誌でも特集され、「女性のヴァギナにこれほど精巧なメカニズムがあること、国や文化によってヴァギナのとらえかたがずいぶんと違うことを知って勉強になったし、面白かった」と言ってもらえたことがあとてもうれしい。ただ、モザイクをかけたヴァギナを大胆に表紙に持ってきた装丁は、女性読者には不評だったそうだ。週刊誌でも、立花隆さんが「どの視点からの論述も大変に面白く、読むほどに、自分がどれほどヴァギナについて知らなかったか、その不明のほどを思い知らされる」「驚くべき労作」と書いてくれた。

いちばん印象深かったのは、某大手ネット書店のレビューにあった「女性であることが誇らしくなりました」という一言である。著者のキャサリン・ブラックリッジがこれほどの情熱と労力を傾けてヴァギナの真の姿を描き出そうとしたのは、この一言が聞きたいためだったのではないだろうか。喜べキャサリン、ヴァギナの復権は近い……かも。

藤田真利子

ans, Monkeys, Apes and Human Beings by Alan F. Dixson, Oxford University Press, 1998.

Pueblo Mythic Narratives: A Comparative Study' by Pat Carr and Gingerich Willard, in *Smoothing the Ground: Essays on Native American Oral Literature*, edited by Brian Swann, University of California Press, 1983.

- 5-2 – from *Pandora's Box: The Changing Aspects of a Mythical Symbol* by Dora Panofsky and Erwin Panofsky, Princeton University Press, 1991. Kunstmuseum, Bern.
- 5-3 – redrawn from *The Clitoral Truth* by Rebecca Chalker, Seven Stories Press, 2000.
- 5-4 – redrawn from *The Human Female Prostate: From Vestigial Skene's Paraurethral Glands and Ducts to Woman's Functional Prostate* by Milan Zaviacic, Slovak Academic Press, 1999.
- 5-5 & 5-6 – redrawn from *Are We Having Fun Yet?: The Intelligent Woman's Guide to sex* by Marcia Douglass and Lisa Douglass, Hyperion, 1997.
- 5-7 – redrawn from *The Human Female Prostate: From Vestigial Skene's Paraurethral Glands and Ducts to Woman's Functional Prostate* by Milan Zaviacic, Slovak Academic Press, 1999.
- 6-1 – from *The Technology of Orgasm, "Hysteria", the Vibrator, and Women's Sexual Satisfaction* by Rachel P. Maines, The Johns Hopkins University Press, 1999.
- 6-2 – from *The Scented Ape: The Biology and Culture of Human Odour* by Michael D. Stoddart, Cambridge University Press, 1990.
- 6-3 – redrawn from *Female Control: Sexual Selection by Cryptic Female Choice* by William G. Eberhard, Princeton University Press, 1996.
- 7-1 – Bridgeman Art Library/Santa Maria Della Vittorio, Rome.
- 7-2 & 7-3 – from *The Technology of Orgasm, 'Hysteria', the Vibrator, and Women's Sexual Satisfaction* by Rachel P. Maines, The Johns Hopkins University Press, 1999.
- 7-4 – redrawn from 'The Female Orgasm: Pelvic Contractions' in *Archives of Sexual Behavior*, Bohlen Joseph G. et al., 11 (5); (1982), 367.
- 7-5 – redrawn from Slob A. K. et al., 'Physiological Changes During Copulation in Male and Female Stumptail Macaques' in *Physiology and Behavior, 38* (1986), 891-5.
- 7-6 – from *Primate Sexuality: Comparative Studies of the Prosimi-*

- ▼2-3 – from *Eve's Secrets: A New Theory of Female Sexuality* by Josephine Lowndes Sevely, Random House, 1987.
- ▼2-4 – from *Making Sex: Body and Gender from the Greeks to Freud* by Thomas Laqueur, Harvard University Press, 1990; *The Mind Has No Sex?: Women in the Origins of Modern Science* by Londa Schiebinger, Harvard University Press, 1989.
- ▼2-5 – from *Making Sex: Body and Gender from the Greeks to Freud* by Thomas Laqueur, Harvard University Press, 1990.
- ▼3-1 – from 'Communications from the Mammal Society', *New Scientist*, © Stephen Glickman.
- ▼3-2 – from *Sexual Selection and Animal Genitalia* by William G. Eberhard; Harvard University Press, 1985; *Female Control: Sexual Selection by Cryptic Female Choice* by William G. Eberhard, Princeton University Press, 1996.
- ▼3-3 – redrawn from *Female Control: Sexual Selection by Cryptic Female Choice* by William G. Eberhard, Princeton University Press, 1996.
- ▼3-4 – from *Sexual Selection and Animal Genitalia* by William G. Eberhard; Harvard University Press, 1985.
- ▼4-1 – Vulvas from *The Yoni: Sacred Symbol of Female Creative Power* by Rufus C. Camphausen, Inner Traditions, Vermont, 1996 (five) and by Jill Posener (three) from *Femalia* by Joani Blank, Down There Press, San Francisco, 1993. Reproduced with permission.
- ▼4-2 – from *Eve's Secrets: A New Theory of Female Sexuality* by Josephine Lowndes Sevely, Random House, 1987; 'New Treatise Concerning the Generative Organs of Women' by Reinier de Graaf, annotated translation by Jocelyn, H. B., and Setchell, B. P., *Journal of Reproduction and Fertility*, Supplement 17, Blackwell Scientific Publications, 1972.
- ▼4-3 – Female bonobos © Frans Lanting.
- ▼4-4 – from *What is Sex?* by Lynn Margulis and Dorion Sagan, Simon & Schuster Editions, 1997, drawing by Christie Lyons.
- ▼4-5 to 4-8 – redrawn from *Are We Having Fun Yet?: The Intelligent Woman's Guide to Sex* by Marcia Douglass and Lisa Douglass, Hyperion, 1997.
- ▼5-1 – redrawn from 'The Vagina Dentata Motif in Nahuatl and

参考図版出典一覧

▼1-1 – The vagina giving birth—from *The Yoni: Sacred Symbol of Female Creative Power* by Rufus C. Camphausen, Inner Traditions, Vermont, 1996.
▼1-2 – from *The Witch on the Wall: Medieval Erotic Sculpture in the British Isles* by Jørgen Andersen, Rosenkilde & Bagger, 1977.
▼1-3 – from *Images of Lust: Sexual Carvings on Medieval Churches* by Anthony Weir and James Jerman, Routledge, 1986.
▼1-4 – from *The Great Mother: An Analysis of the Archetype* by Erich Neumann, translated by Ralph Mannheim, Princeton University Press, 1963. Staatliche Museum Preussischer Kulturbesitz, Antikenmuseum, Berlin; Museum fur Volkerkunde, Berlin; British Museum.
▼1-5 – The Castello Sforcesco, Milano. Photo Bartorelli.
▼1-6 – from *Images of Lust: Sexual Carvings on Medieval Churches* by Anthony Weir and James Jerman, Routledge, 1986, Fortean Picture Library; *The Witch on the Wall: Medieval Erotic Sculpture in the British Isles* by Jørgen Andersen, Rosenkilde & Bagger, 1977, National Monuments Record, London; *The Yoni: Sacred Symbol of Female Creative Power* by Rufus C. Camphausen, Inner Traditions, Vermont, 1996.
▼1-7 – Terence Medean/Fortean Picture Library.
▼1-8 – Bridgeman Art Library/Kunsthistorisches Museum, Vienna; Bridgeman Art Library/Musee des Antiquites Nationales, St-Germain-en-Laye, France.
▼1-9 – from *The Great Mother* by Erich Neumann; British Museum. Bridgeman Art Library/Ashmolean Museum, Oxford.
▼1-10 – The yoni as yantra—from *Yantra: The Tantric Symbol of Cosmic Unity* by Madhu Khanna, Thames & Hudson Ltd, London, 1979.
▼1-11 – 'The Origin of the World', Gustave Courbet, 1866—Bridgeman Art Library/Musée d'Orsay, Paris.
▼2-1 – redrawn from *The Language of the Goddess* by Marija Gimbutas, London: Thames and Hudson 2001.
▼2-2 – from *Making Sex: Body and Gender from the Greeks to Freud* by Thomas Laqueur, Harvard University Press, 1990.

▼ Whipple, Beverly, Myers, Brent R., Komisaruk, Barry R., 'Male Multiple Ejaculatory Orgasms: A Case Study', *Journal of Sex Education and Therapy*, 23 (2) (1998), 157-62.
▼ Wolf, Naomi, *Promiscuities: A Secret History of Female Desire*, London: Vintage, 1998.
（ナオミ・ウルフ『性体験』、実川元子訳、文藝春秋、1998年）
▼ Zeh, Jeanne A., and Zeh, David W., 'Reproductive mode and the genetic benefits of polyandry', *Animal Behaviour*, 61 (2001), 1051-63.
▼ Zuk, Marlene, *Sexual selections: What we can and can't learn about sex from animals*, Berkeley: University of California Press, 2002.

(ピーター・ゲイ『官能教育』［1・2］、篠崎実・鈴木実佳・原田大介訳、みすず書房、1999年)
▼ Giorgi, G., and Siccardi, M., 'Ultrasonographic observation of a female fetus' sexual behaviour in utero', *American Journal of Obstetrics and Gynecology*, 175 (3): Part 1 (1996), 753.
▼ Ho, Mae-Wan, *The Rainbow and the Worm: The Physics of Organisms*, Singapore: World Scientific Publishing, 1998.
▼ Komisaruk, Barry R., Gerdes, Carolyn A., Whipple, Beverly, '"Complete" spinal cord injury does not block perceptual responses to genital selfstimulation in women', *Archives of Neurology*, 54 (1997), 1513-20.
▼ Komisaruk, Barry R., and Whipple, Beverly, 'Love as Sensory Stimulation: Physiological Consequences of its Deprivation and Expression', *Psychoneuroendocrinology*, 23: No 8 (1998), 927-44.
▼ Komisaruk, Barry R., and Whipple, Beverly, 'How does vaginal stimulation produce pleasure, pain and analgesia?', *Sex, Gender and Pain, Progress in Pain Research and Management*, ed. Roger B. Fillingim, Vol. 17, Seattle: IASP Press, 2000.
▼ Maines, Rachel P., *The Technology of Orgasm, "Hysteria", the Vibrator, and Women's Sexual Satisfaction*, Baltimore: The Johns Hopkins University Press, 1999.
▼ Pert, Candace, *Molecules of Emotion: Why You Feel The Way You Feel*, London: Simon & Schuster, 1998.
▼ Porges, Stephen W., 'Love: An emergent property of the mammalian autonomic ner vous system', *Psychoneuroendocrinology*, 23 (8) (1998), 837-61.
▼ Reich, Wilhelm(1927), *The Function of the Orgasm : sex-economic problems of biological energy*, London: Souvenir Press, 1983.
(W. ライヒ『オルガスムの機能』、渡辺武達訳、太平出版社、1973年)
▼ Slob, A.K., Groenveld, W.H., van der Werff Ten Bosch, J.J., 'Physiological Changes During Copulation in Male and Female Stumptail Macaques *(Macaca arctoides)'*, *Physiology and Behavior*, 38 (1986), 891-5.
▼ Whipple, Beverly, Gerdes, C.A., Komisaruk, B.R., 'Sexual response to self-stimulation in women with complete spinal cord injury', *Journal of Sex Research*, 33 (1996), 231-40.

第7章

▼ Allen, M. L., and Lemmon, W. B., 'Orgasm in Female Primates', *American Journal of Primatology*, 1 (1981), 15-34.
▼ Baker, R. Robin, and Bellis, Mark A., 'Human Sperm Competition: ejaculate manipulation by females and a function for the female orgasm', *Animal Behaviour*, 46 (1993), 887-909.
▼ Bohlen, Joseph G., Held, James P., Sanderson, Margaret Olwen, Ahlgren, Andrew, 'The Female Orgasm: Pelvic Contractions', *Archives of Sexual Behavior*, 11 (5) (1982), 367.
▼ Bullough, Vern L., and Bullough, Bonnie (eds.), *Human Sexuality: An Encyclopedia*, New York: Garland Publishing Inc., 1994.
▼ Chia, Mantak, and Arava, Douglas Abrams, *The Multi-Orgasmic Man: how any man can experience multiple orgasms and dramatically enhance his sexual relationship*, San Francisco: Harper San Francisco, 1996.
▼ Eberhard, W.G., 'Evidence for widespread courtship during copulation in 131 species of insects and spiders, and implications for cryptic female choice', *Evolution*, 48 (1994), 711-33.
▼ Eberhard, W.G., Huber, BA., Rodriguez, R.L., Salas, I., Briceno, R.D., Rodriguez V., 'One size fits all? Relationships between the size and degree of variation in genitalia and other body parts in 20 species of insects and spiders', *Evolution*, 52 (1998), 415-31.
▼ Eisler, Riane, *Sacred Pleasure: Sex, Myth and the Politics of the Body*, San Francisco: HarperCollins, 1995.
（リーアン・アイスラー『聖なる快楽：性、神話、身体の政治』、浅野敏夫訳、法政大学出版局、1998年）
▼ Fox, C.A., Wolff, H.S., Baker, J.A., 'Measurement of Intra-vaginal and Intra-uterine Pressures during Human Coitus by Radio-telemetry', *Journal of Reproduction and Fertility*, 22 (1970), 243-51.
▼ Fox, C.A., and Fox, Beatrice, 'A comparative study of coital physiology, with special reference to the sexual climax', *Journal of Reproduction and Fertility*, 24 (1971), 319-36.
▼ Friedman, David M., *A Mind of Its Own: A Cultural History of the Penis*, London: Robert Hale, 2002.
▼ Gay, Peter, *The Bourgeois Experience: Victoria to Freud, Volume 1, Education of the Senses*, New York: W.W. Norton, 1984.

▼ Mackenzie, John N., 'Irritation of the sexual apparatus as an etiological factor in the production of nasal disease', *American Journal of the Medical Sciences*, 87 (1884), 360-5.
▼ Milinski, Manfred, and Wedekind, Claus, 'Evidence for MHC-correlated perfume preferences in humans', *Behavioral Ecology*, 12: No. 2 (2001), 140-9.
▼ Ober, Carole, Weitkamp, L.R., Cox, N., Dytch, H., Kostyu, D., Elias, S., 'HLA and human mate choice', *American Journal of Human Genetics*, 61 (3) (1997), 497-504.
▼ Poran, N.S., 'Cyclic Attractivity of Human Female Odors', *Advances In the Biosciences*, 93 (1994), 555-60.
▼ Purves, R., Hadley, J.A., 'Accessory breasts in the labia majora', *British Journal of Surgery*, 15 (1927), 279-81.
▼ Stern, Kathleen, and McClintock, Martha K., 'Regulation of ovulation by human pheromones', *Nature*, 392 (1998), 177-9.
▼ Stoddart, D. Michael, *The Scented Ape: The Biology and Culture of Human Odour*, London: Cambridge University Press, 1990.
▼ van der Putte, S.C.J., 'Anogenital "sweat" glands: Histology and pathology of a gland that may mimic mammary glands', *The American Journal of Dermatopathology*, 13 (6) (1991), 557-67.
▼ Veith, Jane L., Buck, Michael, Getzlaf, Shelly, van Dalfsen, Pamela, Slade, Sue, 'Exposure to men influences the occurrence of ovulation in women', *Physiology & Behavior*, 31 (1983), 313-5.
▼ Vroon, Piet, with van Amerongen, Anton, and de Vries, Hans, *Smell: The Secret Seducer*, New York: Farrar, Straus and Giroux, 1994.
▼ Wallen, Kim, and Schneider, Jill E. (eds.), *Reproduction in Context: Social and Environmental Influences on Reproduction*, Cambridge, Mass.: Massachusetts Institute of Technology, 2000.
▼ Watson, Lyall, *Jacobson's Organ and the Remarkable Nature of Smell*, London: The Penguin Press, 1999.
（ライアル・ワトソン『匂いの記憶——知られざる欲望の起爆装置：ヤコブソン器官』、旦敬介訳、光文社、2000年）
▼ Wedekind, Claus, Seebeck, Thomas, Bettens, Florence, Peapke, Alexander J., 'MHC-dependent mate preferences in humans', *Proceedings of the Royal Society of London Series* B, 260 (1995), 245-9.

of Sex Research, 30 (2) (1993), 148-51.
▼ Zaviacic, Milan, *The Human Female Prostate: From Vestigial Skene's Paraurethral Glands and Ducts to Woman's Functional Prostate*, Bratislava: Slovak Academic Press, 1999.
▼ Zaviacic, Milan, and Ablin, R.J., 'The female prostate and prostate-specific antigen. Immunohistochemical localization, implications of this prostate marker in women and reasons for using the term "prostate" in the human female', *Histology and Histopathology*, 15 (2000), 131-42.

第６章

▼ Ackerman, Diane, *A Natural History of the Senses*, New York: Random House, 1990.
（ダイアン・アッカーマン『「感覚」の博物誌』、岩崎徹・原田大介訳、河出書房新社、1996年）
▼ *Barefoot Doctor's Handbook for Modern Lovers*, London: Piatkus, 2000.
▼ Blakemore, Colin and Jennett, Sheila (eds.), *The Oxford Companion to the Body*, Oxford, Oxford University Press, 2001.
▼ Brahmachary, R.L., 'The expanding world of 2-acetyl-1-pyrolline', *Current Science*, 71: Issue 4 (1996), 257-8.
▼ Everett, H.C., 'Paroxysmal sneezing following orgasm (answer)', *Journal of the American Medical Association*, 219 (1972), 1350-1.
▼ Fabricant, Noah, 'Sexual functions and the nose', *American Journal of the Medical Sciences*, 239 (1960), 156-60.
▼ Green, Monica H., *The Trotula: A Medieval Compendium of Women's Medicine*, Philadelphia: University of Pennsylvania Press, 2001.
▼ Jacquart, Danielle, and Thomasset, Claude, *Sexuality and Medicine in the Middle Ages*, Princeton: Princeton University Press, 1988.
▼ Jöchle, Wolfgang, 'Current Research in Coitus-induced Ovulation: A Review', *Journal of Reproduction and Fertility, Supplement* 22 (1975), 165-207.
▼ Kannan, S., and Archunan, G. 'Chemistry of clitoral gland secretions of the laboratory rat: Assessment of behavioural response to identified compounds', *Journal of Biosciences*, 26 (2001), 247-52.
▼ King, Helen, *Hippocrates' Woman: Reading the Female Body in Ancient Greece*, London: Routledge, 1998.

in the Adult Human Female', *American Journal of Obstetrics and Gynecology*, 55 (1948), 86-101.

▼ Ladas, Alice Kahn, Whipple, Beverly, Perry, John D., *The G Spot and Other Discoveries about Human Sexuality*, New York: Bantam Doubleday, 1982.
（A. ラダス［ほか］『Gスポット』、大慈弥俊英訳、講談社、1983年）

▼ Morgan, Elaine, *The Descent of Woman: The Classic Study of Evolution*, London: Souvenir Press, 1985.
（エレイン・モーガン『女の由来：もう一つの人類進化論』、望月弘子訳、どうぶつ社、1997年）

▼ Overstreet, J. W., and Mahi-Brown, C. A., 'Sperm Processing in the Female Reproductive Tract', *Local Immunity in Reproduction Tract Tissues*, ed. P.D. Griffin and P.M. Johnson, Oxford: Oxford University Press, 1993.

▼ Perry, J.D., and Whipple, B., 'Pelvic muscle strength of female ejaculators: Evidence in support of a new theory of orgasm', *Journal of Sex Research*, 17 (1981), 22-39.

▼ Raitt, Jill, 'The *Vagina Dentata and the Immaculatus Uterus Divini Fontis*', *The Journal of the American Academy of Religion*, XLVIII/3 (1980), 415-31.

▼ Ruan, Fang Fu, *Sex in China: Studies in Sexology in Chinese Culture*, New York: Plenum Press, 1991.

▼ Schleiner, Winfried, *Medical Ethics in the Renaissance*, Washington, D.C.: Georgetown University Press, 1995.

▼ Stewart, Elizabeth, and Spencer, Paula, *The V Book: vital facts about the vulva, vestibule, vagina and more*, London: Piatkus, 2002.

▼ Sundahl, Deborah, *Female Ejaculation & the G-spot,* California: Hunter House Publishers, 2003.

▼ Van Lysebeth, André, *Tantra: The Cult of the Feminine*, Delhi: Motilal Banarsidass, 1995.

▼ Walker, Barbara, *The Woman's Encyclopedia of Myths and Secrets*, San Francisco: Harper San Francisco, 1983.
（バーバラ・ウォーカー『神話・伝承事典：失われた女神たちの復権』、山下主一郎［ほか］訳、大修館書店、1988年）

▼ Zaviacic, Milan, and Whipple, Beverly, 'Update on the Female Prostate and the Phenomenon of Female Ejaculation', *The Journal*

▼ Pinto-Correia, Clara, *The Ovary of Eve: Egg and Sperm and Preformation*, Chicago: University of Chicago Press, 1997.
（クララ・ピント-コレイア『イヴの卵：卵子と精子と前成説』、佐藤恵子訳、白揚社、2003年）
▼ Schiebinger, Londa, *Nature's Body: Gender in the Making of Modern Science*, Boston: Beacon Press, 1993.
（ロンダ・シービンガー『女性を弄ぶ博物学：リンネはなぜ乳房にこだわったのか？』、小川眞里子・財部香枝訳、工作舎、1996年）
▼ Sissa, Giulia, *Greek Virginity*, trans. Arthur Goldhammer, Cambridge, Mass.: Harvard University Press, 1990.

第5章

▼ Austin, C.R., 'Sperm fertility, viability and persistence in the female tract', *Journal of Reproduction and Fertility*, Supplement 22 (1975), 75-89.
▼ Cabello, Santamaria F., and Nesters, R., 'Retrograde ejaculation: a new theory of female ejaculation', paper given at the 13th Congress of Sexology, Barcelona, Spain, August 1997.
▼ Carr, Pat, and Gingerich, Willard, 'The Vagina Dentata Motif in Nahuatl and Pueblo Mythic Narratives: A Comparative Study', *Smoothing the Ground, Essays on Native American Oral Literature*, ed. Brian Swann, Los Angeles: University of California Press, 1983.
▼ Douglas, Nik, and Slinger, Penny, *Sexual Secrets: The Alchemy of Ecstasy*, Vermont: Destiny Books, 1979.
▼ Douglass, Marcia, and Douglass, Lisa, *Are We Having Fun Yet?: The Intelligent Woman's Guide to Sex*, New York: Hyperion, 1997.
▼ Faix, A., Lapray, J.F., Courtieu, C., Maubon, A., Lanfrey, Kerry, 'Magnetic Resonance Imaging of Sexual Intercourse: Initial Experience', *Journal of Sex & Marital Therapy*, 27 (2001), 475-82.
▼ Graber, Benjamin (ed.), *Circumvaginal Musculature and Sexual Function*, New York: S. Karger, 1982.
▼ Gräfenberg, Ernest, 'The Role of the Urethra in Female Orgasm', *The International Journal of Sexology*, Vol. III (3) (1950), 145-8.
▼ Gregor, Thomas, *Anxious Pleasures: The Sexual Lives of an Amazonian People*, Chicago: The University of Chicago Press, 1985.
▼ Huffman, J.W., 'The Detailed Anatomy of the Paraurethral Ducts

1999.
（ナタリー・アンジェ『Woman：女性のからだの不思議』［上・下］、中村桂子・桃井緑美子訳、集英社、2005年）
▼ Bagemihl, Bruce, *Biological Exuberance: Animal Homosexuality and Natural Diversity*, London: Profile Books, 1999.
▼ Chalker, Rebecca, *The Clitoral Truth*, New York: Seven Stories Press, 2000.
▼ Cloudsley, Anne, *Women of Omdurman: Life, Love and the Cult of Virginity*, London: Ethnographica, 1983.
▼ de Waal, Frans, and Lanting, Frans, *Bonobo: The Forgotten Ape*, Berkeley: University of California Press, 1997.
（フランス・ドゥ・ヴァール、フランス・ランティング［写真］『ヒトに最も近い類人猿ボノボ』、加納隆至監修・藤井留美訳、TBSブリタニカ、2000年）
▼ Dixson, Alan F., *Primate Sexuality: Comparative Studies of the Prosimians, Monkeys, Apes, and Human Beings*, Oxford: Oxford University Press, 1998.
▼ Fischer, Helen, *Anatomy of Love: A Natural History of Mating, Marriage and Why We Stray*, New York: Ballantine Books, 1992.
（ヘレン・E．フィッシャー『愛はなぜ終わるのか：結婚・不倫・離婚の自然史』、吉田利子訳、草思社、1993年）
▼ Galen, *On the Usefulness of the Parts of the body (De usu partinum)*, Book 14.9, Vol. II, trans. Margaret Tallmadge May, Ithaca, New York: Cornell University Press, 1968.
▼ Lowndes Sevely, Josephine, *Eve's Secrets: A New Theory of Female Sexuality*, New York: Random House, 1987.
▼ Lowry, Thomas Power (ed.) *The Classic Clitoris: Historic Contributions to Scientific Sexuality*, Chicago: Nelson-Hall, 1978.
▼ Moore, Lisa Jean, and Clarke, Adele E., 'Clitoral Conventions and Transgressions: Graphic Representations in Anatomy Texts, *c.* 1900-1991', *Feminist Studies*, 21 (1995), 255-301.
▼ Moscucci, Ornella, *The Science of Woman: Gynaecology and Gender in England 1800-1929*, Cambridge: University of Cambridge Press, 1990.
▼ O'Connell, Helen, Hutson, John, Anderson, Colin, Plenter, Robert, 'Anatomical relationship between urethra and clitoris', *The Journal of Urology*, 159 (1998), 1892-7.

female hyaenas have such a large "penis"?', *Trends in Ecology and Evolution*, 12 (1997), 58-62.

▼ Hellrigel, Barbara, and Bernasconi, Giorgina, 'Female-mediated differential sperm storage in a fly with complex spermathecae, *Scatophaga stercoraria*', *Animal Behaviour*, 59 (1999), 311-17.

▼ Hrdy, Sarah Blaffer, *The Woman That Never Evolved*, Cambridge, Mass.: Harvard University Press, 1999.
（サラ・ブラッファー・フルディ『女性は進化しなかったか』、加藤泰建・松本亮三訳、思索社、1982年）

▼ Hrdy, Sarah Blaffer, *Mother Nature: Natural Selection & the Female of the Species*, London : Chatto & Windus, 1999.
（サラ・ブラファー・ハーディー『マザー・ネイチャー：「母親」はいかにヒトを進化させたか』［上・下］、塩原通緒訳、早川書房、2005年）

▼ Margulis, Lynn, and Sagan, Dorion, *What is Sex?*, New York: Simon & Schuster Editions, 1997.

▼ Neubaum, Deborah M., and Wolfner, Mariana F., 'Wise, winsome or weird? Mechanisms of sperm storage in female animals', *Current Topics in Developmental Biology*, 41 (1999), 67-97.

▼ Newcomer, Scott, Zeh, David, Zeh, Jeanne, 'Genetic benefits enhance the reproductive success of polyandrous females', *Proceedings of the National Academy of Sciences*, 96 (102) (1999), 36-41.

▼ Pitnick, Scott, Markow, Therese, Spicer, Greg S., 'Evolution of multiple kinds of female sperm-storage organs in *Drosophila*', *Evolution*, 53 (6) (1999), 1804-22.

▼ Pizzari, T., and Birkhead, T. R., 'Female feral fowl eject sperm of subdominant males', *Nature*, 405 (2000), 787-9.

▼ Small, Meredith F., *Female Choices: Sexual Behavior of Female Primates*, Ithaca: Cornell University Press, 1993.

▼ Tavris, Carol, *The Mismeasure of Woman*, New York: Simon & Schuster, 1992.

▼ Wedekind, Claus, Chapuisat, M., Macas, E., Rulicke, T., 'Nonrandom fertilization in mice correlates with MHC and something else', *Heredity*, 77 (1995), 400-9.

第4章

▼ Angier, Natalie, *Woman: An Intimate Geography*, London: Virago,

▼ Paros, Lawrence, *The Erotic Tongue: A Sexual Lexicon*, New York: Henry Holt & Company, 1984.
▼ Porter, Roy, and Hall, Lesley, *The Facts of Life: The Creation of Sexual Knowledge in Britain, 1650-1950*, New Haven and London: Yale University Press, 1995.
▼ Schiebinger, Londa, *The Mind Has No Sex?: Women in the Origins of Modern Science*, Cambridge, Mass.:Harvard University Press, 1989.
（ロンダ・シービンガー『科学史から消された女性たち：アカデミー下の知と創造性』、小川眞里子［ほか］訳、工作舎、1992年）
▼ Tannahill, Reay, *Sex in History*, London: Abacus, 1989.

第3章

▼ Arthur Jr, Benjamin I., Hauschteck-Jungen, Elisabeth, Nothiger, Rolf, Ward, Paul I., 'A female nervous system is necessary for normal sperm storage in Drosophila melanogaster: a masculinized system is as good as none', *Proceedings of the Royal Society of London B*, 265 (1998), 1749-53.
▼ Ben-Ari, Elia T., 'Choosy Females', *BioScience*, 50 (2000), 7-12.
▼ Birkhead, T.R., and Møller, A.P., (eds.), *Sperm Competition and Sexual Selection*, London: Academic Press, 1998.
▼ Birkhead, Tim, *Promiscuity: An Evolutionary History of Sperm Competition and Sexual Conflict*, London: Faber and Faber, 2000.
（ティム・バークヘッド『乱交の生物学：精子競争と性的葛藤の進化史』、小田亮・松本晶子訳、新思索社、2003年）
▼ Calsbeek, Ryan, and Sinervo, Bary, 'Uncoupling direct and indirect components of female choice in the wild', *Proceedings of the National Academy of Sciences*, 99 (23) (2000), 14897-902.
▼ Eberhard, William G., *Sexual Selection and Animal Genitalia*, Cambridge, Mass.: Harvard University Press, 1985.
▼ Eberhard, William G., *Female Control: Sexual Selection by Cryptic Female Choice*, New Jersey: Princeton University Press, 1996.
▼ Frank, L.G., Glickman, S.E., Powch, I., 'Sexual dimorphism in the spotted hyaena *(Crocuta crocuta)*', *Journal of Zoology*, 221 (1990), 308-13.
▼ Frank, Laurence G., 'Evolution of genital masculinization: why do

（マリリン・ヤーロム『乳房論』、平石律子訳、筑摩書房、2005年）

第2章

▼ Adams, J. N., *The Latin Sexual Vocabulary*, London: Duckworth, 1982.
▼ Blank, Joani, *Femalia*, San Francisco: Down There Press, 1993.
▼ Burgen, Stephen, *Your Mother's Tongue: A Book of European Invective*, London: Gollancz, 1996.
▼ Chia, Mantak, and Chia, Maneewan, *Healing Love Through the Tao: Cultivating Female Sexual Energy*, New York: Healing Tao Books, 1986.
▼ de Graaf, Reinier, 'New Treatise Concerning the Generative Organs of Women', 1672, annotated translation by Jocelyn, H B., and Setchell, B.P., *Journal of Reproduction and Fertility*, Supplement 17, Oxford: Blackwell Scientific Publications, 1972.
▼ Dickinson, Robert Latou, *Human Sex Anatomy*, Baltimore: Williams & Wilkins, 1949.
▼ Dreger, Alice Domurat, *Hermaphrodites and the Medical Invention of Sex*, Cambridge, Mass.: Harvard University Press, 1998.
▼ Eisler, Riane, *The Chalice and the Blade*, California: HarperCollins, 1988.
▼ Ensler, Eve, *The Vagina Monologues*, New York: Villard, 1998.
（イヴ・エンスラー『ヴァギナ・モノローグ』、岸本佐知子訳、白水社、2002年）
▼ Fagan, Brian, *From Black Land to Fifth Sun: The Science of Sacred Sites*, Reading, Mass.: Perseus Books, 1998.
▼ Fissell, Mary, 'Gender and Generation: Representing Reproduction in Early Modern England', *Gender and History*, 7 (3) (1995), 433-56.
▼ Laqueur, Thomas, *Making Sex: Body and Gender From the Greeks to Frued*, Cambridge, Mass.: Harvard University Press, 1990.
（トマス・ラカー『セックスの発明：性差の観念史と解剖学のアポリア』、高井宏子・細谷等訳、工作舎、1998年）
▼ Lemay, Helen Rodnite, *Women's Secrets: A Translation of Pseudo-Albertus Magnus' De Secretis Mulierum with Commentaries*, New York: State University of New York Press, 1992.

▼ Halperin, David M., Winkler, John J., Zeitlin, Froma I., *Before Sexuality*, New Jersey: Princeton University Press, 1991.
▼ Jöchle, W., 'Biology and pathology of reproduction in Greek mythology', *Contraception*, 4 (1971), 1-13.
▼ Lederer, Wolfgang, *The Fear of Women*, New York: Harcourt, Brace, Jovanovich, 1968.
▼ Lubell, Winifred Milius, *The Metamorphosis of Baubo: Myths of Woman's Sexual Energy*, Nashville: Vanderbilt University Press, 1994.
▼ Marshack, A., 'The Female Image: A "Time-factored" Symbol. A Study in Style and Aspects of Image Use in the Upper Palaeolithic', *Proceedings of the Prehistoric Society*, 57 (1991), 17-31.
▼ Marshack, A., *The Roots of Civilisation*, New York: McGraw-Hill, 1972.
▼ Murray, M. A., 'Female Fertility Figures', *Journal of the Royal Anthropological Institute of Great Britain and Ireland*, 64 (1934), 93-100.
▼ Neumann, Erich, *The Great Mother: An Analysis of the Archetype*, trans. Ralph Mannheim, New Jersey: Princeton University Press, 1963.
▼ Rudgeley, Richard, *Lost Civilisations of the Stone Age*, London: Arrow Books, 1999.
▼ Singer, Kurt, 'Cowrie and Baubo in Early Japan', *Man*, 40 (1940), 50-53.
▼ Stevens, John, *The Cosmic Embrace: An Illustrated Guide to Sacred Sex*, London: Thames and Hudson, 1999.
▼ Stone, Merlin, *When God Was a Woman*, Florida: Harcourt Brace, 1976.
▼ Suggs, R.C., *Marquesan Sexual Behaviour*, New York: Harcourt & Brace,1966.
（ロバート・C・サッグス『ポリネシアの島文明』、早津敏彦・服部研二訳、大陸書房、1973年）
▼ Taylor, Timothy, *The Prehistory of Sex: Four Million Years of Human Sexual Culture*, London: Fourth Estate, 1997.
▼ Weir, Anthony, and Jerman, James, *Images of Lust: Sexual Carvings on Medieval Churches*, London: Routledge, 1986.
▼ Yalom, Marilyn, *A History of the Breast*, London: Pandora, 1998.

参考文献

第1章

▼ Andersen, Jørgen, *The Witch on the Wall: Medieval Erotic Sculpture in the British Isles*, Copenhagen: Rosenkilde & Bagger, 1977.
▼ Ardener, Shirley, 'A note on gender iconography: the vagina', *The Cultural Construction of Sexuality*, ed. Pat Caplan, London: Tavistock, 1987 113-42.
▼ Bishop, Clifford, *Sex and Spirit*, London:Macmillan Reference Books, 1996.
（クリフォード・ビショップ『性と聖：性の精神文化史』、田中雅志訳、河出書房新社、2000年）
▼ Camphausen, Rufus C., *The Yoni: Sacred Symbol of Female Creative Power*, Vermont: Inner Traditions, 1996.
▼ Camphausen, Rufus C., *The Encyclopedia of Sacred Sexuality: From Aphrodisiacs and Ecstasy to Yoni Worship and Zap-Lam Yoga*, Vermont: Inner Traditions, 1999.
▼ Clark, Kenneth, *The Nude*, London: Penguin Books, 1956.
（ケネス・クラーク『ザ・ヌード』、高階秀爾・佐々木英也訳、筑摩書房、2004年）
▼ Estés, Clarissa Pinkola, *Women Who Run With the Wolves: Contacting the Power of the Wild Woman*, London: Rider, 1992.
▼ Frank, Anne, *The Diary of a Young Girl: The Definitive Edition*, new translation, ed. Otto H. Frank and Mirjam Pressler, London: Puffin, 1997.
▼ Frymer-Kensky, Tikva, *In the Wake of the Goddesses: Women, Culture and the Biblical Transformation of Pagan Myth*, New York: Fawcett Columbine, 1992.
▼ Gimbutas, Marija, *The Gods and Goddesses of Old Europe—Myths and Cult Images*, London: Thames and Hudson, 1982.
（マリヤ・ギンブタス『古ヨーロッパの神々』、鶴岡真弓訳、言叢社、1998年）
▼ Gimbutas, Marija, *The Living Goddesses*, Los Angeles: University of California Press, 1999.
▼ Gimbutas, Marija, *The Language of the Goddess*, London: Thames and Hudson, 2001.

本書は、二〇〇五年に小社より単行本で出版された。

ヴァギナ　女性器《じょせいき》の文化史《ぶんかし》

二〇一一年二月二〇日　初版発行
二〇二三年七月三〇日　8刷発行

著　者　C・ブラックリッジ
訳　者　藤田《ふじた》真利子《まりこ》

発行者　小野寺優
発行所　株式会社河出書房新社
〒一五一－〇〇五一
東京都渋谷区千駄ヶ谷二－三二－二
電話〇三－三四〇四－八六一一（編集）
〇三－三四〇四－一二〇一（営業）
https://www.kawade.co.jp/

ロゴ・表紙デザイン　粟津潔
本文フォーマット　佐々木暁
印刷・製本　中央精版印刷株式会社

落丁本・乱丁本はおとりかえいたします。
Printed in Japan ISBN978-4-309-46351-3

寄席はるあき

安藤鶴夫〔文〕　金子桂三〔写真〕　40778-4

志ん生、文楽、圓生、正蔵……昭和30年代、黄金時代を迎えていた落語界が今よみがえる。収録写真は百点以上。なつかしい昭和の大看板たちがずらりと並んでいた遠い日の寄席へタイムスリップ。

免疫学問答　心とからだをつなぐ「原因療法」のすすめ

安保徹／無能唱元　40817-0

命を落とす人と拾う人の差はどこにあるのか？　不要なものは過剰な手術・放射線・抗ガン剤・薬。対症療法をもっぱらにする現代医療はかえって病を増幅・創出している。あなたを救う最先端の分かりやすい免疫学の考え方。

映画を食べる

池波正太郎　40713-5

映画通・食通で知られる〈鬼平犯科帳〉の著者による映画エッセイ集の、初めての文庫化。幼い頃のチャンバラ、無声映画の思い出から、フェリーニ、ニューシネマ、古今東西の名画の数々を味わい尽くす。

あちゃらかぱいッ

色川武大　40784-5

時代の彼方に消え去った伝説の浅草芸人・土屋伍一のデスペレートな生き様を愛惜をこめて描いた、色川武大の芸人小説の最高傑作。他の脇役に鈴木桂介、多和利一など。シミキンを描く「浅草葬送譜」も併載。

実録・山本勘助

今川徳三　40816-3

07年、大河ドラマは「風林火山」、その主人公は、武田信玄の軍師・山本勘助。謎の軍師の活躍の軌跡を、資料を駆使して描く。誕生、今川義元の下での寄食を経て、信玄に見出され、川中島の合戦で死ぬまで。

恐怖への招待

楳図かずお　47302-4

人はなぜ怖いものに魅せられ、恐れるのだろうか。ホラー・マンガの第一人者の著者が、自らの体験を交え、この世界に潜み棲む「恐怖」について初めて語った貴重な記録。単行本未収録作品「Rojin」をおさめる。

狐狸庵交遊録

遠藤周作　40811-8

遠藤周作没後十年。類い希なる好奇心とユーモアで人々を笑いの渦に巻き込んだ狐狸庵先生。文壇関係のみならず、多彩な友人達とのエピソードを記した抱腹絶倒のエッセイ。阿川弘之氏との未発表往復書簡収録。

花は志ん朝

大友浩　40807-1

華やかな高座、粋な仕草、魅力的な人柄──「まさに、まことの花」だった落語家・古今亭志ん朝の在りし日の姿を、関係者への聞き書き、冷静な考察、そして深い愛情とともに描き出した傑作評伝。

ヘタな人生論より徒然草　賢者の知恵が身につく“大人の古典”

荻野文子　40821-7

世間の様相や日々の暮らし、人間関係などを“融通無碍な身の軽さ”をもって痛快に描写する『徒然草』。その魅力をあますことなく解説して、複雑な社会を心おだやかに自分らしく生きるヒントにする人生論。

世界怪談名作集　上・下

岡本綺堂〔編訳〕　上／46222-6　下／46223-3

古今東西の怪談の造詣に深い、語りの名手・綺堂による古典的アンソロジー。リットン「貸家」、ビヤーズス「妖物」、ゴーチェ「クラリモンド」、デフォー「ヴィール夫人の亡霊」、ホーソーン「ラッパチーニの娘」他全７篇。

志ん朝のあまから暦

古今亭志ん朝／齋藤明　40753-1

「松がさね」「七草爪」「時雨うつり」……、今では日常から消えた、四季折々の行事や季語の世界へ、粋とユーモアあふれる高座の語り口そのままに、ご存じ古今亭志ん朝がご案内。日本人なら必携の一冊。

日本料理神髄

小山裕久　40790-6

日本料理とは何か。その本質を、稀代の日本料理人が料理人志望者に講義するスタイルで明らかにしていく傑作エッセイ。料理の仕組みがわかれば、その楽しみ方も倍増すること請け合い。料理ファン必携！

新編 百物語

志村有弘〔編・訳〕 40751-7

怪奇アンソロジーの第一人者が、平安から江戸時代に及ぶさまざまな恐い話を百本集めて、巧みな現代語にした怪談集成。「今昔物語集」「古今著聞集」「伽婢子」「耳袋」など出典も豊富でマニア必携。

ちんちん電車

獅子文六 40789-0

昭和のベストセラー作家が綴る、失われゆく路面電車への愛惜を綴ったエッセイ。車窓に流れる在りし日の東京、子ども時代の記憶、旨いもの……。「昭和時代」のゆるやかな時間が流れる名作。解説＝関川夏央

天下大乱を生きる

司馬遼太郎／小田実 40741-8

ユニークな組み合わせ、国民作家・司馬遼太郎と“昭和の竜馬”小田実の対談の初めての文庫化。「我らが生きる時代への視点」「現代国家と天皇制をめぐって」「『法人資本主義』と土地公有論」の三部構成。

少年西遊記 1・2・3

杉浦茂

1／40688-6
2／40689-3
3／40690-9

皆さんおなじみの孫悟空でござい。これからぼくの奇妙奇天烈な大暴れぶりを、お目にかけることになったので、応援よろしく。漫画の神様手塚治虫も熱狂した杉浦版西遊記がはじめて連載当時の姿で完全復活！

少年児雷也 1・2

杉浦茂

1／40691-6
2／40692-3

でれでれーん。われらが児雷也の痛快忍術漫画のはじまりはじまり。大蛇丸、ナメクジ太郎ら、一癖もふた癖もあるへんてこ怪人相手に紙面狭しと大暴れ。杉浦茂の代表作がはじめて連載当時の姿で完全復活！

大人の東京散歩

鈴木伸子 40986-3

東京のプロがこっそり教える情報がいっぱい詰まった、大人のためのお散歩ガイド。変貌著しい東京に見え隠れする昭和のにおいを探して、今日はどこへ行こう？　昭和の懐かし写真も満載。

国語の時間

竹西寛子　40604-6

教室だけが「国語の時間」ではない。日常の言葉遣いが社会生活の基盤となる。言葉の楽しさ、恐しさを知る時、人間はより深味を帯びてくる。言葉と人間との豊かな関係を、具体的な例を挙げながら書き継いだ名随筆。

満州帝国

太平洋戦争研究会〔編著〕　40770-8

清朝の廃帝溥儀を擁して日本が中国東北の地に築いた巨大国家、満州帝国。「王道楽士・五族共和」の旗印の下に展開された野望と悲劇の40年。前史から崩壊に至る全史を克明に描いた決定版。図版多数収録。

二・二六事件

太平洋戦争研究会〔編〕　平塚柾緒〔著〕　40782-1

昭和11年２月26日、20数名の帝国陸軍青年将校と彼らの思想に共鳴する民間人が、岡田啓介首相ら政府要人を襲撃、殺害したクーデター未遂事件の全貌！　空前の事件の全経過と歴史の謎を今解き明かす。

太平洋戦争全史

太平洋戦争研究会　池田清〔編〕　40805-7

膨大な破壊と殺戮の悲劇はなぜ起こり、どのような戦いが繰り広げられたか――太平洋戦争の全貌を豊富な写真とともに描く決定版。現代もなお日本人が問い続け、問われ続ける問題は何かを考えるための好著。

ヒゲオヤジの冒険

手塚治虫　40663-3

私立探偵伴俊作、またの名をヒゲオヤジ！　「鉄腕アトム」「ブラック・ジャック」から初期の名作まで、手塚漫画最大のスターの名演作が一堂に！幻の作品「怪人コロンコ博士」を初収録。全11編。

華麗なるロック・ホーム

手塚治虫　40664-0

少年探偵役でデビュー、「バンパイヤ」で悪の化身を演じた、手塚スター一の悪魔的美少年ロック、またの名を間久部緑郎。彼のデビュー作から最後の主演作までを大公開！　「ロック冒険記」幻の最終回。

幸福の無数の断片

中沢新一　40349-6

幸福とは何か、それはいっさいの痕跡を残さないまま、地上から永遠に消え去ってしまうかもしれない人生の可能態。キラキラ飛び散った幸福の瞬間を記録し、その断片たちを出会わせる、知と愛の宝石箱。

四百字のデッサン

野見山暁治　40038-9

少年期の福岡での人々、藤田嗣治、戦後混沌期の画家や詩人たち、パリで会った椎名其二、義弟田中小実昌、同期生駒井哲郎……。めぐり会った人々の姿と影を鮮明に捉えるエッセイスト・クラブ賞受賞作。

桃尻語訳 枕草子　上・中・下

橋本治　上／40531-5　中／40532-2　下／40533-9

むずかしいといわれている古典を、古くさい衣を脱がせて、現代の若者言葉で表現した驚異の名訳ベストセラー。全部わかるこの感動！　詳細目次と全巻の用語索引をつけて、学校のサブテキストにも最適。

シネマの快楽

蓮實重彥／武満徹

ゴダール、タルコフスキー、シュミット、エリセ……名作の数々をめぐって映画の達人どうしが繰り広げる、愛と本音の名トーク集。映画音楽の話や架空連続上映会構想などなど、まさにシネマの快楽満載！

カリフォルニアの青いバカ

みうらじゅん　47298-0

お、おまえらどぉーしてそうなの。あー腹が立つ。もういいよホントに……。天才的観察眼を持つ男・みうらじゅんが世にはびこるバカを斬る。ほとばしるじゅんエキス、痛快コラム＆哀愁エッセイ。解説＝田口トモロヲ

万博少年の逆襲

みうらじゅん　40490-5

僕らの世代は70年の大阪万博ぐらいしか自慢できるもんはありません。とほほ……。ナンギな少年時代を過ごした著者が、おセンチなエロ親父からバカ親父への脱皮を図るために綴った、青春へのオマージュ。

時刻表2万キロ

宮脇俊三　47001-6

時刻表を愛読すること40余年の著者が、寸暇を割いて東奔西走、国鉄（現ＪＲ）266線区、２万余キロ全線を乗り終えるまでの涙の物語。日本ノンフィクション賞、新評交通部門賞受賞。

水木しげるの【雨月物語】

水木しげる　40125-6

当代日本の"妖怪博士"が、日本の古典に挑む。中学時代に本書を読んで感銘を受けた著者が、上田秋成の小説をいつか自分の絵で描きたいと念願。「吉備津の釜」、「夢応の鯉魚」、「蛇性の婬」の３篇収録。

妖怪になりたい

水木しげる　40694-7

ひとりだけ落第したのはなぜだったのか？　生まれ変わりは本当なのか？　そしてつげ義春や池上遼一とはいつ出会ったのか？　マンガと同じくらいに深くて魅力的な水木しげるのエッセイを集成したファン待望の一冊。

水木しげるの　娘に語るお父さんの戦記

水木しげる　47281-2

人々がうつむき、笑わなかったあの時代。お父さんにも〈赤紙〉が——。地獄のような戦場で片腕を失い、生死の境をくぐりぬけながら、南の島に生きる人々に学んだ生命の尊さ。次代に向けて語る〈戦争〉の記録。

滑稽漫画館

宮武外骨　吉野孝雄〔編〕　47284-3

奇人でもあり変人でもある明治のジャーナリスト宮武外骨の奇想天外な戯画の数々を、当時の「滑稽新聞」から集めた過激なパロディ集。現代マンガを凌駕する恐るべき発想と爆弾的表現、そしてナンセンスの嵐。

黒い花びら

村松友視　40754-8

昭和歌謡界黄金時代を疾風の如く駆け抜けた、無頼の歌手・水原弘の壮絶な生涯。酒、豪遊、博打、借金に満ちた破天荒な歌手生活を、関係者達の取材を綿密に重ねつつ、波瀾の人生を描く感動のノンフィクション！

犬の記憶

森山大道　47414-4

世界的な評価をえる写真家が、自らの記憶と軌跡を辿りながら、撮影の秘密を明らかにする幻の名著、待望の文庫化。絶妙な文章で描かれる60〜70年代の"闇"への誘い。写真多数収録。写真ファン必携。

犬の記憶　終章

森山大道　47424-3

『犬の記憶』15年の時を経て書かれたその続編。写真家たちとの熱い出会いを通して描く半自伝的エッセイ。時を遡り、空間を彷徨しつつ紡がれる文章は、妖しい輝きを帯びながら写真の始源を開いていく。

べけんや　わが師、桂文楽

柳家小満ん　40756-2

落語家・八代目桂文楽に"一目ぼれ"、芸の世界へ飛び込んだ筆者が、師匠への深い愛情をもって描く、名人の素顔。落語黄金時代の高座やお座敷、なつかしい落語家たちも多数登場。落語ファン必携の一冊。

松坂世代　マツザカ・ジェネレーション

矢崎良一　40819-4

1998年夏の甲子園で日本中を熱くした、奇跡のような若者たちのその後。「最強の世代」といわれる彼らは、松坂大輔とあの夏の体験を追いかけ、それぞれの栄光と挫折を体験する。その生き方を追った感動の書。

良寛異聞

矢代静一　40510-0

"いにしへを思へば夢かうつつかも""あづさ弓春も春とはおもほえず"超俗的な詩僧・歌僧として知られる良寛の清貧に満ちた生涯を劇的に描く感動の大作！　姉妹篇・戯曲「弥々」を収録。

淀川長治　究極の映画ベスト100

淀川長治　40701-2

『淀川長治映画ベスト1000』の中から究極の百本をよりすぐり、淀川さんの発言・文章をボリュームアップ。グリフィス「イントレランス」から北野武「キッズ・リターン」まで。生涯かけて全作見たい。